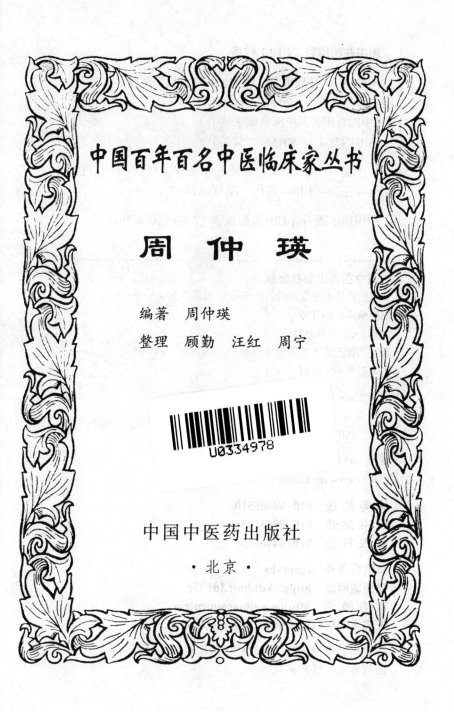

中国百年百名中医临床家丛书

周　仲　瑛

编著　周仲瑛

整理　顾勤　汪红　周宁

中国中医药出版社

·北京·

图书在版编目（CIP）数据

周仲瑛/周仲瑛编著；顾勤，汪红，周宁整理.--北京：中国中医药出版社，2004.04（2024.11重印）

（中国百年百名中医临床家丛书）

ISBN 978 - 7 - 80156 - 557 - 0

Ⅰ.①周…　Ⅱ.①周…②顾…③汪…④周…　Ⅲ.①中医学临床—经验—中国—现代　Ⅳ.① R249.7

中国版本图书馆 CIP 数据核字（2004）第 038018 号

中国中医药出版社出版

北京经济技术开发区科创十三街 31 号院二区 8 号楼

邮政编码　100176

传真　010-64405721

廊坊市佳艺印务有限公司印刷

各地新华书店经销

开本 850×1168　1/32　印张 12.5　字数 288 千字

2004 年 4 月第 1 版　2024 年 11 月第 4 次印刷

书号　ISBN 978 - 7 - 80156 - 557 - 0

定价　45.00 元

网址　www.cptcm.com

服 务 热 线　010-64405510

购 书 热 线　010-89535836

维 权 打 假　010-64405753

微信服务号　zgzyycbs

微商城网址　https://kdt.im/LIdUGr

官 方 微 博　http://e.weibo.com/cptcm

天猫旗舰店网址　https://zgzyycbs.tmall.com

如有印装质量问题请与本社出版部联系（010-64405510）

出版者的话

祖国医学源远流长。昔岐黄、神农，医之源始；汉仲景、华佗，医之圣也。在祖国医学发展的长河中，临床名家辈出，促进了祖国医学的迅猛发展。中国中医药出版社为贯彻卫生部和国家中医药管理局关于继承发扬祖国医药学，继承不泥古、发扬不离宗的精神，在完成了《明清名医全书大成》出版的基础上，又策划了《中国百年百名中医临床家丛书》，以期反映近现代即20世纪，特别是新中国成立50年来中医药发展的历程。我们邀请卫生部张文康部长做本套丛书的主编，卫生部副部长兼国家中医药管理局局长佘靖同志、国家中医药管理局副局长李振吉同志任副主编，他们都欣然同意，并亲自组织几百名中医药专家进行整理。经过几年的艰苦努力，终于在21世纪初正式问世。

顾名思义，《中国百年百名中医临床家丛书》就是要总结在过去的100年历史中，为中医药事业做出过巨大贡献、受到广大群众爱戴的中医临床工作者的丰富经验，把他们的事业发扬光大，让他们优秀的医疗经验代代相传。百年轮回，世纪更替，今天，我们又一次站在世纪之巅，回顾历史，总结经验，为的是更好地发展，更快地创新，使中医药学这座伟大的宝库永远取之不尽、用之不竭，更好地服务于人类，服务于未来。

本套丛书第一批计划出版140种左右，所选医家均系在中医临床方面取得卓越成就，在全国享有崇高威望且具有较高学术造诣的中医临床大家，包括内、外、妇、儿、骨伤、针灸等各科的代表人物。

本套丛书以每位医家独立成册，每册按医家小传、专病论治、诊余漫话、年谱四部分进行编写。其中，医家小传简要介绍医家的生平及成才之路；专病论治意在以病统论、以论统案、以案统话，即将与某病相关的精彩医论、医案、医话加以系统整理，便于临床学习与借鉴；诊余漫话则系读书体会、札记，也可以是习医心得，等等；年谱部分则反映了名医一生中的重大事件或转折点。

　　本套丛书有两个特点是值得一提的：其一是文前部分，我们尽最大可能地收集了医家的照片，包括一些珍贵的生活照、诊疗照，以及医家手迹、名家题字等，这些材料具有极高的文献价值，是历史的真实反映；其二，本套丛书始终强调，必须把笔墨的重点放在医家最擅长治疗的病种上面，而且要大篇幅详细介绍，把医家在用药、用方上的特点予以详尽淋漓地展示，务求写出临床真正有效的内容，也就是说，不是医家擅长的病种大可不写，而且要写出"干货"来，不要让人感觉什么都能治，什么都治不好。

　　有了以上两大特点，我们相信，《中国百年百名中医临床家丛书》会受到广大中医工作者的青睐，更会对中医事业的发展起到巨大的推动作用。同时，通过对百余位中医临床医家经验的总结，也使近百年中医药学的发展历程清晰地展现在人们面前，因此，本套丛书不仅具有较高的临床参考价值和学术价值，同时还具有前所未有的文献价值，这也是我们组织编写这套丛书的初衷所在。

中国中医药出版社

2000 年 10 月 28 日

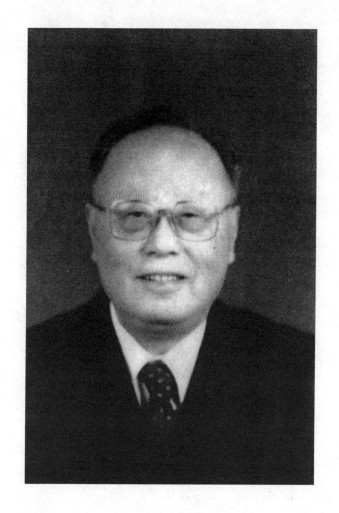

周仲瑛

古为今用，根深则叶茂；西为中用，老幹發新芽；知常达变，法外求法臻化境；学以致用，实踐創新绽奇葩。

周仲瑛

03年4月

内容提要

周仲英教授为国家中医药管理局首批遴选出的 500 位全国著名老中医之一。他出生于中医世家，幼承庭训，随父周筱斋教授学习中医，打下了坚实的中医基础。

本书将周老 50 多个春秋的临床、治学和科研成果的精心之作汇集成册，全面而系统地反映其学术思想和诊疗经验，真可谓学验丰富、求实创新、真知灼见、疗效显著。他将其毕生的诊疗经验毫无保留地奉献给后学，为中医药学的发扬光大作出了杰出贡献。

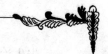

序

　　光阴似箭，日月如梭，转眼间跟随导师周仲瑛教授研习岐黄之术已历四载，临近毕业之际，适逢先生专著《中国百年百名中医临床家丛书·周仲瑛》即将付梓，回首往事，思绪万千。

　　我从事中医药学习、工作已十七载矣，然数这四载导师言传身教，倾囊相授，收获最多。先生对岐黄医术涉猎之深博，令我等门生难以望其项背，先生不责我等愚顽，以临床实践为基础，不断点拨释疑，如今终有登堂入室之感，对中医学术之博大、高明、精深，方始真正领悟，倍添我等振兴中医之信心。

　　先生十分重视临床实践，常对我等门生训诫要重视临床，不能死抱书本，走教条主义，书本所言仅是基础知识，不能作为临床指南，照抄硬搬。认为中医学几千年来之所以历久不衰，深受广大患者的钟爱，最根本的一点在于临床的有效性，故一切工作应围绕提高临床疗效而展开。先生虽年逾古稀，仍坚持每周 6 次门诊，雨雪寒暑从不间断。偶因外出公干，也必争取连夜赶回，不顾疲劳，准时到达诊室。由于求医者过多，每每误了午餐时间，但先生对病人从不敷衍了事，耐心收集四诊资料，认真看好每一个病人。实践出真知，先生能成为当今中医巨擘，我想与其长期坚持临床实践有着重要关系，一切有志于振兴中医的同仁当于此有悟，躬身实践研究，提高临床疗效，务实求真。

先生治学严谨，淡泊名利，一心研究岐黄之道，因此能不为世风所影响，坚持实事求是的科学态度。先生的临床病历必须详细记录病人真实四诊情况，复诊时如实记录服药后的临床效果，好亦录之，不好亦录之，决不虚假，歪曲事实。对我等门生也严格要求，所撰写论文、心得体会、个案小结强调必须是临床真实病案，有体会则写，无体会也不勉强凑数。先生曾训诫曰："臆造杜撰，不但浪费精力、时间，不能提高自己学识水平，而且还误导他人，其过大矣！"先生之治学态度值得我们永远学习。

先生重视实践，但又不停留于实践阶段，擅长从实践中总结新理论、新观点，在理论上发明创造颇多。古人云："术则行极一时，道则流芳千古。"又云："授人以鱼，不若授人以渔。"因此，凡先生之门生均能从先生处学到一整套灵活的临床辨证方法，而非几个经验方、特效药。如先生认为消渴不止于阴虚燥热，还每多湿热、瘀热，而成"三热论"，验之临床，效验如响；又认为"瘀热相搏"不止于外感热病，内伤杂病亦每多见，进而研究其证候内涵，如瘀热发黄、瘀热血溢、瘀热蓄水、瘀热阻窍等，从而构成了"瘀热论"。我尝试将其清热凉血之法用于治疗痤疮、慢性荨麻疹、皮肤瘙痒等疾病，无不效若桴鼓。先生还创痰瘀同源学说，运用化痰祛瘀法治疗疑难杂症，屡起沉疴，令人叹服。先生更创"癌毒"学说，主张癌毒是肿瘤发生、发展、加重的根本原因，强调运用消癌攻邪法治疗肿瘤，祛邪即所以扶正，疗效明显，癌友奔走相告，求诊者日众。我期盼有朝一日能不负先生厚望，将其治疗肿瘤经验整理结集，以光大吾师学术，造福患者，启发后学。

古人为求学而程门立雪，今我能入先生门下，得先生点

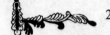

拨指教，实是此生之幸矣。值此先生文集刊发之际，特为短文，以表敬仰之心，抒我情怀。

陈四清

癸未年四月于金陵萱芝堂

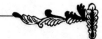

目　录

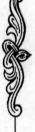

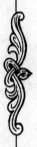

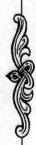

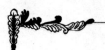

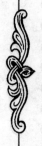

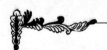

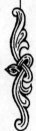

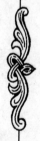

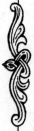

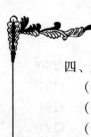

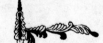

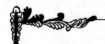

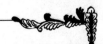

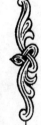

医家小传

　　近年来，为整理总结名老中医宝贵经验，研究提高中医药学术水平，国家中医药管理局遴选出一批全国著名老中医，荟萃他们的丰硕研究成果。由中国中医药出版社组织出版了《中国百年百名中医临床家丛书》，受到海内外医药界的欢迎和好评。周仲瑛教授的临床经验辑就是其中的一部。

　　周先生 1928 年出生于江苏如东县的中医世家。幼承庭训，随父周筱斋教授学习中医。奉侍临证，耳提面命，受益良多，从而打下坚实的中医基础。当谈到他的父亲时，周先生动情地说："那时我很年轻，祖国医药学治病救人，造福乡里，每睹急症之转安，沉疴之复起，便油然产生当为良医的愿望！"他痴迷于中医药学，矢志精研岐黄之术，遂进上海中国医学院深造。1947 年毕业后，他悬壶桑梓，初施医技，益感中医药学之博大精深，决心继续攀登祖国医药学高峰。1955 年，他入江苏省中医进修学校（南京中医药大学前身），广览博取，钩沉发微，向名师问业，学有专攻，医

术精进。从此，他便与石城结下不解之缘，遨游于祖国医药学的大海之中，劈风斩浪，屡有所获。

1956年他以优异成绩毕业后留在附属医院工作，从住院医师、讲师干起，在临床和教学、科研第一线，一步一个脚印地辛勤耕耘，直至晋升为主任医师、教授，并走上领导岗位，担任业务副院长。从1983年起，周仲瑛出任南京中医学院（现南京中医药大学）院长，兼中医系主任。1991年他卸去行政职务，专心从事心爱的中医事业，每日临诊，并继续担任教授、博士研究生导师、江苏省重点学科"中医内科（急难症）学"的学科带头人。

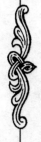

他认为，中医药之生命力在于临床疗效。故特别重视在临床实践中培养中医药高级人才。他每天上午门诊，下午指导研究生，只有星期天才能休息。为使广大患者普遍得到就医机会，他不顾年事已高和寒冬酷暑，常年坚持在省中医院、南京中医药大学门诊部等处，带领研究生们施诊。每次门诊原则上限挂30个专家号，但省内外患者纷纷慕名而至，迫切要求额外加号，周先生不顾辛劳，尽量满足患者要求，往往要增加到40号左右。从上午8时一直工作到下午2时许，他望闻问切，细致入微，标本兼治，对症下药，疗效显著，深受患者及其家属的高度信赖。

周先生妙手回春的病例不胜枚举。由于他学识、经验两臻丰富，尤其对疑难急症的诊治有深厚的造诣和独到之处，使许多疑难杂症和危重病人康复，名闻遐迩，饮誉海内外。周先生的高尚医德和高超医术，不仅及时地挽救了无数患者的生命，而且为他的学生们树立了良医的楷模。

周先生是一位著作等身的著名学者，由他任主编、副主编的内科学教材、著作共30余部，其中任副主编的教学参

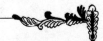

考丛书《中医内科学》，1992 年获国家教委优秀教材特等奖。他还在国家级、部级、省级专业刊物上发表学术论文 100 余篇。这些学术观点和科研成果，不仅有效地指导着临床诊疗，而且被多部学术专著所引用，影响颇大。

周先生不仅悉心地进行诊疗和教学，而且与科研同步进行，相得益彰。他在科研中坚持以中医理论为指导，临床实践为基础，在大量临床经验中找出病证的病理特点、诊治规律，进行辨证立法、制方选药，作为课题研究设计的基础。他先后主持国家级、部级、省级课题 30 多项，已取得科研成果 24 项，获科技进步奖 22 项，如"中医药治疗流行性出血热的研究"获 1988 年国家中医药管理局科技进步奖一等奖（部级）、"中医药治疗病毒性高热的研究"获 1994 年国家教委科技进步奖三等奖、"清化瘀毒、调养肝脾法治疗乙型肝炎的研究"获 1998 年国家中医药管理局科技进步奖三等奖、"凉血通瘀法治疗出血性中风急性期的研究"获 2001 年省科技进步奖二等奖等。多项成果在国内外处于领先地位，其创制的科研用药有 6 种已转让药厂生产。

周先生也是一位优秀的中医药学教育家。他多年承担本科课堂系统教学及临床带教，并培养出硕士 9 名、博士 25 名、博士后 1 名、访问学者 1 名、国家指定学术继承人 2 名。他们均已成为有关医院、科研、院校的骨干。1990 年获全国高等学校先进科技工作者称号，1991 年获全国优秀研究生导师称号。

由于周先生长期以来呕心沥血，孜孜不倦地为新兴的中医内科急症医学做了大量开拓性的奠基工作，成就卓著，党和国家给予他很高的荣誉，他担负着繁重的社会工作。曾任七届全国人大代表、国务院学位委员会学科评议组（中医）

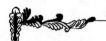

成员、国家中医药管理局中医药工作专家咨询委员会委员、国家教委科技委医药卫生学科组组员、中华全国中医药学会常务理事、卫生部药品审评委员会委员、江苏省教委学位委员会委员、江苏省中医学会副会长暨急症研究会主任、江苏省中医药科学技术委员会副主任委员，国家中医药管理局首批授予的全国著名老中医（500名）之一，是首批国务院政府特殊津贴获得者。

周先生每常用以自勉的座右铭："古为今用，根深则叶茂；西为中用，老干发新芽；知常达变，法外求法臻化境；学以致用，实践创新绽奇葩。"这是周先生半个多世纪以来，执着地在祖国医药学领域内，夜以继日地忘我工作的切身心得，也是他长期治学思想的集中而概括的表达，由衷地抒发了他献身于祖国医药事业的满腔热忱！

单汝鹏

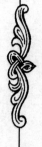

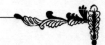

专病论治

流行性出血热

根据流行性出血热的临床表现及其流行性和传染性，主要隶属于中医学"温疫""疫斑""疫疹"范畴。由于本病是以肾脏损害为特点，具有传染性的出血性热病，故笔者拟命名为"疫斑热"，以表明其病的特异性。

一、病因感受瘟邪疫毒

病因是感受瘟邪疫毒所致的一种病毒性疾病。本病虽有高度的散发性和局限性，主要传染源是鼠类，但亦有明显的流行性、地区性和季节性，故应列入疫病之类。

从各个不同地区的临床资料分析，瘟邪疫毒的性质有温热疫、伤寒疫、湿热疫三大类。其中温热疫毒为病是其绝大多数，故临床多表现温热病的传变过程；湿热疫毒为病多见

于低洼潮湿、多雨地区，表现有湿热郁阻三焦的病理变化；伤寒疫毒，多见于寒冷地区，表现有"伤寒"传变经过，故有人称为"伤寒型出血热"，亦有因其发病高峰在冬季，而称为"冬温时疫"者，但伏寒化温，从表入里，仍具热病特点，故有必要统寒温于一体。据此表明同一疾病既可因地而异证，也可随地区气候环境而变异，以致病毒的毒力强弱、毒性特点不一，伤人致病后，复加个体反应性的差异，因而病理传变、病情轻重、证候表现不尽相同，为辨证论治提供了客观依据。

二、发病机理为瘟邪乘虚入侵，化火酿毒

本病多为极度劳倦，暴受严寒、伤湿，卫外功能一时性低下，而致疫毒乘虚入侵发作。且尤与肾精不足密切相关，如症见腰痛、少尿、血尿、多尿等，均属邪入下焦之候，由此可知抗病能力下降是受邪发病的重要内因，故传变迅速而病情凶险。此即类似前贤所谓"邪伏少阴"复加新感诱发。但临床以新感温病为多见，每常表现有短暂的卫分过程及气营两燔的病证特点。伏而后发，由里出表，初起即见里热阴伤而径予清热养阴者少。

本病的病理特点为瘟邪疫毒化火，酿生"热毒"，热与血搏，血热血瘀，形成"瘀毒"，瘀热里结，水津不归正化，则"水毒"内停。邪热弥漫三焦，而致阴伤液耗，表现为"三实一虚"的病理特点。三毒贯穿于疾病的全过程，即发热、低血压休克期以热毒、瘀毒为主，少尿期以瘀毒、水毒为主，多尿期则为正气亏虚，余毒不净。

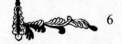

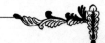

三、辨证以卫气营血为主导，结合六经及三焦形证

本病的临床表现特点为发热、出血、低血压休克（低休）、肾脏损害及五期经过（发热、低休、少尿、多尿、恢复）。临床医生自编顺口溜："高烧脸红酒醉貌，头痛腰痛象感冒，皮肤黏膜出血点，恶心呕吐蛋白尿。"颇有助于重点掌握，强化记忆。

其病理传变有卫气营血的全过程，病变涉及三焦所属脏腑的肺、胃（肠）、心、肾，并可表现六经形证，当病邪入里化热后，又多殊途同归，如阳明气分证、少阴心肾证等。病理表现顺逆险变不一，每易出现证候重叠，虚实夹杂的局面。因此，在本病各期的传变中，应以临床表现为依据，从实际出发，以卫气营血为主导，结合三焦和六经辨证，破除门户之见，以适应其复杂多变的病情。

四、治疗以清瘟解毒为原则，区别病期特点，采用相应治法

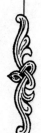

本病治疗当以清瘟解毒为基本原则，同时区别各个病期的不同病理特点，采用相应的治疗大法；根据具体病情，有主次地综合应用，在临床实践的基础上，结合中药药理研究，研制具有抗出血热病毒作用的辨证系列专用方药，以加强其针对性；同时配合基础治疗，如液体疗法可纠正水与电解质紊乱、酸碱失调等。兹列述其主要治法方药如下。

（一）清气凉营法

由于本病卫气营血传变过程极为迅速，在气分甚至卫分

阶段，邪热多已波及营分，往往重叠兼夹，两证兼见，而气营两燔基本贯穿于发热、低休、少尿三期，表现为"病理中心在气营"。为此，治疗应针对这一病机特点，到气就可气营两清，只要见到身热而面红目赤、肌肤黏膜隐有出血疹点、舌红等热传营分的先兆，即当在清气的同时加入凉营之品，以防止热毒进一步内陷营血。另外必须注意，即使邪热内传入营，亦应在清营药中参以透泄，分消其邪，使营分之热转出气分而解，此即叶天士"入营犹可透热转气"的论点。实践证明，清气凉血法广泛适用于发热、低休、少尿三期，而以发热期为主，若用于发热早期，往往可以阻断病势的发展，使其越期而过。基本方用清气凉营注射液、清瘟口服液。主药为大青叶、金银花、青蒿、野菊花、鸭跖草各30g，知母15g，生石膏60g，赤芍15g，大黄10g，白茅根30g。湿热偏盛，内蕴中焦，脘痞呕恶，便溏，脉濡而数，苔腻色黄，去大黄、知母，加法半夏10g，藿香10g，厚朴6g，黄连5g。临证所见的发热高低、热程长短，均能直接影响病情的进展与转归，应用清气凉营法及时控制高热，中止病情传变，是缩短病程、减少变证、提高疗效、降低病死率的关键。

（二）开闭固脱法

在本病发展过程中，因热毒内陷，壅遏气血，阳气内郁，不能外达，可见热深厥深的厥证或闭证，进而阴伤气耗，正虚邪陷，气血瘀滞，内闭外脱；甚则阴伤及阳，阳虚阴盛，阳不外达，成为寒厥、阳亡重症。同时必须注意厥脱虽证分多歧，但气滞血瘀、正虚欲脱是其重要的病理基础。因热毒里陷，阳气内郁，或阴寒内盛，阳不外达，必致壅遏

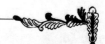

气血；阳衰气弱，气不运血，或阴虚血少，脉络不充，均可致气病及血，血病及气，而致气滞血瘀。而其病理特点多为因实致虚，虚实夹杂，气滞血瘀，正虚欲脱。因此，治疗当以开闭固脱为其主要大法。开闭意在宣通气机，行气活血，同时亦寓有开其窍闭之意。在早期热厥闭证阶段，治予清热宣郁，行气开闭。药用柴胡、大黄、知母、广郁金各10g，连翘心5g，枳实、丹参、鲜石菖蒲各15g。热盛加生石膏60g，黄连5g；表现"窍闭"现象者，配用至宝丹或安宫牛黄丸。若邪热伤阴耗气，势已由厥转脱，则当行气活血开闭，益气养阴固脱，药选青皮、陈皮、枳实、石菖蒲、丹参、赤芍各10g，川芎、红花各5g，以调达气血；西洋参或生晒参、麦冬、山萸肉、玉竹各10~15g，五味子5g，炙甘草5g，龙骨20g，牡蛎30g，以益气养阴；阴阳俱脱者复入四逆汤意以回阳救逆，加制附子、干姜各6~10g。此外，笔者在临床研究中所创制的抗厥通脉、救阴生脉、回阳复脉辨证系列三方（注射液），实践表明疗效良好。

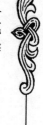

（三）泻下通瘀法

热毒由气入营，热与血搏，血热血瘀，瘀热里结，三焦气化失宣，瘀毒、水毒相互为患，是从发热期发展至低休、少尿两期的病理基础。为此，泻下疗法可以较广泛地应用于出血热的几个主要病期，发热早期用之可以减轻病情，阻断传变；低休期热厥证用之，通过清泄热毒，邪去则厥自复；少尿期用之，可以通利二便，改善肾脏功能。概言之有下热毒、下水毒等多种综合作用。通瘀主要是针对"瘀热"里结阳明，下焦血结水阻所采取的措施，而泻下与通瘀的联合应用，治疗少尿期蓄血、蓄水证，其疗效尤为满意。因邪热

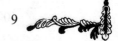

从腑下泄，下焦壅结的瘀热得到疏通，则肾的气化功能也可相应地改善。药用生大黄、芒硝各 10~15g，枳实、桃仁各 10g，生地黄 30g，麦冬、猪苓各 15g，白茅根 30g。瘀热在下，加牡丹皮、赤芍、怀牛膝各 10g；水邪犯肺，加葶苈子、桑白皮各 10g；阴伤明显，加玄参 15g。据此研制的泻下通瘀合剂，具有显著疗效。

（四）凉血散血（化瘀）法

由于本病重症，疫毒极易从营入血，故其"病理重点在营血"。热毒炽盛则迫血妄行，火热煎熬又可导致血的瘀，血热、血瘀、出血三者往往互为因果，贯穿于发热、低休、少尿三期，并见于 DIC（弥散性血管内凝血）所致的出血。因此，当取凉血散血法以清血分之毒、散血分之热、化血中之瘀、止妄行之血。通过凉血化瘀，达到活血止血的目的。适用于瘀热动血之多腔道出血及发斑、发热期之营血热盛证、低休期之热厥夹瘀证、少尿期之下焦蓄血证等。药用水牛角片 15g，鲜生地 60g，牡丹皮、赤芍、黑山栀各 12g，丹参 10g，紫珠草 15g，大黄（或土大黄）10g，煅人中白 10g，白茅根 30g 等。结合各期病机特点及主要治法加减配药，并据此研制了丹地合剂、地丹凉血针，以适应临床急诊需要。

（五）滋阴生津法

温病顾阴，早有明训，留得一分津液，即有一分生机。出血热温热火毒炽盛，传变迅速，尤易灼伤津液，耗损营阴，临证所见，患者有不同程度的口渴、舌干红甚至无津、唇齿枯燥等阴伤表现，故全过程均应重视养阴保津。从五期

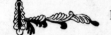

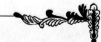

经过而言，发热期多为气营热盛，肺胃津伤；低休期热厥证多见心肾阴虚，津气耗伤；少尿期多为肾阴耗伤，热郁下焦。为此当分别采用养肺阴、增胃液、滋心营、益肾阴等不同方药以救阴。药用西洋参 10g，北沙参、麦冬、玉竹、石斛、花粉、玄参各 12~15g，鲜芦根、生地黄各 30g，阿胶 10g（烊冲）。阴虚风动加鳖甲、龟板各 15~30g。本法为治疗出血热不可忽视的大法之一，可以起到重要的辅助支持作用，使阴伤程度较快得到改善，通过助正抗邪，加速病情好转。

（六）补肾固摄法

疫毒伤肾，气化失司，邪少虚多，病从少尿转入多尿期，肾关开多合少，固摄无权者，治当补肾以培元，固摄以保津。多尿早期阴虚热郁者，滋阴固肾，兼以清利余毒；多尿后期肾气不固者，则当补肾复元，辨其阴阳施治。基本方用固肾缩泉汤，主药为地黄、山药、山萸肉各 10g，炙黄芪 15g，覆盆子、桑螵蛸各 10g，五味子 5g，茯苓、牡丹皮各 10g，甘草 5g。虚中夹实，下焦蕴热酌加黄柏、知母、泽泻各 10g；瘀毒不净加赤芍、赤小豆各 10g，去桑螵蛸、五味子；肾阴虚甚酌加阿胶、天冬、玄参各 10g；气虚加党参 15g，炒白术 10g；阳虚加鹿角胶、益智仁、菟丝子各 10g。一般而言，多尿期虽已由险转夷，但仍应密切观察，慎加调治，防止发生某些并发症，再次循环障碍，肾实质损伤，导致第二次肾功能衰竭。至于少数病人，病程进入少尿期，尿量虽然正常，但有尿毒症症状者，则应考虑为多尿型尿毒症，当及时检验确诊，不得误认为越入多尿期而延误治疗。

此外，恢复期证见气阴两伤、脾虚湿蕴、肾阴亏虚者，当分别辨证施治。

五、医案

案一　气营两燔、热毒内陷证

严某，男，26 岁，农民。1981 年 11 月 20 日入院，12 月 6 日出院，住院号 1124。

3 天前突然畏寒、发热，头痛、腰痛，体温持续在 39.5℃以上，伴恶心呕吐，不能进食，乏力，口渴，口苦，心烦不寐，胸闷，大便 3 日未解，小便量偏少，诊断为流行性出血热发热期收治入院。体检：体温 39.7℃，呼吸 24 次/分，血压 90/60mmHg，神志清楚，精神萎靡，烦躁，面色潮红，球结膜充血，轻度水肿，颈胸部充血，口腔黏膜及背腋部见散在性出血点，肢末不温，舌质红，苔薄黄，脉细数。心率 120 次/分，律齐，各心瓣膜区未闻及杂音，两肺呼吸音清晰，腹部略隆起，满腹轻度压痛，无移动性浊音，肝脾肋下未及，两侧肾区叩击痛（＋＋），神经系统检查（－）。血常规：白细胞计数 4.06×10^9/L，血红蛋白 154g/L，红细胞计数 1.92×10^{12}/L，中性粒细胞 61%，淋巴细胞 39%［异淋（异型淋巴细胞）10%］，血小板计数 50×10^9/L。尿常规：蛋白（＋＋），白细胞 0～11/HP，红细胞 2～3/HP，管型 1～3/HP，血尿素氮 8.2mmol/L。

辨治经过：从温疫重症、气营两燔治疗，药用清气凉营注射液（大青叶、金银花、大黄、知母、淡竹叶）40mL 加入 10% 葡萄糖液 250m 静脉滴注，入院后 2 小时血压降至 0，烦躁不安，不能入睡，肢末凉，压指试验 5 分钟，发热、低血压休克两期重叠并见。立即静脉推注低分子右旋糖酐 200mL，低分子右旋糖酐 300mL 快速静脉滴注，5% 碳酸氢钠 250mL 快速静脉滴注。抢救 40 分钟后血压仍未上升，

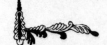

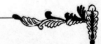

属邪毒内陷、热深厥深之候，随用升压灵（陈皮）10mL 加入 10% 葡萄糖液 20mL 静脉推注，10 分钟后血压上升至 60/40mmHg；继取升压灵 20mL 加入 10% 葡萄糖液 250mL 中静脉滴注，3 小时后，血压上升至 90/40mmHg；再用升压灵 15mL 加 10% 葡萄糖液 250mL 静脉滴注，5 小时后，血压恢复正常，稳定在 120/70mmHg 左右；7 小时后停用升压灵，血压未再下降，药后 4 小时体温开始下降，36 小时后降至正常。继用清气凉营注射液静脉滴注，3 天后自觉症状、体征逐渐消失，各项化验检查恢复正常，越过少尿期及多尿期，直接进入恢复期，治愈出院。

案二 营血同病、瘀热里结证

张某，女，40 岁，农民。1982 年 11 月 27 日入院，12 月 9 日出院，住院号 6740。

4 天前突起恶寒发热，当晚寒罢，高热持续，头痛，眼眶痛，腰痛，烦渴，不思纳谷，大便干燥，小溲黄赤。诊断为流行性出血热发热期收住入院。查体温 39℃，软腭、腋下有出血点，酒醉貌，"V"字胸，球结膜充血水肿，两肾区有重度叩击痛。尿检蛋白（＋＋＋），血查白细胞计数 $1.7 \times 10^9/L$，中性粒细胞 85%，淋巴细胞 14%（其中异淋 6%）、血小板 $68 \times 10^9/L$，尿素氮 12.32mmol/L。经用免疫抑制剂、能量、纠酸及水电解质紊乱等，体温有所下降（波动在 37.5~38℃之间）。但斑疹显露，密集成片，舌质红绛，苔黄中剥，脉细数，病未静止，乃转中医治疗。

辨治经过：初从营血热盛治疗，投犀角地黄汤（以广角粉冲服代替犀角）、清营汤加减，未效。斑色加深呈紫赤色，病至第七天，口干不欲饮，舌绛无津，心烦不寐，按腹胀痛，大便秘结，小溲赤少，发热、少尿两期重叠。病

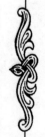

入营血，阳明瘀热里结，转方凉血活血护阴，更加硝黄通腑，逐血分郁结之瘀热。药用生大黄 30g（后下），芒硝 15g（分冲），枳实 10g，桃仁 10g，牡丹皮 10g，鲜生地 60g，麦冬 30g，怀牛膝 10g，白茅根 30g。药后大便得解，色黑如羊屎，后为稀便，日行 3 次，腹胀痛消失，次日斑色转淡，原方去枳、硝，大黄改为 10g，并加玄参、竹叶各 15g，续服，斑疹渐退，小便增多，胃纳大增，舌质不复红绛，热退脉静。复查尿素氮 3.78mmol/L，尿蛋白阴性，血小板计数 90×10^9/L，白细胞计数 3.6×10^9/L，中性粒细胞 74%，淋巴细胞 26%，继以竹叶石膏汤加减调治获愈。

案三　热毒壅盛、血瘀水停证

陈某，男，52 岁，干部。1982 年 12 月 23 日入院，1983 年 1 月 6 日出院，住院号 7685。

5 天前形寒发热，全身酸痛，继之身热加剧，高达 40℃，头身疼痛，恶心呕吐。在乡医院拟诊为流行性出血热，采用西药补液、纠酸、抗感染、激素等治疗。一天来热退神萎，腰痛明显，尿少，日 400mL 左右，小便短赤，口干口苦，渴而多饮，大便 5 日未行，舌苔焦黄，舌红绛，脉细滑。因病情加重，转来住院治疗。体检：体温 36.9℃，心率 80 次/分，呼吸 22 次/分，血压 134/96mmHg，呈急性病容，神萎倦怠，颜面潮红，双睑轻度浮肿，球结膜下出血，胸、背、两侧腋下有散在出血点，两肺未闻及干湿啰音，心律齐，80 次/分，心音稍低钝，无病理性杂音，腹满无压痛，肝脾（-），两肾区有叩击痛，神经系统（-）。查血常规：红细胞计数 5.8×10^{12}/L，中性粒细胞 49%，淋巴细胞 14%，异型淋巴细胞 36%，血小板计数 210×10^9/L，血红蛋白 135g/L，尿素氮 23.2mmol/L。尿检：色黄，蛋白（+++），

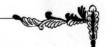

脓细胞少,红细胞少。

辨治经过:热毒壅盛,弥漫三焦,血瘀水停,治予泻下通瘀。药用生大黄30g(后下),芒硝24g(分冲),桃仁12g,怀牛膝12g,鲜生地60g,大麦冬20g,猪苓30g,泽泻12g,白茅根30g,配合西药支持疗法,药后大便日行六七次,小便随之增多,呃逆亦除,2天后原方去芒硝加车前子15g,继服4天,小便日行5600mL,渴喜冷饮,寐差多言,烦扰不宁,舌红少苔,脉细数。血压150/110mmHg;查血:红细胞计数1.69×10^{12}/L,中性粒细胞92%,淋巴细胞8%,血小板计数66×10^9/L,尿素氮33.9mmol/L。热毒劫阴,心肾两伤,治予滋肾清心、养阴清热,药用北沙参、石斛各15g,生地黄30g,玉竹、怀山药、山萸肉各12g,牡丹皮、知母各10g,龙骨30g,覆盆子15g,莲心3g,白茅根30g,服4天后烦渴已解,神静,尿量递减至每日2206mL,尿检(-)。查血常规:红细胞计数6.2×10^{12}/L,淋巴细胞40%,中性粒细胞60%,尿素氮9.9mmol/L。转予滋阴固肾善后。

案四 热毒瘀闭、津伤水停证

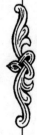

杨某,女,56岁,农民。1985年12月31日入院,1986年1月17日出院,住院号6738。

5天前突然畏寒发热,体温高达39.5℃,头痛,眼眶痛,腰痛,周身酸痛,病情日益加重,身热不解,腰痛明显,尿量减少,诊断为流行性出血热少尿期收治入院。体检:体温37.6℃(腋下),呼吸20次/分,血压130/90mmHg,心率88次/分,律齐,未闻及杂音,两肺(-),腹满无压痛,肝脾(-),两肾区有叩击痛,神经系统检查(-),精神萎靡,面色潮红,咽部充血,上腭见散在性出血点,胸部、两侧腋背隐布出血性疹点,咯痰带血,大便秘结,两日不行,尿少

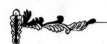

（每日 450mL），舌红绛，苔薄黄，脉细弦滑。查血：血红蛋白 160g/L，白细胞计数 6.12×10^9/L，红细胞计数 2.08×10^{12}/L，中性粒细胞 65%，淋巴细胞 34%，异淋 1%，血小板计数 48×10^9/L。尿素氮 13.57mmol/L。尿常规：黄微混，蛋白（++++），红细胞（+++），脓细胞少许。

辨治经过：疫毒内犯营血，瘀热里结，津伤水停，防其变生痉厥，治予清营凉血、解毒通腑、滋阴利水。药用鲜生地黄 60，玄参 20g，牡丹皮 12g，赤芍 12g，丹参 15g，紫草 12g，半边莲 30g，蚤休 15g，大黄 30g，玄明粉 15g（冲），通草 6g，白茅根 50g，车前草 30g，日 1 剂。另：广角粉、羚羊粉各 2g，分 2 次调服，逾二日突然神昏不清，抽风，咯血、尿血，尿量日 250mL，瘟毒内闭，邪犯心肝，瘀热动血，病情险笃。治守原方，另加开窍息风之剂，安宫牛黄丸 1 粒，紫雪丹 3g 化服，日 2 次，越日夜 9 时许苏醒，但躁烦不寐，大便泻下稀溏约 1000g，小便黄褐日 350mL，舌光燥多裂纹，脉细滑。原方加麦冬 20g，猪苓 15g，滑石 15g，去玄明粉、通草继进，一天后尿量增至日 1050mL，色黄，大便稀溏，口渴欲饮，夜寐稍有躁动，上方再投，翌日小便 24 小时排出 2710mL，病势已向多尿期移行。渴饮，夜不能寐，腹胀，只能少量进食，苔中根部黑燥，舌红少津，脉细弦滑。血压 160/80mmHg，热毒瘀蕴、营阴耗伤，转予滋阴生津、凉血解毒。药用炙鳖甲 30g（先煎），生地黄 50g，玄参 30g，麦冬 30g，北沙参 15g，大白芍 15g，牡丹皮 10g，丹参 15g，紫草 15g，牡蛎 30g，广郁金 10g，莲心 3g，芦根 30g，连服 3 天后尿量减至日行 1500mL 左右，尚有腹胀、泛恶、嗳气纳差，口苦，舌苔根部焦黄浊腻，质暗红，脉细弦。脾虚湿蕴，胃气不和。药用太子参 15g，焦白术、茯苓、

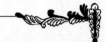

川石斛各 10g，黄连 3g，法半夏、陈皮、竹茹各 6g，茅根、芦根各 30g，连服 6 天，症状消失停药，复查血、尿常规、肾功能均正常。

案五　瘀毒内闭、血热阴伤证

蒋某，男，35 岁，农民。1981 年 12 月 27 日入院，1982 年 1 月 10 日出院。住院号 12006。

5 天前突然畏寒，继则发热，不恶寒，频繁恶心呕吐，面颈潮红，目赤且有出血斑，口渴唇裂，口秽喷人，上腭、胸、腋密集红疹，呈条索状，头痛目痛，腰痛拒叩，唇紫，舌苔黄，舌质红绛，脉小数。诊断为流行性出血热低血压期。入院时体温正常，血压为 0mmHg，经扩容纠酸，血压升至 130/80mmHg，但皮肤红疹进行性增多，臀部出现瘀斑，烦躁谵语，扬手掷足。查血：白细胞计数 $2.18 \times 10^9/L$，血小板计数 $84 \times 10^9/L$。凝血酶时间大于正常对照 61 秒，白陶土部分凝血活酶时间大于正常对照 78 秒，纤维蛋白原 1.44g/L，血尿素氮 17.5mmol/L。尿检：蛋白（＋＋）。

辨治经过：热毒犯营，势将动血，瘀热蕴结，内闭心包，病情重笃，亟先清心凉营，开闭防脱，牛黄清心丸 1 粒化服，一日 2 次。翌日神志仍然欠清，时有谵语，眼结膜见出血瘀斑，尿少，舌面芒刺，舌苔焦黄，舌质深绛。治拟凉血化瘀，养阴解毒，清心开窍。药用鲜生地 60g，玄参 10g，牡丹皮 10g，赤芍 10g，水牛角 30g（先煎），石斛 15g，麦冬 10g，连翘 10g，生大黄 15g，龙胆草 3g。另用牛黄清心丸 1 粒，一日 3 次。连投前法两日，神识转清，尿量较多，皮肤潮红仍然明显，红疹甚多，舌质光绛，守前法续清其邪。药用生地黄 15g，玄参 15g，水牛角 30g（先煎），牡丹皮 10g，紫草 10g，赤芍 15g，生大黄 10g，茅芦根各 30g。

逾日进入多尿期，皮疹减少，他症亦轻，再予凉血化瘀、养阴解毒，经六日进入恢复期，各项检验恢复正常，症状消失，痊愈出院。

六、临证体会

（一）发热期的"病理中心在气营"

1. 把好气营关，可以阻断病情的发展

临证所见，发热高低、热程长短，能直接影响病情的发展与转归，若能针对其"病理中心在气营"的特点，先期及时应用清气凉营法控制高热，是减轻病情、缩短病程、减少病期传变、减少转证现象、阻止内陷营血、提高越期率及疗效、降低病死率的关键。

2. 清气凉营具有明显解毒和退热作用

应用清气凉营剂得效后，每见热降病轻，与自身发展之热退病重迥然有别。其降温特点是身热逐渐下降，无反跳现象，并有少量汗出，用口服液多见大便日行 2~3 次，便后自感舒适。表明注射剂能使邪从表解，热随汗降，具有清透作用；口服液可使邪从下泄，热随利减，具有"以下为清"的作用。两者系通过不同途径和机理而降温，其降温效果不属对症效应，而是由于药物的解毒作用，控制了病毒血症，提示热由毒生，毒解则热退。

3. 清泄腑热可以减轻及防止肾功能衰竭

因邪毒从下而泄，三焦壅结的瘀热得到疏通，有利于保护肾的气化功能，故药后发生少尿、尿闭例数，尿蛋白转阴及尿素氮、肌酐复常天数，均明显少于对照组，$P < 0.01$。实验证明清泄腑热能增加肾血流量，减轻肾脏损害，这与

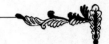

"温病下不嫌早"的论点颇相符合。

4. 清气凉营，祛邪可以扶正

气营热毒炽盛，必然耗伤津液营阴，早期及时应用清气凉营剂挫降热势，自可起到保津护阴的作用。若仅强调早期养阴，而不重视抽薪息焚，滋亦无济。实验所见清气凉营方药，对机体免疫紊乱有调节作用，为祛邪可以扶正提供了客观依据。

（二）气滞血瘀、内闭外脱是低休期的病理特点

1. 行气宣郁、活血通脉，有助于改善微循环

气滞血瘀、正气欲脱，必然导致脉络的广泛瘀滞不通，这与现代医学认为休克时存在微循环障碍，颇相符合。

临床及实验证明，药后能迅速改善血液流变学的各项指标，降低全血黏度及血浆黏度，增快红细胞电泳。这表明了应用行气活血药疏通络脉的疗效机理在于改善微循环，降低血细胞的黏滞性、聚集性，增加其流动性。

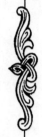

2. 益气养阴、扶正固脱，可以保护细胞功能

细胞是人体结构和功能的基本单位，细胞结构属阴，功能为阳，阴阳互为生化，病则互为因果。为此，在救阴时还应益气以复阴，回阳时注意滋阴以济阳，实验所见抗厥、救脱 1 号能抗自由基，抑制脂质过氧化物的生成，稳定生物膜，保护线粒体和溶酶体结构完整及功能的正常，从而表明益气养阴、扶正固脱具有保护细胞功能的作用。

3. 行气活血、扶正固脱，具有明显升压、稳压效应

气机郁闭、气滞血瘀、脉道不利是导致血压下降的重要病理环节，而临床资料表明：行气活血、通利脉络，有利于血压的回升，同时复合扶正固脱之品，保护细胞结构和功

能，更能起到稳压作用，并使主要症状得到较快恢复。这说明了行气活血、扶正固脱所取得的升压、稳压作用，不仅有其物质基础（如从理气药中发现有羟福林、氮氨基酪酸），而且具有多向整体效应。

4. 行气活血、扶正固脱，可以改善心肾功能

心肾是阴阳既济的根本。阴阳之气不相顺接，气血失调，导致厥脱，虽然病涉多个脏器，但重点在于心肾。心肾虚衰是由厥转脱的关键，心脉瘀滞，肾气衰败者多属难治。这与现今认为休克时心肌缺血、缺氧，收缩减弱，心功能衰竭，以及肾血流量减少，肾组织缺血、缺氧、肿胀、坏死导致急性肾功能衰竭相类似。临床观察药后在血压回升的同时，可见心率减慢、心音增强、尿量增多。实验提示能增强心肌收缩力，降低心肌耗氧量，增加肾血流量，对肾动脉有"后扩张"作用，表明行气活血、扶正固脱、通补兼施具有明显强心和保护肾功能作用。

（三）下焦蓄血蓄水、阴伤液耗而致肾衰少尿

1. 泻下通瘀可利小水

因邪从下去，腑气通畅，下焦壅结的瘀热得到疏泄，则肾的气化功能也可获得相应改善，故药后大便通利，小溲亦可随之增多，表明通大便可以达到利小便的目的。

2. 滋阴生津可通二便

温为阳邪，最易伤阴，肠腑津伤无水行舟，则大便秘结不行；肾阴耗伤，化源涸竭，则尿少或闭。故滋阴不但可以"增水行舟"、通行腑气，且可助肾化水、通利小便。

3. 急下可以存阴

因瘀热下泄，邪从腑出，釜底抽薪，自可存阴保津。这

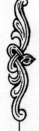

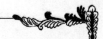

与温病"下中有补"的论点颇为符合。实验所示本法具有调节免疫紊乱、增强抗病能力的作用，可资佐证。

4.通瘀能够止血、利尿

由于瘀热里结，灼伤血络，迫血妄行，而致出血、发斑者，应用凉血化瘀药，可以取得散血止血的效果。若"蓄血"在肾和膀胱，因血瘀而水停，应用通瘀之品，且可化瘀利水，达到通利小便的目的。

5.祛除水毒可使津液归于正化

出血热少尿期，因瘀热壅结，水津失于输布，而致下焦"蓄水"，或水毒泛溢肌肤，影响他脏者，在泻下、通瘀、滋阴的同时，配合行水利尿，既可促使"邪水"的排泄，且有助于三焦气化的宣通，使津液归于正化，纠正因水津不能敷布而导致的阴伤。

（四）热与血搏，可以动血，或瘀阻水停

1.凉血化瘀可以清散血分热毒

清血分之热，可免血液受热煎熬成瘀；化血中之瘀，又能防止瘀郁生热，化火酿毒。而实验所示其抑菌、抗病毒、降温解毒、改善微循环障碍等作用，当是其疗效机理所在。

2.凉血化瘀可以活血止血

凉血能使血液循经，化瘀有助于脉道流畅，从而控制因瘀热动血所致的出血、发斑。实验表明，凉血化瘀剂能明显改善微循环障碍，降低血细胞聚集性、黏滞性，故尤适用于DIC所致的瘀热型血证。

3.凉血化瘀可利小便

凉血可使瘀热分消，防止下焦蓄血；化瘀能使脉络通畅，水津得以布散。故对血瘀水停所致之少尿，用之小便可

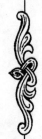

以增多。实验证明，通瘀有助于增加肾血流量，提示其药效机理在于疏通肾脏壅结的瘀热。

（五）热毒最易耗伤津液营阴

1. 救阴当辨脏腑病位选药

区别肺、胃、心、肾等不同脏腑的阴虚，有侧重地选用养肺津、增胃液、滋心营、益肾阴等药。概言之，肺胃津液灼伤者治以甘寒；肝肾营阴耗损者当予咸寒。

2. 清热与护阴合伍，可以邪正合治

滋阴可以清热，助正抗邪，加速病情好转；清热又可保阴存津，从而达到邪正合治的目的。

（六）疫毒伤肾，固摄无权，可见多尿

1. 辨多尿早期、后期以施治

多尿早期阴虚热郁者，滋阴固肾，兼以清利余毒；多尿后期肾气不固者，则当补肾复元，辨其阴阳调治。

2. 警惕再次肾功能衰竭

一般而言，多尿期虽已由险转夷，但仍应密切观察，慎加调治，防止发生某些并发症，再次循环障碍，肾实质损伤，导致第二次肾功能衰竭。

肺 炎

肺炎系肺实质的急性炎症，为临床最常见的感染性疾病，临床表现为高热、咳嗽、气急、胸痛等肺热症状。

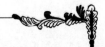

一、肺炎多属风温，治分卫气营血

由于肺炎患者大多表现有高热、咳嗽、气急、胸痛等肺热症状，因此一般多属温病中的风温范畴。临床上多数患者见卫、气证，少数见心营证、血分证，应用卫气营血辨证方法，基本可以反映其病理演变，并作为指导治疗的理论依据，说明中医对肺炎的治疗是有其基本规律可循的。

（一）卫分证

风温初起，外邪由口鼻而入，或由皮毛内侵，肺卫受感，故见卫表不和、肺失宣肃的表热证。本病虽以春月与冬季为多，但其他季节亦可发生，故部分病人因时令关系，且可表现兼暑、夹湿的症状，甚至持续到气分阶段。

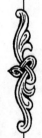

风热乘袭肺卫，发热，微恶风寒，无汗或少汗，头痛，咳嗽，口干微渴，舌尖边红，苔薄白或黄，脉浮数者，治宜辛凉解表，疏风透热，轻宣肺气。轻者可以辛凉轻剂桑菊饮为主，较重者选辛凉平剂银翘散。常用药如豆豉、薄荷、荆芥、桑叶、菊花、金银花、连翘、桔梗、牛蒡子。咳嗽较甚加前胡、杏仁、大贝母、枇杷叶；痰多而黏加蒌皮、冬瓜仁、竹茹；胸痛加郁金、枳壳；夹湿而见胸闷，头重身困，口黏苔腻者，酌加藿香、佩兰、半夏、橘红、茯苓、薏苡仁；兼暑而见身热心烦，汗出不畅，头昏胀，溲黄灼热者，配新加香薷饮，或加六一（鸡苏）散、鲜荷叶、银花露等。

邪在卫分，病尚轻浅，治疗要点在于"宣""透"。轻清宣透可使表邪外达，使用得当，常能阻止病邪深传。若早予苦寒清里，反致热郁难解。临证即有因早投苦寒，发热不降，复经解表而汗出热退的例子。

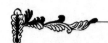

在由卫入气的过程中，常见到卫分之邪未除，肺经已有蕴热的卫气同病证，或因暴热暴冷，先受温邪，继复感寒，而致寒邪束表，肺热内郁，高热时有寒意，汗少，烦躁等。治当解表清里，宣肃肺气，径用麻杏石甘汤酌加辛散之品。若表闭无汗而咳嗽不剧者，用荷杏石甘汤（薄荷、杏仁、石膏、甘草）加味，可使邪从汗解。

（二）气分证

气分证多属由卫入气，少数可因新感引动肺经伏热，初起即见气分症状，临床表现以里热偏盛为特点。主要病机是邪热壅肺，灼津为痰，以致肺气郁闭，肃降无权，甚则热伤肺络，亦可兼有热郁胸膈之候；或见热郁少阳之证；若热传阳明，可致肺胃热盛，或因痰热交阻而成结胸，或见腑实热结之证，亦可因肺移热于大肠而见下利；个别严重者，痰热蕴肺，可以蒙蔽神机。

治疗痰热壅肺，一般宜清热泻火，泄肺化痰。气分初热，咳喘，身热汗少，或恶风未罢，脉浮滑数者，可选辛凉重剂麻杏石甘汤；气分大热，高热汗多不解，烦渴，面赤，喘咳气粗，脉洪大滑数，舌边尖红赤者，可选白虎汤；夹湿者选苍术白虎汤；痰热较甚，咯痰量多，质黏色白或黄，苔黄腻者，配千金苇茎汤清化痰热；痰热结胸，胸脘痞满胀痛，呕恶口苦，苔黏腻色黄，予小陷胸加枳实汤以苦辛通降；若热郁少阳，寒热起伏，胸胁苦满，可用小柴胡汤、蒿芩清胆汤；少阳阳明同病则选柴胡白虎汤；邪热从肺传胃者，酌用凉膈散泄热通腑；肺热郁闭，痰热有内蒙心包趋势者，急以三黄石膏汤宣表清里。常用药物可取麻黄、杏仁、甘草、石膏、知母、黄芩、竹叶、芦根、鱼腥草、金银

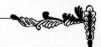

花等出入；热郁胸膈，胸中懊侬而烦，可配栀子、豆豉清宣透热；若痰热壅肺，痰多色黄可酌加桑白皮、冬瓜仁、薏苡仁、桃仁、瓜蒌皮、葶苈子；痰浊壅阻，胸闷苔浊可加瓜蒌、半夏；咳嗽甚者配大贝母、桔梗；胸痛配郁金、橘络、枳壳、旋覆花；咳血加郁金、茅根、藕节、茜草；痰热结胸加黄连、瓜蒌、半夏；腑实热结，便秘，腹痛拒按，或便溏热臭不爽，加大黄、芒硝；肠热下利配葛根、黄连。

清气分之热，常用麻杏石甘汤加味，每收良效。但从不少病例看来，通过深入辨证，分别运用辛寒、苦寒、甘寒甚至和解少阳之法俱可获效，说明必须根据病情的轻重，病机的演变转化，采取相应的治法，才能更好地提高疗效。

气分证是肺炎最常见的主要证候，大多数患者都要经过"气分"这一极期阶段，因此把好"气分"关，正确运用清气法，是阻断病势发展的关键，对缩短疗程，提高疗效都至关重要。

（三）心营证

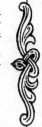

一般而言，热入心营多属肺经热毒炽盛，加之素体正气不足，阴血内亏所致。间亦有正气未衰，邪热过盛，直趋心营，以致心肺同病，热伤营阴，但仍以邪实为主。营气通于心，营分有热，或痰与热结，蒙蔽神明，均可见心经证候，临床表现热扰心神或窍闭神昏的特点。

治疗以清营泄热，化痰开窍为大法。热灼营阴，高热暮甚，烦躁，舌质红绛，脉数者，用清营汤；若肺热发疹，可用银翘散去荆芥、豆豉，加牡丹皮、赤芍等药；若邪入心包，神识不清，酌选菖蒲郁金汤、万氏牛黄丸，病势重者用安宫牛黄丸、至宝丹。药如黄连、黄芩、金银花、连翘、牡

丹皮、赤芍、郁金、远志、天竺黄等。营热伤津，舌质红绛，加生地黄、玄参、麦冬等护阴生津；如气营两燔可加知母、石膏、山栀子以清泄气热；痰热壅盛，气急鼻煽，加全瓜蒌、葶苈子、桑白皮；咯吐血痰者，酌加茜根、茅根、紫珠草、羊蹄根；热极生风加钩藤、石决明，另服羚羊角粉、紫雪丹。

叶天士曾说过："入营犹可透热转气"。风温营分证的透热转气法，确实十分重要，药如豆豉、金银花、连翘、赤芍、牡丹皮、生地黄等，临证若能恰当应用透热转气法，可在较短时间内使营分之热转气而解，防止病情进一步深传，可见叶氏的论点在临床上是很有实用价值的。

此外，还须注意营热内盛与热入心包的主次。心肺同居上焦，风热犯肺以后，如患者出现烦躁不安，神志不爽，错言乱语时即应注意早期治疗，防止邪传心包；若已出现谵语神昏，舌蹇肢厥，则示病已内陷，当清心开窍，以救其急。

据临床所见，半数患者在恢复期因热伤肺津而出现不同程度的肺胃阴伤证候，且尤以气、营证为多见。症状表现为咳呛痰少而黏，或夹血丝，胸膺刺痛，手心灼热，神疲乏力，舌质红或淡红，苔薄黄，脉数少力。用养阴清肺之法治疗，可有助于恢复，方如沙参麦冬汤，药用南北沙参、麦冬、百合、玉竹、地骨皮、天花粉、冬瓜仁、杏仁、川贝母、枇杷叶等。如气阴两伤者加太子参、五味子；胸痛配旋覆花、瓜蒌皮、橘络。

此外，尚有部分病人在恢复期没有典型阴伤表现，仅出现低热、胸胁隐痛、微咳等余热不清，络气不和的症状，宜采用清化肃肺和络之法调治善后，药如杏仁、薏苡仁、冬瓜仁、郁金、南沙参、瓜蒌皮、竹茹、枇杷叶、丝瓜络等。他

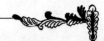

如邪恋正虚，而致病情迁延者，在清肺化痰养阴法的基础上，适当配伍活血通络之品，有助于病灶的消散吸收，药如桃仁、红花、郁金、旋覆花之类。

二、肺炎并非尽属风温，必须审证求因施治

虽然肺炎多属风温范围，但亦有部分病例不表现风温证候，临床上中医诊断有时感、咳喘、类疟。这类病例多无卫气营血的传变过程，部分病人是在原有慢性肺系疾病的基础上复感外邪而继发。

表现为时感症状的患者，其中有属风热者，与风温卫分证基本相似，治疗亦大致相同，但病情轻，病程短，肺热症状不突出。属风寒者，经用辛温解表法治疗，不但汗出热解，且肺部炎症亦获消散吸收。

宿有久咳或咳喘的患者，由于痰浊素盛，肺卫功能不强，复加新感引发肺炎，表现为风寒外束，痰浊（热）壅肺的咳喘证。症见咳嗽声重，气急而喘，痰黏量多或黄稠，恶寒身楚，身热不著，无汗，烦躁，舌苔厚腻，脉滑而数。治予解表清里，宣肺化痰，方如华盖散、越婢加半夏汤、定喘汤。痰浊盛者合葶苈大枣泻肺汤、三子养亲汤。

至于肺炎"类疟"病例实为少见，从邪伏膜原治疗更属特殊，吴又可解释达原饮说："其时邪在夹脊之前，肠胃之后。"无非言其邪深而锢，乃属原本痰浊素盛，复感时邪，湿热秽浊深伏少阳、膜原所致，故临床当结合辨证，不可拘泥。

三、医案

案一　风温（气分）证

史某，男，39岁。病经5天，始觉恶寒，身热，无汗。

继则寒罢，身热有汗不解，入暮因热盛而见谵语，咳嗽，咯痰黏黄欠爽，夹有铁锈色，呼吸不利，稍有气急，左胸疼痛，咳则尤甚，左唇角簇生疱疹，头疼身楚，大便每日二行，质稍溏，色褐，小溲色黄，舌苔中后部黄腻，质较红，脉滑数。

检查：体温 38.5℃，急性病容，呼吸急促，胸部左下叩诊音浊，语颤增强，听诊呼吸音低。胸片左肺中下部见有一片浓密暗影，左肋膈角消失。印象为左肺部炎症。查血：白细胞计数 12.8×10^9/L，中性粒细胞 92%，淋巴细胞 8%；痰培养 3 次，均为草绿色链球菌。

辨证施治：时值春令温暖多风之季，风热犯肺，肺气郁闭，宣降失常，热蒸液聚为痰，痰热壅阻，肺络为伤，且有热传心包趋势。治予辛凉重剂，清热宣肺化痰。仿麻杏甘膏汤加味。

处方：水炙麻黄、甘草各 3g，光杏仁、连翘、黑山栀、瓜蒌皮各 9g，鱼腥草 18g，生石膏、鲜芦根各 30g。日服 2 剂。

药后汗出量多，经 6 小时后身热降至正常。查血：白细胞计数及分类已趋正常，继因咳嗽、痰黏色黄夹有血色，胸痛，汗多，表现痰热壅肺之候，转用清肺化痰法。

处方：上方去麻黄、连翘、瓜蒌皮，加广郁金、知母、炒黄芩各 6g，炙桑皮、金银花各 9g，白茅根 15g。

连服 3 天，咳轻，痰转黏白，痰血消失，胸痛缓解，仅有闷感，苔腻亦化。续以止咳化痰和络之品调治善后。经治 5 天，复查胸片，左肺下部炎症已完全吸收。

案二　风温（气营同病）证

张某，男，24 岁。月初因感寒而致恶寒发热，经投辛凉解表剂汗出热不衰，乃予住院治疗。症见壮热有汗不解，不

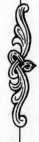

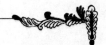

恶寒，咳嗽气急，胸闷，右胸作痛，痰多色白质黏起沫，面赤心烦，口干苦，喜饮但饮水不多，入暮时有错语，溲黄，大便近数日下稀水，色深黄气臭，日二行，舌尖红，苔淡黄浊腻，脉浮滑数。

检查：体温40.5℃，脉搏120次/分，血压90/60mmHg。胸片：右肺第1、2前肋间可见大片状密度增加阴影。查血常规：白细胞计数11×10^9/L，中性粒细胞85%，淋巴细胞15%。痰培养：草绿色链球菌4次，肺炎球菌1次。

辨证施治：温邪上受，风热夹痰浊痹阻于肺，邪恋气分，深虑内传心包，热入营血，邪闭正脱生变。先予辛凉重剂清热宣肺，仿麻杏甘膏汤加味，药后汗出蒸蒸，但夜间身热仍在40~40.5℃，痰热郁阻肺气，翌晨取白虎合千金苇茎汤意，入晚身热持续，咳嗽痰黏，胸痛气粗，神识不爽，似清非清，言语应对异常。痰热闭肺，内传心营。加宣表清里，透热转气之剂，仿三黄石膏汤意增减。

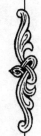

处方：炙麻黄3g，杏仁9g，石膏60g，甘草3g，黄连3g，黄芩6g，豆豉、山栀、连翘心、竺黄、郁金各9g，胆星3g

另：万氏牛黄丸1粒化服。

第三日体温39.6℃，神清，邪热从营转气，再投大剂清化痰热药。

处方：葶苈子、全瓜蒌各9g，川贝6g，竺黄9g，连翘5g，金银花30g，黄芩9g，黄连2g，郁金、桑白皮、山栀子各9g，鱼腥草、芦根各30g

早晨体温降至38.6℃，气急得平，咳嗽亦减。

处方：原方去川贝、桑白皮，加荸荠7枚，海蜇60g。

暮夜神情安静，胸痛得减，至第五日热平，继而转予清宣泄化。1周后胸透复查：右上肺部炎症吸收。

案三 风寒证

袁某，男，31岁。春节旅途跋涉，当风冒寒，1周前开始恶寒，发热，无汗，咳逆痰少，不易咯出，咳甚则引及胸作痛，且欲泛吐，咽痒，鼻塞，流清涕，头疼，全身骨节酸楚，口唇觉干，欲饮不多，舌苔白腻，脉紧而数，身热不退。

检查：体温39.3℃；胸片：左上肺内带有大片状阴影延及左侧肺门。印象为左上肺部炎症。查血：白细胞计数18.3×10^9/L，中性粒细胞86%，痰培养2次，均为肺炎双球菌。

辨证施治：风寒客于卫表，肺气郁而不宣。治拟疏散风寒，宣肺化痰。仿荆防达表汤加减。

处方：豆豉12g，法半夏、苏叶、光杏仁各9g，炒枳壳、桔梗、陈皮、前胡、荆芥、防风各4.5g，生姜2片。

药入身得畅汗，寒罢，体温降至37.5℃左右，鼻塞流涕亦已，惟咳嗽气急，舌苔白腻，表邪虽解，肺经痰浊不净。

处方：原方去荆芥、防风、豆豉、苏叶、生姜，加薏苡仁、冬瓜子各12g，茯苓9g。每日1剂。

经3天后低热亦平，1周后复查白细胞计数及分类正常。除偶有轻微咳嗽外，余无不适，共治疗12天痊愈出院。胸透复查，左上肺炎基本吸收。

案四 结胸证

张某，女，57岁。病经3天，因沐浴乘凉，而致恶寒，头痛，继则发热，无汗，肌肤如灼，入夜热盛则神志欠清，微有咳嗽，咯痰色黄，量少不爽，昨起又增左胸疼痛，咳则

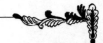

引痛尤甚，胸闷脘痞，时时呕恶痰涎，口苦，渴欲凉饮而不多，大便质干量少，舌苔淡黄白腻，上有黏沫，质暗红，脉小滑数。

检查：体温39.4℃，脉搏105次/分，急性病容，胸部左下七八肋间叩诊音浊，语颤增强，呼吸音减弱。胸透：左下肺见大片状模糊阴影，边缘不清。印象为肺部炎症，肺脓疡。查血：白细胞计数41.2×10^9/L，中性粒细胞90%，淋巴细胞10%。痰培养3次，均为非溶血性链球菌。

辨证施治：入院前2天，以风暑夹湿袭表，邪犯肺卫治疗。用新加香薷饮、桑菊饮加减，不效。第三日体温39.5℃，汗出不解，热势不扬，时有恶风，咳嗽不著，左胸疼痛，胸闷，心烦，泛恶，呕吐多量痰沫黏水，脘部痞塞胀满，按之作痛，大便先后3次，干溏相杂，舌苔淡黄黏腻，底白，质暗红，脉细滑。据症分析，是属病邪由卫入气，从上传中，热郁胸膈，痰热中阻，湿食互结，肺胃同病。病理重点在于胃腑，表现结胸证候。治拟清宣郁热，化痰开结。取栀豉汤合小陷胸汤加味。

处方：淡豆豉12，姜黄连2.4g，全瓜蒌15g，川朴3g，光杏仁、炒枳实、黑山栀、炒莱菔子各9g，法半夏、广郁金、旋覆花（包煎）各6g，橘皮、姜竹茹各4.5g。

日服2剂，汗出遍体，胸部闷痛得减，咳嗽咯痰亦爽，但仍呕恶白色痰涎，大便4次干溏相杂，舌苔转为淡黄腻，翌日身热递降，午后正常，守原法续进，日服2剂，第五日胸痛消失，脘痞胀痛及呕恶均已，知饥思食，仅有微咳，痰白排出爽利，大便又行多量溏褐粪4次，苔腻化薄，原方去栀、豉，再服2天，诸症均平。查白细胞计数已趋正常。乃去莱菔子加冬瓜子继进，巩固3天，胸透复查正常而出院。

案五　胸痹证

田某，男，49岁。有肝肿大及肺气肿病史，常感右侧胸胁胀痛。此次病起1周，恶寒，发热，汗少，日来热重寒轻，面部潮红，咳嗽，咯痰白沫量多，偶或混有紫暗血色，并曾咯吐紫色血块三四口，胸部胀痛，右侧尤甚，口干欲温饮，大便3日未行，小便黄赤，舌苔淡黄，底白浊腻，尖边质暗红，脉滑数。

检查：体温39.5℃，脉搏118次/分，左下肺叩诊音较浊，听诊呼吸音较低，未闻及湿性啰音。透视：左下肺可见片状模糊阴影。印象为左下肺炎。查血：白细胞计数 14.5×10^9/L，中性粒细胞95%。

辨证施治：先从风温上受，邪犯肺卫施治，用辛凉解表，清宣肺气法。银翘散去荆芥、竹叶，加杏仁、大贝母、山栀、黄芩、郁金、旋覆花等，连投2天，但第二日午后体温高达40℃，症情不减，胸部痹闷疼痛殊甚。再度辨证分析，认为病因平素痰浊偏盛，胸阳不展，复加感受外邪，而致内外相因，肺气郁闭不宣，表现胸痹之候。治当解表宣肺，通阳泄浊，仿葱豉汤合瓜蒌薤白半夏汤加味。

处方：淡豆豉、苏梗、杏仁、薏苡仁、薤白各9g，全瓜蒌、大贝母各12g，法半夏、广郁金各6g，旋覆花6g（包煎），橘红、姜竹茹、炒枳壳、桔梗各4.5g，葱白3支。

经加服上方1剂，肌肤得有微汗，身热递降，第三日上午热平，咳嗽胸痛均减，但仍有闷感，咯痰呈沫，色白夹黄，偶混暗红血色，腑气通行，脉亦转静。复查白细胞计数已达正常值，表证虽解，肺中痰浊内蕴不化，上方去豆豉、薏苡仁、葱白，加厚朴3g，日服1剂，至第九天透视复查，除两下肺纹增加及肺气肿外余正常，原左下片状阴影

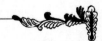

已吸收。

案六　类疟证

刘某，男，65岁。嗜酒20余年，3年前曾有一度头晕昏倒，此后时或有短时间的神情呆钝，不言不语。最近咳嗽五六天，伴右侧胸胁疼痛，入院前一天突然恶寒发热，因热盛而一度神昏，曾去某医院就医，肌注青霉素治疗。今日仍然恶寒阵作，身热不衰，寒重热轻，无汗头痛，间有微咳，无痰，呼吸气粗，右胸疼痛，胸闷恶心，口中黏腻，不欲饮水，口喷秽气，大便少行，尿少色黄，面色潮红，舌苔厚白浊腻，脉浮滑带数。

检查：体温39.4℃，胸部透视，右中大片状影，边缘模糊，右中水平叶间胸膜增厚，印象为右下叶尖段炎性变，伴右下胸膜改变。血检：白细胞计数22.3×10^9/L，中性粒细胞95%，疟原虫（－）。

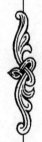

辨证施治：入院后先从风寒外束卫表，痰湿蕴阻肺胃论治，用麻黄汤、杏苏散、二陈平胃汤等加减，虽得畅汗而寒热不解，舌苔水滑白腻，第四天转从湿遏卫气，痰浊阻于上中二焦治疗。仿藿朴夏苓汤意去猪苓、泽泻，加苏叶、佩兰、枳壳，再服二日，仍然寒热往来，起伏不定，改从邪伏少阳，湿浊内蕴治疗，用和解少阳，宣化湿浊法。仿柴平汤合不换金正气散加减，又服二日，寒热不罢，身热弛张，热低时仅37.5℃左右，热高时在39.6℃以上，热前先有恶寒，甚则寒战，继则热起发无定时，或一日两度发作，有汗不多，右胸闷痛，时或微咳，泛恶，口有热秽气，舌苔满布浊腻，脉弦滑数。复查：白细胞计数14.8×10^9/L，中性粒细胞94%，淋巴细胞6%，疟原虫（－）。再次分析病情，认为证属痰湿秽浊之邪，伏于少阳、膜原，乃系类疟之候。治

以和解少阳，开达膜原，宣化痰浊。仿小柴胡汤合达原饮意出入。

处方：炒常山、柴胡各 4.5g，煨草果、炒黄芩、陈皮各 6g，青蒿、炒苍术、法半夏、光杏仁、薏苡仁各 6g，生姜 2 片。日服 2 剂。

另：玉枢丹 0.6g，吞服。

药入寒热不复再起，仅有微热不清，咳引右侧胸胁疼痛，翌日上方加炒白芥子 4.5g，再服 2 天，每日 1 剂，身热得平，但痰湿秽浊不化，胸闷苔厚。转予燥湿化痰，宣利肺胃。取二陈平胃汤去甘草，加杏仁、薏苡仁、白芥子、旋覆花等，连服 4 天后，胸闷胸痛、咳嗽基本消失，惟舌苔浊腻化而不净，可能与平素嗜酒，痰湿偏盛有关。胸透复查：右肺中部炎症已消散吸收，残留纤维条影，叶间胸膜增厚。治从原法出入，调理五六天而愈。

【按语】从上所举 6 例肺炎来看，肺炎病的各种证候类型，并不完全是先后阶段的问题，还与病因（包括不同病原体问题在内）及个体等多方面因素有关。运用中医中药理论治疗本病，似与调整机体抗病能力有重要关系，而不仅是决定于某些中药的抗菌作用。为此临证必须仔细识辨，知常达变，针对具体情况，分别处理。

以上病例，虽然在证候类型上还不够广泛，但基本反映辨证论治的特点，体现了中医治病的整体观点，对个体有较强的针对性，虽然也寓有病原治疗的作用，但其疗效机理尚不仅于此。若能在实践的基础上开展药剂改革，改进给药途径，是可以提高疗效、缩短疗程，在中医理论方面得到进一步深化发展。

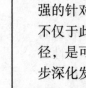
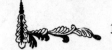

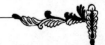

四、临证体会

肺炎（主要是细菌性肺炎）的临床表现、演变过程、好发季节等均与中医风温病有较大的相似之处，故一般认为肺炎多属风温范畴，应从卫气营血辨证。但另一方面也有少部分病例，并不具备风温特征，在治疗时，必须针对病的个体特殊情况，才能发挥辨证施治的特长。现根据临床实践，提出几点初步体会。

（一）初起为卫分表证

风温的病变中心在手太阴，"肺主气属卫"，故肺炎病人初起主要表现卫分表证，治疗首应求得汗解。另有少数患者因受寒凉起病，表气郁闭，化热不显，出现短暂轻微的表寒证，此时若投辛凉清解，反有凉遏之弊，故应先予辛而微温之剂疏散表寒以取汗，继再循其病理演变施治

（二）气分证是病机转化的重要阶段

风温气分证是病机转化的重要阶段，此时多能热退邪解，也可内传心营。肺与大肠相表里，若肺经热盛，或气营两燔，清之不解，常可传至阳明而见腑实，通过泻下，可使邪从下泄，热退病除。揆其机理，似属邪热从腑下泄而身热随之得到顿挫，提示应用下法治疗肺炎有其一定的作用。

（三）病有顺传逆传之分

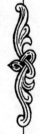

风温病有顺传逆传之分，以顺传为多。若邪毒过盛，正气不支，在临床上亦偶可见到逆传心包的变证。逆传的表现，一为从卫入营，出现邪陷心包的闭证；一为出现短暂的

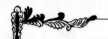

卫分证后即见到邪陷正虚欲脱的危象，与"直中三阴"类同，如休克型肺炎即属之。对这类情况，必须注意祛邪和扶正的关系，或从清热开闭为主，祛邪以安正；或从救阴回阳固脱为主，扶正以抗邪；或开闭固脱并进，分清主次处理。

（四）治疗应以祛邪为主

"邪之所凑，其气必虚。"在肺炎的发病中所谓"虚"，主要是因劳倦受凉，起居不慎等引起一时性的卫外不固，致病邪乘虚而入，不一定都是素体正虚；另一方面，如果邪毒过盛，超过人体防御机能的极限，虽然正气不虚亦能致病。因此治疗总以祛邪为主，除在恢复期酌用清肺养阴或兼补气药外，很少用到补法。即使见到邪热内陷，逆传心包，正虚欲脱之证，也需衡量邪正虚实的主次，有时尚可通过祛邪以扶正，采用清热开窍或通腑等法治疗，未必悉以扶正救脱为主。曾见个别患者因素体本虚，以致连续几年，甚至一年发生两次肺炎，但两次住院均按急则治标的原则，以祛邪为主获效。

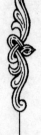

（五）"因势利导"是祛邪外出的治疗原则

"因势利导"是调整人体抗病机能，祛邪外出的治疗原则。在卫的解表法，在气的清宣法和下法，以及营分证的透热转气法均寓此意。若药过病所，即使未致引邪深入，但毕竟不利于对病邪的祛除，因此一般不宜早用、过用寒凉、滋腻之剂。诚如叶天士所说："在卫汗之可也，到气才可清气，入营犹可透热转气……"

（六）痰浊与邪热交结，参照伤寒、杂病辨证

若属痰浊素盛，感邪发病之后，痰浊与邪热交结胸中，

可以形成痰热结胸，或见痰浊胸痹证。由于邪热郁遏不能外达，而致身热持续难解，可应用辛开苦泄的小陷胸汤和通阳泄浊的瓜蒌薤白半夏汤。这些都已不属风温的一般规律和常用治法，必须参照伤寒、杂病的辨证方法融汇变通。

哮 喘

哮喘是一种发作性的痰鸣喘咳疾患。发时喉中有水鸡（哮鸣）声，呼吸气促困难，甚至不能平卧。

古代文献根据本病临床特点，有"伏饮""呷嗽""哮吼""齁𩠌""齁𩠌喘"，丹溪首创"哮喘"病名，此后医家鉴于哮必兼喘，而沿称哮喘，简名哮证、哮病，以示与喘证有别。据其临床表现，当含现今之支气管哮喘、喘息性支气管炎或其他急性肺部过敏性疾患等。

一、病因"夙根"论的实质与"专主于痰"说

哮喘的"夙根"说肇自《证治要诀》中"或宿有此根"，而明确于《景岳全书·喘促》中"喘有夙根，遇寒即发，或遇劳即发者，亦名哮喘"。"夙根"究竟指什么？根据丹溪"哮喘专主于痰"，上溯到《金匮要略》的"伏饮"，下涉后世多家之论，似指"伏痰"阻肺为患。如《症因脉治·哮病》说："哮病之因，痰饮留伏，结成窠臼，潜伏于内，偶有七情之犯，饮食之伤，或外有时令之风寒，束其肌表，则哮喘之症作矣。"

中医学认为"痰"是人体内津液不归正化而变生的病理

产物，既可因病而生，又可停积致病，是导致多种疾病的病理因素，故现今称之为第二病因，然深究之，毕竟"痰非病本，乃病之标，必有所以致之者"（张景岳）。若视"夙根"即为痰伏于肺，又似有一间之隔。

因痰的来源，必然是在素体偏盛、偏虚，脏腑阴阳失调的基础上，复加气候、饮食、情志、劳累等因素，影响津液的运行，肺不能布散津液，脾不能输化水精，肾不能蒸化水液，以致津液凝聚成痰，如伏藏于肺，则可成为哮喘的潜在病理因素。

从上可知，哮喘"夙根"论的实质，主要是指脏腑阴阳失调，肺脾肾对津液的运化失常。这一认识，可有助于加深对"平时治本"的理解和应用。似较指"夙根"为伏痰说更为贴切。

由此表明，所谓"夙根"当指患者的禀赋素质而言，与现代西医学所称"变态反应素质""变态反应性"相类似，具有这种素质的人，或因外源（如花粉、鱼虾、鸡蛋等），或因内源（体内感染病灶）引起变态反应，一旦再次接触"变态反应原"，则每易导致变态反应而发病。

二、哮病的辨证分类

历代文献对本病的分类，有以病性为依据者，如冷哮（寒哮）、热哮、实哮、虚哮；有以病因为依据者，如风哮、痰哮、食哮、鱼腥哮、卤哮、糖哮、醋哮等。

当前对哮病一般多按发作期、缓解期辨证分治。发作期多以虚实为纲，实证审其寒热分冷哮、热哮，并列痰哮；虚证分阴虚、阳虚，并附列阳气暴脱危证。缓解期分肺虚、脾虚、肾虚，或分肺脾气虚、肺肾两虚，亦有分重寒型、寒包

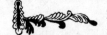

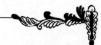

热型、肺实型、胃实型、瘀塞型、郁火型、肾虚型等证者。还有分风邪犯肺、郁火犯肺、瘀血阻络、痰浊壅阻、肺脾气虚、气阴两虚、心肾阳脱等证者，但似难以表达病的特异性。总之，迄今辨证标准尚难规范统一。

个人认为发作期与缓解期的划分，虽能体现本病特点，符合"发时治标、平时治本"的原则，但因病势的轻重，发作频度的稀密，发作时间的长短，随人而异，各有不同。如经常发作者，恐始终难以单纯治本，大发作出现喘脱危象者，又何能完全治标。为此，辨证应以针对发作期为主，突出矛盾的主要方面，对缓解期的调治似可从属于后，明确其主次地位。兹据个人临床体会提出如下分证方案：

（一）发作期

1. 寒哮（冷哮）

喉中哮鸣如水鸡声，呼吸急促，喘憋气逆，胸膈满闷如塞，咳不甚，痰少咯吐不爽，色白而多泡沫，口不渴或渴喜热饮，形寒怕冷，天冷或受寒易发，面色青晦，舌苔白滑，脉弦紧或浮紧。

2. 热哮

喉中痰鸣如吼，喘而气粗息涌，胸高胁胀，咳呛阵作，咯痰色黄或白，黏浊稠厚，排吐不利，口苦，口渴喜饮，汗出，面赤，或有身热，甚至有好发于夏季者，舌苔黄腻，质红，脉滑数或弦滑。

3. 寒包热哮

喉中鸣息有声，胸膈烦闷，呼吸急促，喘咳气逆，咯痰不爽，痰黏色黄，或黄白相兼，烦躁，发热，恶寒，无汗，身痛，口干欲饮，大便偏干，舌苔白腻、罩黄，舌尖边红，

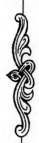

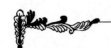

脉弦紧。

4. 风痰哮

喉中痰涎壅盛，声如拽锯，或鸣声如吹哨笛，喘急胸满，但坐不得卧，咯痰黏腻难出，或为白色泡沫痰液，无明显寒热倾向，面色青暗，起病多急，常倏忽来去，发前自觉鼻、咽、眼、耳发痒，喷嚏、鼻塞、流涕、胸部憋塞，随之迅即发作，舌苔厚浊，脉滑实。

5. 虚哮

喉中哮鸣如鼾，声低，气短息促，动则喘甚，发作频繁，甚则持续喘哮，口唇爪甲青紫，咯痰无力，痰涎清稀或质黏起沫，面色苍白或颧红唇紫，口不渴或咽干口渴，形寒肢冷或烦热，舌质淡或偏红，或紫暗，脉沉细或细数。

附：喘脱危证

喘息鼻扇，张口抬肩，气短息促，烦躁，昏蒙，面青，四肢厥冷，汗出如油，脉细数不清，或浮大无根，舌质青暗，苔腻或滑。

临证所见，上述各类证候，就同一个患者而言，在其多次发作中，也可先后交叉出现。故既应辨证，又不能守证。

（二）缓解期

缓解期应以病位在肺为基础，针对相关脏器，分为肺脾气虚证和肺肾两虚证。

1. 肺脾气虚证

气短声低，喉中时有轻度哮鸣，痰多质稀，色白，自汗，怕风，常易感冒，倦怠无力，食少，便溏，舌质淡，苔白，脉濡软。

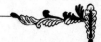

2.肺肾两虚证

短气息促，动则为甚，吸气不利，咯痰质黏起沫，腰酸腿软，心慌，不耐劳累，或五心烦热，颧红，口干，舌质红，少苔，脉细数；或畏寒肢冷，面色苍白，舌苔淡白，质胖，脉沉细。

一般而言，冷哮病因于寒，素体阳虚，痰从寒化，而致寒饮伏肺，肺失宣畅，多见于外源性哮喘，因气候过敏，寒冷刺激而发病，故在气候突变，由热转冷，深秋寒冬之时易作，有明显的季节性和一定的地区性；热哮病因于热，多为素体阳盛，痰从热化，痰热郁肺，肺失清肃，多与内源性体内感染病灶所致的过敏反应有关，并涉及哮喘性嗜酸粒细胞增多症，甚或表现为典型的夏季哮喘；寒包热哮，因痰热内郁，风寒外束，客寒包火，肺失宣降，多为内源、外源互相关联发病；风痰哮，病因痰浊伏肺，风邪引触，肺气壅实，升降失司，多为吸入花粉、烟尘、异味气体等致敏物，或食鸡蛋、鱼虾等海腥发物，而成为发病的过敏原；虚哮，病因痰气瘀阻，肺肾两虚，摄纳失常，多为久发体虚，形成过敏素质，并因反复发作而加重其过敏反应性，如属高年患者，常多合并阻塞性肺气肿、肺心病，一旦发作时，可见喘脱危证。

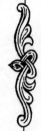

三、"发时治标，平时治本"有其相对性

"发时治标，平时治本"肇自丹溪"未发以扶正气为主，既发以攻邪气为急。"从而为哮喘病的治疗提出了基本原则。张景岳加以补充说："扶正气须辨阴阳，阴虚者补其阴，阳虚者补其阳；攻邪气者须分微甚，或散其风，或温其寒，或清其痰火……"

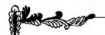

但临证所见，发时未必皆实，故不尽攻邪；平时未必皆虚，亦非全恃扶正。如反复频发，久延不愈之患者，可以表现哮喘持续状态，或见痰气瘀阻，肺肾两虚，摄纳失常之虚哮，邪实与正虚并见，治当攻补兼施；若发生喘脱危证，又当以扶正固脱为主，若拘泥于"发时治标"之说，则坐失救治良机。缓解期症虽不显，但其"痰饮留伏，结成窠臼，潜伏于内"。由于肺虚气不化津而成痰、脾虚积湿生痰、肾虚水泛成痰，以致正虚邪实，故在扶正培本的同时，也应参以化痰降气之品，清除内伏之顽痰，以冀减少复发。据现代实验所见，缓解期的患者，依然存在气道高反应性，而气道高反应性的高低与发作频度、程度成正相关，提示平时适当兼顾祛邪有其必要性。

总之，对于哮喘的治疗可以认为发时未必全从标治，当治标顾本；平时亦未必全恃扶正，当治本顾标。如《景岳全书·喘促门》所说："然发久者，气无不虚，故于消散中宜酌加温补，或于温补中量加消散，此等证候当惓惓以元气为念，必致元气渐充，庶可望其渐愈。"

四、注意寒热虚实之间的关系

寒证与热证可以出现兼夹与转化，如"痰热内郁，风寒外束"引起发作者，可以表现外寒内热的寒包热证；寒痰冷哮久郁也可化热，尤其在感受外邪引发，继发感染时，更易如此。临证当衡量寒与热的主次处理。青少年阳气偏盛者，多见热哮，但久延而至成年、老年，阳气渐衰，每可转从寒化，表现冷哮。

一般而言，新病多实，发时邪实；久病多虚，平时正虚。但实证与虚证可以因果错杂为患。实证包括寒热两者在

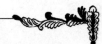

内，但寒痰日久耗伤肺脾肾的阳气，可以转化为气虚、阳虚等证，痰热久郁耗伤肺肾阴液，则可转化为阴虚证。虚证属于阳气虚的，因肺脾肾不能温化津液，而致津液停积为饮，兼有寒痰标实现象；属于阴虚的，因肺肾阴虚火炎，灼津成痰，兼有痰热标实现象。见虚实错杂者，当权衡主次施治。

五、重视脏腑相关的整体治疗

众所周知，哮喘病位在于肺系，但根据中医学脏腑相关学说，则与脾肾密切相关，如脾不能运输水津，肾不能蒸化水液，均可致津液汇聚成痰，上干于肺，成为发病的潜在病理因素。饮食不当者病源于脾，而素质不强者则多以肾为主。因此，痰哮重在治脾以杜痰源，虚哮主在治肾以清痰本，发作期邪实者以治肺为要，缓解期正虚为主者当调补脾肾，且尤应以补肾为要着。因肾为先天之本，五脏之根，精气充足则根本得固，可以减轻、减少直至控制其发作。肺脾气虚可用六君子汤、玉屏风散、桂枝加黄芪汤；肺肾两虚可用生脉地黄汤、金水六君煎、金匮肾气丸。

肺与大肠相表里，肺气肃降则大肠传导功能正常，腑气通畅又有助于肺气的清肃下降。若痰热壅肺或痰浊阻肺，肺气不降，则腑气不通；或因厚味积热，腑实热结，上干于肺，肺失肃降，而致喘逆胸满、腹胀、便秘、舌苔黄燥、脉滑实者，又当泻肺通腑，釜底抽薪，选用大黄、全瓜蒌、芒硝、枳实等，方如厚朴三物汤、礞石滚痰丸；若属痰浊壅肺，痰稠质黏，胸高胁胀，舌苔厚浊者，可予控涎丹。腑气通畅，痰浊下泄，肺之肃降功能自复，此即"脏实泻其腑"的方法。

肝肺升降相因，如忧思郁怒，肝失疏泄条达，气机郁滞；或肝郁化火，津凝成痰，痰阻气道，而致肝升太过，肺降不及，肝气侮肺，肺气上逆，发为喘哮。症见呛咳，干哮，痰少而黏，胁肋胀痛，心烦，咽干，口苦，舌红苔黄，脉弦数；女子多发于经前，表现为经行不畅者。治当疏利肝气，清肝肃肺，可用四逆散、泻白散之类。

肺朝百脉，助心治理调节血脉的运行，肺虚治节失职，久则肺心同病，而见气短息促，呼多吸少，心慌动悸，烦躁昏蒙，汗出肢冷，肢体浮肿，面青，唇甲青紫，脉细数不清，或叁伍不调，舌质青暗，苔白滑；甚则在肺肾两虚，不能主气、纳气的基础上，因肾阳虚衰不能温养心阳而致心肾阳脱者。治当回阳救脱，用陶氏回阳救急汤，另吞参蛤散、黑锡丹。

六、祛风化痰法治哮与抗过敏的相关性

风邪具有"善行数变"的特性，故起病多快，病情多变，如哮喘病人起病突然，倏忽来去，时发时止，发前咽痒、喷嚏、流涕明显；或见肌肤风团疹块，喉中如吹哨笛，或痰涎壅盛，声如拽锯者。病属风盛痰阻，风动痰升之征。临证当辨风与痰的偏重，如见喘急痰涌，胸满不能平卧，咯痰黏腻，舌苔厚浊者，又属以痰为主。

风邪致病者，有肺风、脾风之异。肺风为痰伏于肺，外感风邪触发，如吸入花粉、烟尘、异味气体、真菌、尘螨、动物毛屑等，表现有上呼吸道过敏症状。脾风为痰生于脾，饮食不当触发，上逆干肺，多由进食鸡蛋、鱼虾、海腥等发物引起，如《证治要诀·发丹》说："有人一生不可食鸡肉及獐鱼动风等物，才食则丹随发，以此见得系是脾

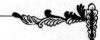

风。"据此不难理解饮食过敏所致的脾风既可引发瘾疹，亦可发为哮喘，临床即常见到因过敏所致的皮肤湿疹合并哮喘者。

中医之祛风药，寓有抗变态反应作用者颇多，从辨证结合辨病而言，如麻黄、苏叶、防风、苍耳草等，特别是虫类祛风药尤擅长于祛风解痉，入络搜邪，如僵蚕、蝉蜕、地龙、露蜂房等，皆为临床习用治哮之药。若痰浊偏重，可用三子养亲汤加厚朴、杏仁、葶苈子、猪牙皂等。

七、血瘀致哮与应用活血化瘀法

近代医家倡言瘀血是哮病发作的重要病理因素，并试用活血化瘀法以治哮，结合实验研究，构成一种新的思路。

实验提示哮喘的气道反应性炎症，往往表现为气道黏膜的水肿、增生、微血管充血、微循环障碍等病理状态，加用活血化瘀药物，可改善其血循环，增加血供、氧供，消除支气管黏膜水肿，减少阻塞，并抗血小板聚集，抑制其释放有关介质，有利于气道炎症的缓解。从而为瘀血致哮与应用活血化瘀药物，提供了客观依据。

中医学认为：哮喘的发作是以痰气交阻为主要病理特点，发时肺气郁滞，气机升降失常，气滞则血瘀，可致痰夹瘀血为患；久则肺气虚衰，宗气无力贯其血脉而司呼吸，以致气虚血瘀，故在缓解期既有正气虚弱的一面，又有痰瘀伏肺的一面。

从上可知，瘀血是在痰气交阻这一主要病理基础上继发的病理因素，在发病环节上并不占有突出的主导地位，同时还必须以"久病入络"为前提，若属新病即从瘀治，未必符合实际，证之临床，持血瘀致哮论，倡用活血化瘀法者，其

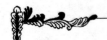

处方用药亦并未撇开化痰降气法，表明痰气瘀阻是其病机病证特点。它与多种慢性肺系疾患发展至肺胀，表现"痰夹瘀血碍气而病"（《丹溪心法》）的病理主次地位并不等同。

八、麻黄治哮的临证应用

古今治哮方中，麻黄的使用频率约为 58.6%，为哮喘用药之首，因麻黄既善于宣通肺气，又长于降逆平喘，故为宣肺平喘的首选药物。因其辛温，功用主在宣肺平喘，发散表邪，故适用于寒实肺闭之证，如《药品正义》记载："元气虚及劳力感寒或表虚者，断不可用。"

常用于治哮的麻黄类方中，寒哮有射干麻黄汤、小青龙汤；热哮有定喘汤、越婢加半夏汤；寒包热哮有小青龙加石膏汤、厚朴麻黄汤；痰哮有麻杏二三汤（三拗、二陈加诃子、茶叶）、华盖散（三拗、桑皮、橘红、赤苓）等，表明麻黄治哮总以实证为宜。

麻黄的配伍应用，如能根据辨证要求，分别配药，又可较广泛地应用于多种证型，从寒实证扩展到热证，以至虚实夹杂之证，显示中医药治病的特色和优势，兹举要如下。

麻黄配石膏：辛凉宣泄。外解在表之风寒，内清肺经之郁热。适用于表寒里热之"寒包火"证。

麻黄配黄芩：清宣肺热。既可宣通肺气，又能清热化痰。适用于痰热郁肺，肺失宣降之证。

麻黄配葶苈子：泻肺祛饮，宣泄肺气。适用于痰饮壅实，水气停滞所致之喘满痰涌。

麻黄配大黄：宣上导下。适用于肺胃热盛，痰热互结，腑气不通，肺气上逆之喘咳。

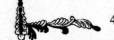

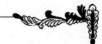

麻黄配细辛、干姜：温肺化饮。适用于风寒束表，水饮内停，上迫于肺，肺失宣降之证。

麻黄配五味子：散敛结合。既可宣肺平喘，又能敛肺降气。适用于肺虚气逆，肺失宣降之证。

麻黄配熟地黄：滋肾平喘。适用于肺实痰壅，肾阴耗损，肺气上逆，肾虚不纳之证。

麻黄配黄芪：一散一固，宣肺平喘，益气固表。适用于寒痰阻肺，肺气虚弱，肺失宣降之证。

另外必须指出，治哮未必尽用麻黄，如纯虚无实，或虚多实少，经投麻黄而少效者，不可再予。因其性辛温，虽升中有降，但以升散为主，而肺为娇脏，喜润恶燥，如久用或应用不当，可有耗气伤阴之弊。

临床特别要注意掌握其禁忌证：①头额汗出清冷，心悸喘促，气息短促微弱，有喘脱征象者。②痰少而黏，不易咯出，咽干，手足心热，舌红，苔少或光剥，脉细数等真阴亏损者。③平素肝阳上亢者。

九、医案

案一 寒哮

余某，女，52 岁，工人。

初诊（1991 年 1 月 24 日）：喘哮数年，反复不愈，去冬受寒后剧发，呼吸急促，喉中哮鸣有声，胸膈满闷如塞，咳不甚，咯痰稀薄不多，色白有泡沫，咯吐不爽，面色晦滞带青，喜热饮，形寒怕冷，背部尤甚，舌苔白滑而润，脉细弦。经用多种中西药治疗无效，从寒饮伏肺，壅遏气道，肺失宣畅辨治，从温肺散寒，化痰平喘治疗。

处方：蜜炙麻黄 6g，桂枝 6g，细辛 3g，淡干姜 3g，法

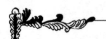

半夏 10g，白前 10g，杏仁 10g，橘皮 6g，紫菀 10g，款冬 10g，苏子 10g，炙甘草 3g。7 剂，水煎服。

二诊（2 月 4 日）：喘哮能平，胸膈满闷消失，形寒怕冷减轻，痰少色白稀薄，易于咯出，治守原意，以资巩固，原方 7 剂。

【按语】寒痰伏肺，遇感触发，痰升气阻，肺管狭窄，故喘憋气逆，呼吸气促，哮鸣有声。肺气壅塞不得宣畅，则见胸膈满闷如塞，故咳反不甚且咯痰量少不爽；痰从寒化为饮，故痰白质稀；阴盛于内，阳气不得宣达，故面色晦滞带青、形寒怕冷而喜热饮。

方中麻黄、杏仁宣肺化痰，降气平喘，二药合用，可以增强平喘之功；干姜、细辛、半夏温肺蠲饮降逆；苏子降气平喘；紫菀、款冬、白前温肺化痰，利气平喘；炙甘草温肺而调诸药。

案二　热哮

刘某，男，34 岁，工人。

初诊（1990 年 11 月 7 日）：哮喘反复发作 4 年余，近 1 月来持续频繁发作，喉中作水鸡声，痰鸣喘咳，气急，咯黄色黏痰，排吐不利，胸部闷痛，咳则尤甚，咽干作痒，口干，烦热，面赤自汗，口唇、指端微绀，舌苔黄腻，质红，脉滑数。证属痰热壅肺，肺失清肃。治宜清热宣肺，化痰平喘。

处方：蜜炙麻黄 6g，炒黄芩 10g，知母 10g，桑白皮 10g，光杏仁 10g，法半夏 10g，海浮石 10g，芦根 20g，射干 6g，广地龙 10g，金荞麦根 15g，南沙参 10g。7 剂，水煎服。

二诊（11 月 14 日）：药服 3 日哮喘即告减轻，痰易咳出，

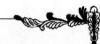

连服 1 周，喘平，咽痒，面赤自汗，胸部闷痛俱见消失，但有干咳，咯痰质黏，咽部干燥，唇红。证属痰热郁蒸，耗伤阴津。治宜清化痰热，养阴生津。

处方：蜜炙麻黄 5g，炒黄芩 10g，知母 10g，桑白皮 10g，光杏仁 10g，海浮石 10g，芦根 30g，金荞麦根 15g，天冬、麦冬各 10g，南沙参 10g，生甘草 3g，地龙 10g。7 剂，水煎服。

药后症状消失，继续调治巩固半个月。

【按语】本例因哮喘迁延，寒邪久郁化热，痰热蕴肺，肺失清肃，痰气搏结，壅阻气道，肺气胀满，故喘而气粗息涌、痰鸣如吼、胸闷疼痛；热蒸液聚生痰，痰热胶结，故咯痰黏稠色黄、烦闷、自汗、面赤、舌红、苔黄腻、脉滑数。方中麻黄、杏仁宣肺平喘，配射干、黄芩、桑白皮清热肃肺；知母清热化痰滋阴，伍海浮石、金荞麦根等加强清化之力；地龙清肺平喘；南沙参清肺火而益肺阴；芦根养阴生津。二诊症平而肺热阴伤未复，故配天冬、麦冬清养之品。

案三 痰哮

郭某，女，55 岁，退休工人。

初诊（1990 年 2 月 28 日）：咳嗽、哮喘 10 余年，加重半年。1980 年受寒感冒后，咳嗽迁延不愈，经常发作，1986 年起继见哮喘，去年 9 月受寒发作后喘哮迄今不愈。呼吸急促，喉中喘息痰鸣有声，不能平卧，咳嗽，痰多稠黏，呈灰黑色，心慌，胸闷，气塞，夜间较重，纳差，经用多种西药（青霉素、链霉素、麦迪霉素、氨茶碱、止咳药）无效，既往有高血压病史，苔薄白腻，舌质较红，脉细滑。痰浊壅肺，肺气不降。治宜涤痰利肺，降气平喘。

处方：蜜炙麻黄 6g，射干 6g，法半夏 10g，炒苏子

10g，炒白芥子 6g，葶苈子 10g，炙紫菀 10g，炙款冬 10g，炙僵蚕 10g，炙白前 10g，茯苓 10g。14 剂，水煎服。

二诊（3 月 9 日）：服用上药 10 剂后诸症消失，随访 3 月余，咳喘无复发。

【按语】本例原有慢性咳嗽、哮喘病史，此次因受寒冷诱发，持续半年，咳逆痰多黏稠，呼吸急促，喉中痰鸣有声，喘憋，胸闷如塞，外观形体肥胖。故辨证属于痰浊壅肺，肺气不降。治以涤痰利肺，降气平喘。方中麻黄、射干宣肺平喘，豁痰利气；白芥子、苏子、葶苈子降气豁痰，泻肺平喘；白前利肺降气平喘，豁痰利气；紫菀、款冬温肺化痰，降气平喘；半夏、茯苓燥湿化痰；伍僵蚕加强化痰平喘之功。

案四 虚哮

曹某，女，32 岁，工人。

初诊（1988 年 9 月 17 日）：素有过敏性鼻炎病史，年前剖宫产后发生哮喘，迁延经年不愈，近来每日夜晚均发作，发时胸闷气塞，气逆作喘，喉中哮鸣，不得安枕，吸气尤难，伴有烦热多汗，口干，痰稠色黄味咸，脉来沉细滑数，苔淡黄腻中灰，舌质暗红。肾元下虚，痰热蕴肺，肺气上逆，升降失司。治宜补肾纳气，清肺化痰。

处方：南北沙参各 10g，当归 10g，生地黄 12g，知母 10g，天花粉 10g，炙桑白皮 10g，竹沥半夏 10g，炒苏子 10g，炙僵蚕 10g，诃子肉 3g，沉香 3g（后下），坎炁 2 条。

另：海蜇（漂）50g，荸荠 7 只同煮，代水煎药，7 剂。

二诊（9 月 24 日）：药后哮喘旋即控制，惟咳频痰稠，汗出量多，舌苔淡黄灰腻，脉细滑。肺实肾虚，治守前意观察。原方去诃子肉，加五味子 3g，山萸肉 6g，续服 7 剂，

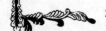

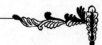

诸症悉平。观察半年，未见复发。

【按语】"发时治标，平时治本。"此为治疗哮喘之常法。临床所见，发作之时，虽以邪实为多，但亦有正虚为主者。若囿于治标之说，纵投大剂祛痰降气之品，亦鲜有效验，本案素禀不足，产后体虚，阴血耗伤，复加外感诱发哮喘，故前投治标之剂少效。痰稠色黄，舌苔黄腻，脉滑数，虽属痰热之象，但审其痰有咸味，脉见沉细，乃肾元亏虚，气失摄纳，津聚成痰。故取南北沙参、天花粉清养肺阴；生地黄、当归、山萸肉、坎炁、沉香滋养肾元，纳气归窟；复以射干、知母、苏子、竹沥半夏、桑皮、僵蚕清肺化痰；加诃子肉、五味子收敛耗散之气，补敛相济，且仿王孟英雪羹汤意，用海蜇、荸荠清化痰热，甘寒生津，扶正祛邪。诸药合参，肺得清宁，肾能蛰藏，痰消气降而哮喘告平。

十、临证体会

（一）"审证求因"既可针对性治疗，又可对应性预防

由于哮喘的发生，主要是在脏腑功能失调、阴阳偏盛偏衰的基础上，复加气候、饮食、病后等多种因素而形成，其中如气候、饮食既属原始病因，又为反复发作的诱因，故"审证求因"不但可以进行针对性治疗，且有利于采取对应性预防。

据临床观察，冷哮多为气候过敏，因寒冷刺激而发病，故在气候突变，由热转冷、深秋、寒冬之时易作，有明显的季节性和一定的地区性；热哮多与内源性体内感染病灶所致的过敏反应有关，甚或可表现为典型的夏季哮喘；寒包热

哮似属内源、外源的互为关联，而表现为风寒外束、痰热内郁；风痰哮似属饮食过敏，因鸡蛋、鱼、虾等海腥发物成为过敏原，或因吸入花粉、烟尘、异味气体等致敏物；虚哮则因禀赋不强，体质虚弱，表现为过敏素质，若反复发病，又每易加重其过敏反应性。为此，对本病的预防应该针对患者个体易于诱发的因素，辨其证候，分别对待。

（二）"平时治本"可控制发作

"平时治本"是指不发作时培补正气，可以减轻、减少直至控制其发作。临床一般可分肺脾气虚、肺肾两虚证辨治。扶正培本，尤应以补肾为要，因肾为先天之本，五脏之根，精气充足则根本得固。如中药紫河车含有多种激素，功能大补精气血，提高免疫机能，抗过敏，长期服用，确可使部分病例发作减轻或不发。

（三）治哮单验方应予选择应用

治哮单验方甚多，且其效快捷，必要时应予选择应用。但又毕竟属于截断之法，难以替代中医临床之整体调治。而且必须以辨证为依据，才能取利避害。如：

1. 紫金丹

砒 3g，豆豉 30g，或加枯矾 9g 为丸，如米粒大，每服 5~10 丸（不超过 150mg），临卧冷茶下，忌酒，连服 5~7 天，密切观察有无反应，如需续服，宜停药数日后再用。功能劫痰定喘，适用于冷哮寒实，喘哮倍剧者。有肝肾疾病、出血、孕妇均应禁用。

2. 玉涎丹

蜒蚰 20 条，大贝母 9g，共捣为丸，每服 1.5g，每日 2

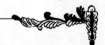

次。功能清热化痰，用于热哮。

3. 姜茶散

僵蚕 5 条，浸姜汁，晒干，瓦上焙脆，和入细茶适量，共研末，开水送服。功能祛风化痰，适用于风痰哮。

4. 验方 1

皂角 15g，煎水，浸白芥子 30g，12 小时后焙干，每服1~1.5g，每日 3 次。功能祛痰利肺，适用于痰浊壅盛，喘哮气逆之证。

5. 验方 2

露蜂房 30g，醋 90g 加水煎，每日 3 次分服。功能祛风解痉，通络散结，适用于风哮。

他如服用紫河车粉，取五味子煎水泡鸡蛋等，则属平时治本之单方。

咳 喘

咳喘是临床上常见的一种病证，极易反复发作，迁延加重。病理表现每多虚实互见，寒热夹杂，主脏在肺，并与脾、肾、心等脏器密切相关，现简介其体会如下：

一、外寒内饮，痰浊阻肺

症见咳喘气逆，喉中痰鸣漉漉，痰多稀白夹有泡沫，形寒微热，口不渴，苔白滑或白腻，脉小弦滑或沉弦。法当外散风寒，内蠲寒饮，以小青龙汤治之。痰浊阻肺，可配三子养亲汤、二陈汤等化痰止咳平喘。

案一 何某，女，65岁。住院号16198。

有慢性咳喘病史，旬前冬夜野行，触冒风寒而发作。咳嗽频剧，气急作喘，不能平卧，喉中痰鸣，咯痰量多，质稀而有泡沫，胸膺闷塞，微有寒热，有汗不解，舌苔白腻，舌质润，脉细滑。X线检查：两肺透亮度增强，横膈位置低，活动度减小。

辨证施治：风寒外袭肺卫，引触寒痰伏饮，肺气失于宣畅。治拟发散风寒，温化寒饮，仿小青龙汤意。

处方：炙麻黄3g，桂枝3g，白芍10g，细辛1.5g，干姜2g，五味子2g，姜半夏6g，炙苏子10g，炙白前6g，炙甘草3g。

经治三日，寒热解，但仍咳而气急，痰鸣量多，舌苔浊腻。上方去五味子，加白芥子5g，莱菔子10g，紫菀10g，以加强宣化痰浊之力，再服三日，喘平，咳嗽阵作亦止，痰量减少，胸闷得宽，巩固近月出院。

【按语】咳喘之疾，风寒初束，肺气宣降不利，当以宣肺为先。麻黄功能解表散寒、宣肺平喘，为必用要药。若过早投以清肃之剂，反易遏邪。此例患者宿患咳喘，肺卫素弱，复感风寒，引动内饮，相互搏结，呈典型的小青龙汤证。除治用小青龙汤外，并佐以苏子、白前降气止嗽，药能合证，故迅速取效。

二、脾肾阳虚，痰湿蕴肺

本病症见气短息促，动则喘甚，咳痰量多、色白、质黏，食少，大便溏薄，形寒怯冷，面白无华，肢体虚浮，舌苔白腻，舌质淡，脉沉细滑。治当补虚化痰。脾虚甚者，可用苓桂术甘合二陈汤为主方；肾虚为主者，宜肾气丸合苏子降气汤；若标实明显，先以小青龙汤加减，待病情缓解后再

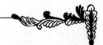

治其本。

案二　陈某，男，43 岁。住院号 16278。

咳喘已历 33 年，每逢冬春则作，近五六年来无间寒暑，此次因症情加重，而于 2 月 11 日入院。患者面色晦滞，唇色紫绀，呼吸气短息粗，需高枕而卧，动则喘剧，咳痰量多、色黄质黏，混有白色泡沫，足跗微肿，饮食少进，便溏日三行，舌质紫暗，苔中部白腻，脉沉细数，不耐重按。西医拟诊：慢性气管炎急性发作，高度肺气肿，肺源性心脏病，肺结核。

辨证施治：脾肾阳虚，痰饮上干，肺气不降。拟温肺脾，纳肾气，化痰饮，苓桂术甘汤、二陈汤、苏子降气汤复方图治。

处方：炙桂枝 3g，炒白术 10g，茯苓 10g，炙甘草 2g，杏仁 10g，法半夏 10g，陈皮 6g，炒苏子 10g，炙白前 6g，炒党参 10g，海浮石 12g，姜汁 5 滴。

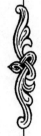

另用制半夏 1g，川贝 1g，坎炁 1g，沉香 0.6g，研粉顿服，一日 3 次。服药 4 天，喘咳轻而痰量减，入夜咳喘尚作，动则甚，痰稀白多泡，脘腹胀，大便溏，脉沉细弱，舌苔化。上方去苏子、白前、杏仁、海浮石、姜汁，加干姜 3g，药后腹胀能减，次日再入肾气丸 12g（包煎）以温肾化饮，服二日后咳喘平，再加补骨脂、胡桃肉各 10g 继续巩固，症情平稳，于 3 月 17 日出院。

【按语】咳喘多年，正虚可知，故遇劳感寒即发。外邪与痰浊相搏，壅阻肺气，则咳嗽痰多、气短息粗；病久延及脾肾，脾阳不振，失于健运则饮食少进、大便溏薄；肾阳虚亏，肾不纳气，则吸气困难、动则喘甚；肾失蒸化，水气内停，则足跗肿胀。综合病机乃肺脾肾同病，本虚标实。故

拟标本兼顾，取苓桂术甘汤温脾化饮；合制半夏、陈皮、川贝、苏子、白前、杏仁、海浮石等止咳化痰；沉香纳气定喘；继加肾气丸、补骨脂、胡桃肉等，温补肾阳以治本，症情得获稳定。

三、风寒外束，痰热内蕴

症见咳嗽气急，痰吐淡黄而稠，兼有泡沫或黄白相杂，恶寒发热，烦躁无汗，头痛，口干欲饮，胸闷，小便黄，大便干，舌苔白腻罩黄，舌尖红，脉小滑数。治宜外散风寒，内清痰热。麻杏石甘汤、越婢加半夏汤治之。如痰色由白转黄而难咯，甚或腥臭，治当清其痰热。根据先后寒热转化进退，酌选华盖散、定喘汤、千金苇茎汤等方。

案三 赵某，女，39岁。住院号16777。

去年因冒暴雨，致患咳喘，虽经治疗，迁延40多天方平。今年4月7日因沐浴受寒，次日咳喘大作，经用青霉素、止咳药，中药宣肺化痰、温肺化饮剂均未控制，于4月18日入院。诊时咳嗽气急，痰吐淡黄而稠，兼有泡沫，胸闷不畅，恶寒发热无汗，头痛，口干饮水不多，溲黄，舌尖红，舌苔中根腻、上罩淡黄，脉小滑数。体温38.7℃，白细胞计数 $11.1 \times 10^9/L$，中性粒细胞82%，淋巴细胞15%，胸透（－）。

辨证施治：风寒外束，痰热内郁，肺失宣降。拟解表清里，宣肺化痰，师麻杏石甘意。

处方：炙麻黄3g，石膏30g，杏仁10g，甘草2g，薄荷3g（后下），前胡6g，桔梗5g，橘红5g，枇杷叶10g。

服1剂，午后身热降至38℃，夜半热平寒罢，微有汗出，头疼已。翌日治守原意，下午身热，体温一度至

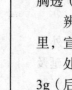

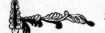

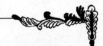

37.5℃，上方去薄荷，加法半夏 6g，射干 3g 再服。咳嗽气急获减；第三日痰转黏白，量不多，微有痰鸣，寒热未作，舌苔白腻，原方去石膏，加苏子 10g，药后咳喘俱轻，原方巩固，诸症平息，于 4 月 23 日出院。

【按语】此即徐春甫所谓"有内热而外逢寒则发，脉沉数者，寒包热"之候。风寒外束，肺卫不和，则恶寒发热、无汗头痛；痰浊壅肺，内外相引，肺气失于清肃，则咳嗽咯痰、气急胸闷；痰热内蕴则咯痰稠黄、口干、舌苔中根腻罩黄、舌尖红、脉小滑数。药用麻黄、薄荷宣散外邪，石膏辛寒清热，温清并用，宣降兼施，佐以杏仁、前胡、桔梗、橘红、枇杷叶、甘草等化痰止咳平喘之品，外邪祛则寒热罢，痰热清则咳喘平。

四、痰热蕴肺，肺肾阴伤

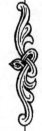

症见咳嗽气急，不能平卧，痰多色黄，咯吐不易，咽干口燥、颧赤、腰酸腿软，舌质红而少津，脉小滑数。治当视其标本缓急，或以清化痰热为主，开壅遏之气，用黄芩、石膏、知母、桑白皮、蛤粉、海浮石、礞石、葶苈之属；或以滋补肺肾为主，治生痰之本，选沙参、麦冬、五味子、天冬、生地黄、冬虫夏草、坎炁等。

案四　秦某，男，55 岁。住院号 16006。

哮喘 5 年，冬夏易发，此次于 10 月复发，迁延 2 个月，经用青霉素、链霉素、平喘止咳药等减不足言，上月因外感而加重，乃予入院。症见气急咳喘，不能平卧，胸膈满闷，喉有水鸡声，痰多色黄，咯吐不易，汗多怕冷，大便溏薄，舌苔薄黄，脉细滑数。西医诊为：慢性喘息性支气管炎急性发作，肺气肿。

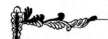

辨证施治：先从痰浊阻肺，肾不纳气论治，予三拗汤、三子养亲汤、二陈汤加南沙参、熟地黄、沉香、坎炁，同服黑锡丹，并予吸氧，配用氨茶碱等经治9天，病情迄无好转，喘甚时头汗多，痰黄稠如脓，舌质红，舌苔黄，中后光剥，脉细数（110次/分）。此属痰热伤阴，拟麻杏石甘汤加味。

处方：麻黄3g，杏仁6g，石膏30g，甘草3g，黄芩10g，桑白皮10g，川贝10g，苏子10g，蛤粉12g，射干3g，竹茹5g。

药后喘急缓而头汗少，越日能停止输氧。上方加鱼腥草、芦根，又经4天，脉静（90次/分），喘递减，仍服上方，1周后喘平。但咳痰稠黄难咯，口咽干，舌红少津，脉细滑。阴虚之象已露，转予养阴清化痰热，药用南北沙参、天冬、五味子、白芍、蛤粉、知母、贝母、白前、杏仁、苏子、生甘草、瓜蒌皮。经治半月，症情得解，继予六味地黄汤加味，巩固后出院。

【按语】本例始起虽因感寒而作，并见汗多怕冷、便溏、动则喘甚等肾不纳气之症，但痰多色黄、舌苔薄黄、脉数等症，提示病有化热趋势，故投以温化寒痰、补肾纳气等法，效均不显，后改予清化痰热，方合效机，终投滋养肾阴而使病情稳定。

五、痰浊伏肺，气阴两伤

症见胸闷喘息，动则尤甚，难于平卧，心慌气短，痰白清稀或夹淡黄，不易咳出，食欲不振，脘痞，大便或溏，两颧潮红，溲少，舌质淡红，舌苔淡黄微腻，脉小滑数等症。由于证情复杂，虚多实少，故当虚实并治。补虚当审其阴阳，区别肺脾肾三脏主次；化痰宜辨其寒热，选用温化法或

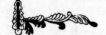

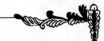

清化法。

案五 徐某，男，62岁。住院号 16160。

咳喘 6 年，入冬则作，去年 11 月中旬咳喘大作，经注射青霉素、氨茶碱等治疗 2 个月不效，于今年 1 月 2 日入院。症见胸闷，呼吸浅促，动则喘甚，难于平卧，痰吐欠利、色白清稀，心慌气短，颧暗唇紫，畏寒，面微浮，腰以下肿，足跗按之没指，纳呆，口干不欲饮，溲少便秘，舌质淡红，舌苔淡黄微腻，脉小滑数。西医拟诊：慢性支气管炎，重度肺气肿，肺源性心脏病（代偿功能不全）。

辨证施治：先后从脾肾阳虚，痰饮蕴肺，郁而化热，痰热伤阴治疗。迭经宣肃肺气、平喘化痰、温化痰饮、清化痰热、养阴润肺等法治疗 12 天，病情无明显进步。再予分析病机，证属下虚上盛。乃取肃肺化痰，温肾纳气法。

处方：南沙参 12g，苏子 10g，杏仁 10g，桑白皮 10g，熟地黄 10g 拌炒沉香 2g，怀牛膝 10g，白前 6g，海浮石 12g，胡桃肉 10g，肾气丸 10g（包）。

另蛤蚧、坎炁、半夏粉各 2g，一日 2 次分服，继加炒白术 10g，茯苓 10g。

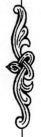

3 天后咳喘递减，痰转白沫，上方增熟地黄为 12g，药后夜间咳喘未作，痰少，下肢肿减。第五日动则作喘亦减，浮肿消退大半，舌苔化，质偏红，溲量多，可以坐起洗脸，饮食增，心率 80~90 次 / 分。服上方 20 多剂，即可在室内漫步，惟晨起有一阵咳嗽、痰黏白、舌苔薄净、脉小滑，至 3 月 5 日改用调治肺脾肾之剂巩固，至 3 月 18 日出院。

【按语】本例患者病机复杂，既有胸闷喘息、呼吸浅促、肺气升降不利之候，又有动则气促、难于平卧的肾不纳气之证；既有心慌不宁等心气不足的表现，又有食欲不振、浮肿

等脾失健运的症状。此外畏寒为阳虚，颧红口干、舌红、脉小数为阴虚；痰吐欠利、色白清稀提示痰饮伏肺，而治程中痰转稠黄又为痰从热化。开始屡易其治而未效，因未抓住肾虚肺实的特点，后以补肾为主，同时清肺化痰，肺脾肾同调，方获显效。

慢性肺源性心脏病

根据肺源性心脏病的临床表现，与中医学"肺胀"病类似，为多种慢性肺系病证，如久咳、喘、哮等反复迁延而成。病理基础为久病肺虚、痰浊潴留，导致肺气胀满不能敛降，进而累及心、脾、肾诸脏；病理因素主要为痰浊、水饮、瘀血互为影响，兼见同病；病理性质多属标实本虚，外邪痰瘀阻肺，气阴耗伤。辨证应区别虚实的主次，偏实者辨其病邪及病理因素，偏虚者辨其病理性质与脏腑病位。治疗以发作期治标，缓解期治本为原则。现概述其辨治要点：

一、肺病及心，痰瘀阻碍肺气

病由痰浊潴留，肺失治节，心血营运不畅；或痰瘀阻碍肺气，瘀滞心脉，而致肺病及心。正如《丹溪心法·咳嗽篇》所说："肺胀而咳，或左或右不得眠，此痰夹瘀血碍气而病。"临床既见喘咳短气，痰多色白黏腻，舌苔浊腻，脉小滑数等痰浊壅肺证；又见心慌不宁，胸闷，颈脉动甚，面唇、爪甲、舌质暗紫，脉来叁伍不调等心脉瘀阻之候；或血瘀水停而身肿；或血瘀络损而咯血。治当化痰行瘀，降气平

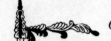

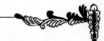

喘，可予杏苏二陈汤合桃红四物汤加减。

处方：法半夏10g，杏仁10g，陈皮6g，炙甘草3g，炒苏子10g，葶苈子10g，旋覆花5g（包煎），降香3g，当归10g，丹参10g，桃仁10g，红花6g。

加减：肺痹失降，心脉不利，而致肝气不疏，肝血瘀阻，右胁肋痛者，加虎杖、平地木各15g，党参（或人参）12g；出血者去桃、红，加仙鹤草10g，茜草根10g，煅花蕊石10g，三七粉3g（分吞）；如属瘀热伤络，可配水牛角片10g，赤芍10g，牡丹皮10g，紫珠草15g。

二、虚体受感，邪实正虚错杂

肺胀病久，卫外不固则邪易乘袭，邪犯于肺则肺气更伤，促使病情恶化。虽曰发时标实为主，但从病机演变总的趋势衡量，愈发必致正气愈虚。《诸病源候论·咳逆短气候》明确指出，肺胀为"肺本虚，气为不足，复为邪所乘，壅否不能宣畅，故咳逆短气乏也"，并有"肺虚为微寒所伤""肺虚为微热所客"等不同，提示外邪应辨其寒热属性。同时，外感势必触动内伏之痰浊，而致内外合邪，同气相召，互为关联影响，如寒痰（饮）蕴肺者易为风寒所乘，痰热郁肺者易为风热所伤；或见外寒内热，寒痰化热等错杂演变情况。从邪正的关系而言，寒痰（饮）易伤阳气，痰热易伤阴津；而阳虚者外邪易从寒化，阴虚者外邪易从热化。治疗既应遵守发时治标的原则，采用祛邪宣肺法，又不能忽视扶正祛邪的要求。具体处理当辨其病情的寒热施治。外寒内饮，喘咳胸闷，痰多黏白泡沫，恶寒，发热，无汗，舌苔白滑或白腻，脉浮紧，可取小青龙汤解表散寒，温肺化饮；复合苏子降气汤温肺化痰，降气平喘。

处方：炙麻黄 6g，桂枝 6g，法半夏 10g，细辛 3g，苏子 10g，厚朴 5g，杏仁 10g，橘皮 5g，白前 10g，生姜 3 片。

酌配太子参 10g，炒白术 10g，炙甘草 3g，五味子 3g，当归 10g，炒白芍 10g 等补敛肺气药。痰热郁肺，喘急胸满气粗，痰质黏稠，色黄或白，心烦口渴，身热微寒，有汗不多，苔黄质红，脉滑数，可取越婢加半夏汤、桑白皮汤清肺化痰，降逆平喘；复合沙参麦冬汤补益肺阴。

处方：炙麻黄 5g，生石膏 30g，炒黄芩 10g，桑白皮 10g，鱼腥草 15g，葶苈子 10g，竹沥半夏 10g，知母 10g。

酌配南北沙参各 10g，大麦冬 10g，炒玉竹 10g，天花粉 10g 等清养之品。

三、上盛下虚，肺肾出纳失常

本病多因正虚感邪，诱致急性发作，促使病情加重，肺虚气不化津为痰，痰浊上逆壅肺，肾虚不能助肺纳气；甚则上下寒热错杂。症见咳逆痰多，喉中痰涌有声，胸闷如塞，不能平卧，气短息促，吸气不利，动则喘甚，舌苔腻，质淡或红，脉细滑数。治当化痰降逆，宣泄其上；补肾纳气，培益其下。区别上盛下虚的主次，针对具体病理表现施治。上盛，因痰气壅结者，降气化痰宣肺；因寒饮伏肺者，温肺化饮；因痰热郁肺者，清肺化痰。下虚，因肾阳虚者，温养下元；因肾阴虚者，滋填阴精。方选自制平喘固本汤（党参、冬虫夏草、五味子、胡桃肉、坎炁、沉香、磁石、苏子、款冬、半夏、橘红）、苏子降气汤、金匮肾气丸加减。祛痰利气类药，可用苏子、款冬、紫菀、白前、法半

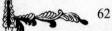

62

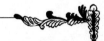

夏各 10g、白芥子、厚朴各 5g，寒痰配肉桂、干姜、细辛各 3g，热痰配知母、海浮石各 10g，鱼腥草 15g，另用雪羹汤代水煎药。补肾纳气类药可用山萸肉、熟地黄、胡桃肉各 10g，五味子 3g，冬虫夏草 5g，坎炁 2 条。肺肾气虚配党参 10~15g，黄芪 15g；肾阳虚配制附子 5g，鹿角片（胶）、补骨脂、钟乳石各 10g；肺肾阴虚配沙参、麦冬、玉竹、生地黄、当归各 10g；气逆于上，酌加紫石英 15g，玄精石 10g，磁石 25g 以镇纳之。若上盛之势缓解，而肺肾两虚，不能主气纳气，喘息气短难续者，当补肺纳肾，降气平喘，用补肺汤、金匮肾气丸，辨其阴阳化裁，参照下虚证用药组方。

四、浊邪害清，痰瘀蒙蔽神机

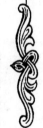

由于痰浊壅塞气道，或肺虚吸清呼浊功能减弱；心脉营运不畅，瘀滞窍络，而致痰瘀阻遏清阳，蒙蔽心脑神机。症见神志恍惚，烦躁，撮空理线，表情由淡漠渐致嗜睡、昏迷，喘促短气，咳痰不爽，苔白腻或淡黄腻，舌质暗红或淡紫，脉细滑数。治当涤痰泄浊，化瘀开窍。可取涤痰汤合加味旋覆花汤增减。

处方：竹沥夏 10g，陈胆星 6g，天竺黄 10g，炙远志 5g，茯苓 10g，橘皮 6g，石菖蒲 10g，炙甘草 3g，旋覆花 5g（包），广郁金 10g，丹参 10g，桃仁 10g，泽兰 10g。

加减：气阴耗伤加太子参、麦冬各 10g；肝风内动加炙僵蚕 10g，广地龙 10g，炙全蝎 3g，石决明 30g，另服羚羊角粉 0.3~0.6g，一日 2 次；痰热蕴肺者，另予竹沥水 20~30mL，日 2~3 次；喉中痰涎壅盛，加猴枣散 0.6g，日 2~3 次；窍闭神昏，属痰热内闭者，可予至宝丹或安宫牛黄

丸（或用醒脑静注射液）凉开，每服 1 粒，日 1~3 次；属痰浊内闭者，用苏合香丸温开，每服 1 粒，日 1~3 次。

五、三阴交病，水饮泛溢肌表

久病喘咳，肺、脾、肾三脏交亏，阳气虚衰，通调、转输、蒸化失职，水饮内生；或因瘀阻血脉，"血不利则为水"，水饮泛溢肌肤，而致面浮、肢体浮肿、脘痞腹满、尿少；甚则饮停胸胁，上迫肺气而喘急咳逆；水饮凌心而致心慌心悸、面唇青紫、舌胖质暗、苔白滑、脉沉细。治当健脾温肾，化饮利水。方选附子理苓汤、新订己椒苈黄汤（黄芪代大黄，易泻为补）。

处方：制附片、炙桂枝各 5~10g，白术 10g，黄芪 15g，猪苓、茯苓各 15g，木防己、车前子各 10g，川椒目 3g，万年青根 10g，炙蟾皮 3~5g，北五加皮 10g。水在胸胁加白芥子 6g，葶苈子、苏子各 10g；水停大腹另予黑丑粉 1g，沉香粉 0.5g，吞服，日 2次；瘀阻水停身肿者，加苏木、泽兰、路路通、天仙藤各 10g，同时并服济生肾气丸 10g，日 2次，助阳化气行水。

六、肺气耗散，心肾衰竭致脱

肺心病后期，因肺气虚耗，气阴交亏，累及于肾，而致肺不主气，肾不纳气，命门火衰，君火不用，心肾阳气垂绝，由喘致脱。症见气短息促，呼吸微弱，时停时续，喉中痰声如鼾，心慌动悸，汗出肢凉，四肢厥冷，神志由烦躁不安转为淡漠，甚至昏昧不清，面色暗晦，唇甲青紫，舌质淡紫或舌红少津，脉微细欲绝，或微弱细数、叁伍不调。治当补肺纳肾，益气救阴，回阳固脱。用参附龙牡汤合生脉散。

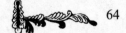

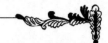

处方：人参 15g，黄芪 20g，制附子 10g，山萸肉 10~15g，五味子 5g，龙骨、牡蛎各 30g，炙甘草 3g，玉竹 10g。

加减：烦热，汗出黏手，口干，舌红，人参改西洋参，加麦冬、北沙参各 10g，去附子或减其用量；神昧不清加丹参 10g，炙远志 5g，石菖蒲 10g；呼吸短气乏力，另服蛤蚧 2~3g，日 2~3 次；喘急面青，烦躁，足冷，阴火冲逆，真阳暴脱者，另服黑锡丹 3~4.5g，日服 2 次。

上述辨治六要，病机每多演变、转化，临证当联系互参，权衡其主次处理。

七、医案

案一 夏某，女，58 岁。

初诊：喘症已历多年，既往每届冬令发作加甚。今年自冬至夏，发作持续不已，呼吸困难，动则喘甚，稍有咳嗽，痰少，喉中少有痰鸣，心慌，时有汗出，舌苔薄，质淡，脉沉细。证属肺肾两虚，痰浊阻气。主拟苏子降气汤加减。

处方：肉桂 2.5g，炙黄芪 12g，当归、钟乳石、炒苏子、法半夏、胡桃肉各 10g，橘皮 5g，沉香 2.5g（后下），生姜 2 片。7 剂，日 1 剂。

二诊：补肺纳肾，降气化痰，气喘减轻，但动则仍甚，咳少无痰，舌苔白，脉沉细，面色无华，仍当从肾虚水泛为痰作喘进治。

处方：肉桂 2.5g（后下），炙黄芪 12g，当归、钟乳石、补骨脂、炒苏子、法半夏、胡桃肉各 10g，紫石英、熟地黄各 12g，诃子 5g，沉香 2.5g（后下），生姜 4 片。11 剂，日 1 剂。

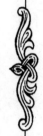

三诊：补肺纳肾，降气平喘，气喘减轻，咳少痰不多，惟头昏不适，苔脉如前，原法再进。

处方：原方去钟乳石，加甘杞子10g。

患者服上方后，病情缓解，持续四个月气喘未发，是年冬季仅轻度发作2次，经用上方迅即控制。

【按语】本例以面色无华，气喘，喉中少有痰鸣音，舌淡，脉沉细为特征，辨证系属下虚兼有上盛之喘，治疗始以苏子降气汤加减，继合真元饮意，纳肾气，补肺气，以固本为主，药与证合，故获效较快。

案二 孙某，女，82岁。

初诊：慢性支气管炎20余年，经常咳嗽，咯吐黏痰，近3年来发作频繁，秋冬季节尤甚。旬前因慢支急性发作，发热、咳嗽、气急住院，经抗感染、化痰、止咳治疗，身热已退，但咳嗽，喘促气急，不能平卧，咯吐泡沫痰，口唇紫暗，手足欠温，下肢浮肿，小便量少，嗜睡，神识昏蒙，苔黄腻，质紫暗，脉沉细。入院诊断为"肺心病、心力衰竭"。高年之人，咳喘宿疾，痰浊久蕴，病及心肾。先予温阳活血，泻肺化痰。

处方：制附片8g，淡干姜3g，桂枝10g，潞党参12g，苏子10g，葶苈子15g，桑白皮10g，泽兰、泽泻各15g，猪苓、茯苓各15g，法半夏10g，胆星6g，桔梗4g，石菖蒲10g，丹参15g，桃仁10g，红花10g，苏木10g。

二诊：药后咳嗽气急显减，神志转清，能平卧，下肢仍肿，苔腻稍化。原方加生黄芪20g。

三诊：病情明显改善，精神好转，能进食，口唇转红，气急不著，咳嗽时作，咯痰质黏，下肢浮肿减轻，苔薄腻，质暗红，脉沉细。原方再进，以求巩固。

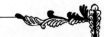

四诊：已出院回家，气喘不著，时有咳嗽，咯痰，食纳尚可，二便正常，苔薄腻，脉沉细。治予补益气阴，化痰和络，调养巩固。

处方：潞党参 12g，南北沙参各 10g，大麦冬 10g，桑白皮 10g，炒苏子 10g，泽兰、泽泻各 10g，茯苓 10g，法半夏 10g，陈皮 6g，丹参 10g，桃仁、杏仁各 10g，红花10g。

【按语】本例患者年高之体，喘咳日久，外加新感引发，病情重笃。辨证属肺心同病，阳虚水泛，饮停络瘀。治疗以温阳泻肺，化痰利水，活血行气，迅获显效，再行调治十数日，病情转危为安，充分显示出中医药在急重病症中的作用与独特疗效。

案三 张某，男，66岁，退休工人。

初诊：患者反复咳嗽、咯痰、气喘 30 余年，加重 1 月，来门诊求治。曾在上海某医院诊断为"慢性支气管炎肺心病"，经中西医多种药物治疗仍难阻止病情发展。本次因天寒受凉感冒而诱致急性发病，咳嗽、气喘、胸闷加重，入住当地医院诊断为"慢性支气管炎合并感染，慢性肺源性心脏病合并心力衰竭Ⅱ°，呼吸衰竭Ⅱ型"，给予抗感染、吸氧、强心、利尿等对症处理，治疗效果不甚满意，转求中医治疗。刻诊喘不能平卧，痰多不能咯出，胸闷气憋，呼吸困难，精神委顿，语声低微，怕冷无汗，大便偏干，尿少色黄。体检：体温 36.8℃，呼吸 25 次 / 分，脉搏 103 次 / 分，血压 112/70mmHg，面色青紫，颈静脉怒张，胸廓呈桶状，双肺满布湿性啰音，手指呈杵状，双下肢肿，按之凹陷如泥，舌苔中部黄腻，舌质紫暗黑，舌下青筋显露，脉细滑无力。查血：红细胞计数 6.8×10^{12}/L。动脉血气分析：氧分压

29.8kPa。

辨治经过：痰瘀阻肺，气不化水，水饮凌心，肺心同病，治以温阳化饮，涤痰祛瘀，益气活血。

处方：蜜炙麻黄5g，制附片6g，淡干姜5g，葶苈子15g，苏木10g，炒苏子10g，木防己12g，生黄芪20g，桃仁10g，五加皮10g，潞党参15g，法半夏10g，泽兰10g，泽泻15g，万年青叶1片，绿茶一小撮。

病重防变，暂予3剂，每日1剂，分2~3次煎服。另嘱注意病情变化，必要时住院治疗。

二诊：服药3日后复诊，症状明显好转，精神状态改善，面色、口唇、爪甲紫绀减轻，语声稍能有力，尿量增多（每日1500mL），但仍咳嗽少痰，胸闷气急，畏寒怕冷，大便日行2次，质软，两肺湿啰音较前局限，双下肢踝部轻度浮肿，舌苔中部浮黄薄腻，舌质紫黑转为暗红，脉细。药已中的，效不更法，继守原意。

处方：原方改熟附子片10g，木防己15g，生黄芪25g，加石菖蒲10g，法半夏10g。

三诊：续服10剂，症状改善显著，面部紫黑转黄，口唇爪甲紫绀消退，稍有胸闷，喘息不著，食纳知味，大便日行，小便量多。体检：肺部闻及散在细小水泡音，余无特殊，舌苔薄腻，舌质紫，脉细。查血：红细胞计数4.8×10^{12}/L；动脉血气分析：氧分压31.6kPa，二氧化碳分压34.2kPa。药证相合，收效甚佳，然此病由来已久，难期根治，故三诊仍守原法，加沉香3g，陈皮10g，继续巩固。

【按语】慢性肺源性心脏病是指由肺部、胸廓或肺动脉的慢性病变引起的肺循环阻力增高，导致肺动脉高压和右心

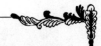

室肥大，伴或不伴有心力衰竭的一类心脏病。根据其临床特征，可隶属于祖国医学"咳嗽""喘证""肺胀"等病证范畴。本病病史较长，病程缠绵，反复发作，常在冬季因呼吸道感染而导致呼吸衰竭和心力衰竭，病死率较高，治疗亦无特效药物。

　　阳虚气弱，痰瘀阻肺是肺心病的主要病理基础。急性发作期以肺肾阳虚为本，痰瘀阻肺，水气凌心，心脉瘀阻为标。因此，治疗当以温阳化饮，涤痰化瘀，益气活血为基本大法。尽管部分学者借用西医学肺心病合并感染在纠正心衰的同时，首先要控制感染的观点，倡用清热解毒、活血化瘀治疗，但临床所见，本病病程久延，痰饮郁肺，平时多表现为肺肾阳虚，痰瘀痹阻心肺的证候特点，而冬日天寒阴盛，每易外感寒邪，或邪从寒化，故应审证求机，治疗重在"温"字，通过温通、温化、温补使阳复、饮消、气顺、血行，不宜滥用寒凉，以免寒邪内闭，阳气更伤，脉络更滞，促使病情加重。当然，若见有痰饮郁久化热之象，亦可适当配伍清化痰热之品，必以辨证为要。方中麻黄一药，既取其发太阳之汗，以解在表之寒邪，更重要的在于与温少阴之里寒，补命门之真阳之附子相配以发越凝寒，通达阳气，改善患者"缺氧"状态；苏木、桃仁、泽兰、五加皮、木防己、泽泻活血化瘀，利水消肿；苏子、葶苈子降气涤痰平喘；党参、黄芪配苏木等益气活血，利水消肿。现代药理证明方中麻黄、附子、泽兰、苏木、五加皮、党参、黄芪均有不同程度的增加心肌收缩力、强心利尿、抗缺氧等作用。药证合拍，故病虽重而疗效著。

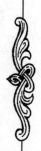

高血压病

高血压病的诊断依据为测量血压超过正常标准，临床表现症状轻重悬殊，一般较常见的是头晕、头痛、目花、耳鸣、心慌、失眠、烦躁、肢麻、脉弦等。

中医学虽无高血压病的名称，但实际对本病早有认识，根据其临床症状，主要隶属于肝经病证项下，与眩晕、头痛、厥证、肝阳、肝火、肝风等关系甚为密切，并与心悸、中风有一定联系，是探讨其病理机制及辨证论治规律的依据。

这里主要讨论原发性高血压病的辨证施治，但对症状性高血压，亦可以本篇为基础，结合辨病治疗。

笔者自 1957 年开展高血压病的临床研究以来，在诊治方案上，先后经过：①辨症施治——辨证定方、随证加减或分证治疗；②辨病制定基本方结合辨证加减；③专方专药治疗——以现代的中药药理作用为依据；④综合治疗——中药、气功、太极拳、外治等。其中以分证定方，结合加减配伍最能体现辨证论治特色，符合中医临床实际及个体特异性，且有优异的症状疗效，能较好地调整高血压病人内在失调的生理功能，达到温和的降压目的，阻止或延缓病情的进展。

一、发病机理

本病可因情志刺激，五志过极，忧郁恼怒惊恐，思虑过度，持续性精神紧张；或饮食不节，嗜食肥甘辛辣，纵情饮酒，或劳欲过度，精气内伤，或体质禀赋偏盛、偏虚，如过

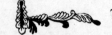

瘦、过肥等多种因素及其相互作用所导致，且总以内因为发病的基础。当其发病之后，由于素体及原始病因的不同，疾病先后阶段的演变发展，可以表现多种病理变化及不同证候，为此，必须辨证论治。

（一）病理变化为肝、肾、心的阴阳失调而致阴虚阳亢

审证求因，高血压病虽然表现以肝经病候为主，但因内脏之间的整体关系，往往与肾、心密切相关，早期多以肝为主，以后常见肾、心同病，且可涉及脾，但其间又有主次的不同。

由于脏腑阴阳的平衡失调，表现阳亢与阴虚两个方面的病变。阳亢主要为心肝阳亢，但久延可致伤阴，发展为肝肾阴虚；而肝肾（心）阴虚，阴不制阳，又可导致心肝阳亢。两者之间互为联系、演变，故其病理中心以"阴虚阳亢"为主，表现"下虚上实"之候。少数患者，后期阴伤及阳，可致阴阳两虚。

从其病程经过而言，一般初起及中青年患者以阳亢居多，逐渐发展为阴虚阳亢，久病不愈又可见阴虚为主。阳亢为标，多属暂时性；阴虚是本，常为重要的后果。标实与本虚互为对立、影响和联系。

脏腑阴阳的正常功能活动，是生化气血并主宰其运行的基础，脏腑阴阳失调也必然引起气血运行的反常，而气血运行的紊乱又会加重脏腑阴阳的失调，如《管见大全良方》在论述中风病时指出："皆因阴阳不调，脏腑气偏，荣卫失度，气血错乱。"提示气血失调是高血压病发展至中风的病理基础，它是阴阳失调的具体表现。

部分女性患者，因妊娠、多育或天癸将竭之际，阴阳乖逆，可导致冲任失调。因冲任隶属肝肾，冲为血海，任主一身之阴，而肝藏血，肾藏阴精，故肝肾阴虚，则冲任失调而为病。

（二）病理因素为风、火、痰相互转化与兼夹

在脏腑阴阳失调的基础上，不但阳亢与阴虚互为因果，且可导致化火、动风、生痰，三者又可相互转化、兼夹，表现"火动风生""风助火势""痰因火动""痰郁化火""风动痰升"等。惟在不同个体及病的不同阶段，又有主次、先后之分。

风、火、痰三者均有偏实、偏虚的不同。凡属阳亢而致心肝火盛，阳化内风，蒸液成痰者属实，久延伤阴，则由实转虚；因阴虚而致虚风内动，虚火上炎，灼津成痰（或气不化津）者属因虚致实，表现本虚标实（虚中夹实）之证。

（三）病理转归为气升血逆及血瘀络痹

如病延日久，或病情急剧发展，虚实向两极分化，阴虚于下，阳亢于上，肝风痰火升腾，冲激气血，气血逆乱，可见气升血逆，甚至阻塞窍络，突发昏厥卒中之变，或风痰入络，气血郁滞，血瘀络痹，而致肢体不遂，偏枯㖞僻，或因心脉瘀阻而见胸痹、心痛。《素问·调经论》说："血之与气，并走于上则为大厥，厥则暴死，气复反则生，不反则死。"即指高血压病发展转归为中风的后果而言。

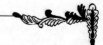

二、诊治方案

（一）辨治原则

1. 辨清病理性质

掌握阳亢与阴虚，标实与本虚的主次。予以潜阳、滋阴；阴虚及阳者又当温养。

2. 区别病理因素

标实为主者，分清风、火、痰的主次、兼夹，予以息风、清火、化痰。

3. 审察脏腑病机

本虚为主者，鉴别肝、肾、心的重点，予以柔肝、滋肾、养心。

（二）治疗常规

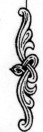

1. 风阳上亢证

头晕目眩，头胀头痛，或颠顶掣痛，面赤升火，头筋跃起，脑响耳鸣，烦躁，肢麻肉瞤，口干口苦，苔薄黄，舌质红，脉弦数。

治疗：息风潜阳方。

处方：钩藤 15g（后下），天麻 10g，决明子 12g，野菊花 10g，罗布麻叶 15g，天麻 10g，珍珠母 30g（先煎），玄参 10g，车前草 10g。

加减：肢麻不利加臭梧桐、豨莶草；头晕痛甚加白蒺藜、蝉蜕；面红、目赤、鼻衄、便结加龙胆草、黑山栀或大黄。

2. 痰火内盛证

头晕重痛，咯吐黏痰，胸闷，神烦善惊，形体多肥，身

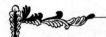

重肢麻，语謇多涎，口干苦或黏，舌苔黄腻，舌尖红，脉弦滑数。

治疗：清火化痰方。

处方：竹沥半夏 10g，陈胆星 6g，炒黄芩 10g，夏枯草 12g，炙僵蚕 10g，海藻 10g，牡蛎（先煎）30g，泽泻 15g。

加减：心烦梦多加黄连（或莲心）、茯神；神情异常加矾郁金、天竺黄；胸闷、痰多、便秘加瓜蒌、风化硝。

3. 气血失调证

头痛头胀，或痛处如针刺，面色暗红，时有烘热，胸部有紧压感，或胸痛如刺，间有心悸，肢体窜痛或顽麻，妇女月经不调，口干，苔薄，舌质偏暗，或有紫气、瘀斑，脉或细或涩或结代

治疗：调气和血方。

处方：丹参 12g，川芎 10g，大蓟或小蓟 15g，怀牛膝 10g，天仙藤 12g，生槐米 10g，广地龙 10g，代赭石 25g。

加减：头昏加白蒺藜；颈项强急加葛根；胸闷胸痛加瓜蒌皮、片姜黄；肢麻不利加鸡血藤、红花；胸胁闷胀或窜痛加柴胡、青木香；妇女月经不调加茺蔚子。

4. 肝肾阴虚证

头昏晕痛，目涩视糊，耳鸣，遇劳则面赤升火，肢麻，腰酸腿软，口干，舌红少苔，脉细弦或细数。

治疗：滋柔肝肾方。

处方：大生地 15g，甘杞子 10g，炙女贞子 10g，制首乌 12g，桑寄生 12g，生石决明 30g（先煎），菊花 10g，白蒺藜 10g。

加减：头晕、面色潮红加牡蛎、鳖甲；烦热加知母、黄柏；肢麻加白芍；失眠多梦加枣仁、阿胶。

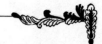

5. 阴虚及阳证

头昏，目花，视糊，面白少华，间有烘热，神疲气短，腰酸腿软，肢清足冷，夜尿频数，舌淡红或淡白、质胖，脉沉细。

治疗：温养肝肾方。

处方：淫羊藿 10g，淡苁蓉 10g，当归 10g，大熟地 2g，甘杞子 10g，杜仲 12g，灵磁石 20g，黄柏 5g。

加减：头昏目花加潼蒺藜；心悸气短加生黄芪、五味子；倦怠、大便不实加党参、怀山药；怯寒、足肿加制附子、白术。

注：加减药物一般不超过 2 味。

临床应用上列降压五方，治疗Ⅱ期高血压病，其降压疗效以清火化痰方最优，调气和血与滋柔肝肾两方相等；温养肝肾方降压作用虽显，但病例数少，有其特异性；息风潜阳方其效较逊。症状疗效以清火化痰方最优，调气和血与息风潜阳两方相等，滋柔肝肾方稍次，而温养肝肾方较逊，表明标实证的疗效较显，而本虚证改善稍次。

清火化痰方的实验研究：用雄性大鼠 4 只，每只 200g 左右，饲养 1 周后，用银夹 0.2mm 做两肾一夹型手术，经过精心饲养 6 周后，形成肾型高血压模型。在清醒状态下，口服喂药，浓度为人的 10 倍剂量，用量 0.6mL/100g 体重，即每只鼠口服 1.8mL 左右，给药前血压 183 ± 7mmHg，3 小时后 137.5 ± 17mmHg，6 小时后 164 ± 12mmHg，3 小时血压下降 25%，有显著统计学意义，6 小时后下降 10%。

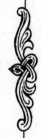

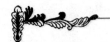

三、证治六辨

（一）肝风有上冒和旁走之分、虚实之辨

肝风是由于肝阳亢盛所致，在病理反应上有两类情况：一是肝风上冒颠顶，表现为头部掣痛、眩晕，如坐舟车，耳鸣目花，甚则一时性厥仆，治当息风潜阳，用天麻、钩藤、白蒺藜、菊花、罗布麻叶、石决明、龙齿、牡蛎、珍珠母、羚羊角之类。二是肝风旁走入络，表现为肢体麻木、抽搐，肌肉眮动，项强，语謇，甚则瘫痪不遂。治当祛风和络，用豨莶草、地龙、蝎尾、僵蚕、臭梧桐等。

至于风阳亢盛，由于水不涵木、血不养肝而致者，虽有眩晕、肢麻等虚风内动之候，但必具肝肾阴虚之征，如头昏目涩、视糊、虚烦、颧红、腰膝酸软、舌质红、脉细弦等。在治疗上应以滋水涵木为主，以达到内风平息的目的，与阳亢风动、单纯用息风潜阳法的实证有所不同。具体言之，水不涵木者，当滋肾养肝，育阴潜阳，用生地黄、玄参、阿胶、女贞子、桑椹子、牡蛎、龟板、炙鳖甲等品；若阴血不足、血不养肝者，又当养血柔肝以息风和络，用当归、地黄、白芍、杞子、首乌、黑芝麻等品。以上两类药物虽多交叉合用，但组方时应把握其主次比例，同时佐以息风或祛风之品。

（二）痰证当辨痰火、风痰、痰浊之异

痰盛者，一般多兼火象，上犯头目则头晕痛、目眩，内犯心神则神情异常、心烦易惊、呆钝、独语、喜哭无常，治当清火化痰，用黄连温胆汤、滚痰丸、雪羹汤合胆星、竺黄、竹沥、海藻、马兜铃、风化硝之类。

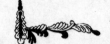

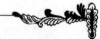

若痰与风合，可表现风动痰升而见眩晕，又因风痰入络而致肢体麻木、重着不遂、舌强语謇，治应祛风化痰，取半夏天麻白术汤意配僵蚕、南星、白附子之类，或另吞指迷茯苓丸。

若表现为痰浊之候，而无明显火象者，其症形体多肥，面色黄滞，头昏重，胸闷气短，痰多黏白，咯吐不利，嗜睡，泛恶，口黏多涎，舌强不和，苔白腻，脉沉滑；治当燥湿化痰、泄浊开痹，可用二陈汤、瓜蒌薤白半夏汤等。气逆加旋覆花、苏子；嗜卧加南星、菖蒲、远志、矾郁金。这类证候，有的可进一步化火，但在本质上，每与脾气虚弱有关。若久延脾虚之症趋向明显者，当转予甘温补脾以治本。

（三）火盛者有清肝泻火与兼泄心肾之别

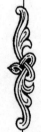

火盛主要由于肝旺，故治当苦寒泄降，清肝泻火。病势轻者清之即平，如牡丹皮、山栀、黄芩、夏枯草、槐花、车前子、泽泻之类；重者非泻不降，可用龙胆草、大黄、决明子等品。火起于郁者，还当注意佐以疏泄，酌配柴胡、白蒺藜、川楝子。另一方面，还当注意肝与心、肾的病理关系，若心烦易怒，寐差多梦，母令子实者，当本着"实则泻其子"的治法，配合泻心的黄连、木通、莲心。同时因相火生于肾而寄于肝，如下焦相火偏亢，而致肝火上炎者，又当兼泻相火，配合知、柏之类。

（四）注意辨别泻火与滋阴的应用

肝阳偏亢的实火，苦寒直折虽为正治，但肝火燔灼日久，终必耗伤肝肾之阴，肝火仅是暂时性的标实，阴虚才是根本性的原因。因此，苦寒泻火之法，可暂而不可久，宜与

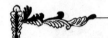

甘寒滋阴药配合，而不宜单用。若久用、单用苦寒药而不加佐治，则苦从燥化，反致伤阴；若病程已久，标实症状虽然比较突出，但泻之不应者，可能为虚中夹实，因标实掩盖了本虚的一面。如表现明显阴伤之证，更当以滋养肝肾为主，从"虚则补其母"考虑，益其肾阴，用知柏地黄丸、大补阴丸之类，杞菊地黄丸、复方首乌丸亦可酌情选用。心阴虚的合补心丹，药如天冬、麦冬、玉竹、黄精、柏子仁、枣仁等。即使在实火明显的情况下，经用苦寒泻火药得效后，亦当滋养肝肾心阴，以谋巩固，否则仅能取效一时，而易于反复。张景岳说："火盛者宜专治其火，火微者宜兼补其阴。凡治火之法，但使火去六七即当调其本。"提示了治火当注意阴虚的一面。

（五）辨阴阳失调致气血紊乱之治

唐容川说："人之一身，不外阴阳，而阴阳二字即是水火，水火二字即是气血。"故脏腑阴阳失调，必然导致气血失调。因气为血帅，"气有一息之不运，则血有一息之不行"，血行紊乱，又碍气机之升降，故调气与和血两相配伍，气调则血和，血和气亦顺。由于高血压病人多为阴虚阳亢之体，故调气应避免香燥辛散，和血多用凉润和平，忌破血。肝主疏泄，又主藏血，与气血关系最密，且为本病的主病之脏，故调气以平降、疏利肝气为要，和血亦多选入肝之品。由于气血失调是多种因素所致的病理变化，且每与风阳痰火相因为患，故调气和血常与息风、潜阳、清火、化痰诸法配合使用，但须按其主次选方用药。病缘正虚者，又当与养血、益气等补益法配合。临床观察凡在病程某个阶段，风阳痰火不著，正气亦未大伤，表现气血失调之候者，采用调气和血为

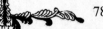

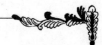

主的治法，疗效堪称满意。

如肝气郁结，胸胁苦闷痹痛，气不得展，或周身窜痛者，须理气解郁，仿丹栀逍遥意，用柴胡、青木香、白蒺藜、郁金、绿萼梅，配合牡丹皮、山栀、黄芩等升散肝经郁结的气火，此法施之于有精神紧张症状者甚合。气血上逆，头重腿软，面赤，颞部筋脉跃起者，当顺降气血，诱导下行，用怀牛膝、茺蔚子、大小蓟、灵磁石、赭石等药。血瘀络痹，四肢麻木者，当活血和络，用鸡血藤、天仙藤、归须、赤芍、红花、桑寄生之类。若心血瘀阻，胸膺闷痛，唇暗舌紫者，当化瘀通脉，用桃仁、红花、丹参、川芎、姜黄、乳香、失笑散、山楂等品，佐以青木香行气，如高血压心脏病或冠脉硬化者可采用之。

（六）辨温补脾肾变法之应用

温阳补气法多为高血压病后期，病程较久，阴伤及阳，导致阳虚变证的变治方法。此时血压虽高，但其全身症状，主要表现为阳气不足，因此，已非苦寒或单纯滋阴方法所能取效，误用反致伤害和抑遏阳气，必须从整体分析，防止单从血压考虑。温补法的具体运用，则当区别脾虚和肾虚的不同，分别处理。脾气虚者，多见于肥胖之人，形盛气衰，"土不栽木"而致风木自动，一方面积湿生痰停饮，而见标实之候，表现为"气虚痰盛"；另一方面又见中气不足、脾阳衰弱的虚象，表现气短、倦怠、头眩、痰多、泛恶、食后不运、大便不实、舌淡苔白腻、脉软等症，其病程久延之后，则尤为明显。当标实为主时，固当化痰，但如虚象为主时，就必须用甘温补脾之法，予参、芪、苓、术之类，补气以杜痰源，兼以化痰治标，仿六君子汤意培土栽木。若饮象明

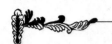

显，畏寒心悸、呕吐痰涎、浮肿者，应合苓桂术甘汤以温阳化饮。这类证候可见于高血压心脏病伴有心衰之患者。

肾阳虚者多属肝肾阴虚后期进一步的发展，此时不但阴中之水虚，同时阴中之火亦虚，以致火不归宅，虚阳浮越于上，上则头目昏眩，下则足冷、夜尿频数、步履飘浮，舌质胖嫩，脉象沉细，男子阳痿，女子月经不调。治当温养肾气，潜纳虚阳，使虚火得归窟穴。同时由于阳生于阴，今因阴伤及阳，故当兼予补阴以配阳，可以金匮肾气丸为基础方，阴阳并补。方中附桂虽属辛温，但可借其温阳之力以使血脉之循行，附子功能强心，故对高血压后期心肾阳衰者，尤有较好的作用。若妇女因肝肾不足而冲任不调，月经失常者，可用二仙汤（仙茅、淫羊藿、当归、巴戟天、黄柏、知母）及杜仲、苁蓉、寄生、茺蔚之类。二仙汤对妇女更年期高血压见肾阳不振之证者，若用之得当，可以起到极为明显的疗效；临床试用于男性高血压见肾阳虚者，对部分病例的血压亦可获得较大幅度的下降。此即叶桂之温养肝肾法，但须注意去刚用柔。此外，在用大队补阳滋阴剂时，当少佐知、柏等苦寒泄降之品，以监制温药刚燥之性，避免助阳太过，反致伤阴；同时，还寓有"从治"之意，有利于诱导虚阳的潜降。

四、医案

案一 李某，女，38岁。

一诊：高血压病史年余，初步检查属原发性高血压病，常服山绿茶片治疗，但效果不显。自觉颈部僵硬酸痛，有时心中虚悬，意识迷糊，胸部闷塞不舒，头昏，间有肢麻，两下肢清冷发凉，经行超前，量少色暗，舌苔黄薄腻，舌质暗，

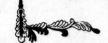

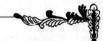

脉沉细，今测血压 160/95mmHg。证属肝肾不足，阴虚及阳。

处方：淫羊藿 10g，仙茅 10g，巴戟肉 10g，当归 10g，黄柏 10g，知母 10g，生地黄 10g，桑寄生 15g，川芎 10g，葛根 10g，天麻 10g，白蒺藜 10g。

二诊：药服 7 剂，血压降至 140/85mmHg 左右，反觉头目不清，疲劳乏力，两下肢冷，舌苔薄黄，脉细，口唇紫。自减山绿茶片至 3 片/日，仍从阴虚及阳，肝肾不足治疗。原方改知母 5g，加杞子 10g。继服 7 剂。

三诊：近测血压基本正常，今日血压 120/76mmHg，两足稍凉，怕冷减轻，手不麻，经行先期不畅有块，舌苔淡黄薄腻，舌体稍胖，脉细。肝肾不足，阴虚及阳，仍当温养。

处方：淫羊藿 10g，仙茅 10g，当归 10g，黄柏 10，知母 9g，巴戟肉 10g，川芎 10g，炒杜仲 12，桑寄生 15g，怀牛膝 10g，益母草 10g，青木香 10g，天麻 10g。

此后血压基本稳定，停药则稍有反复，但继续服药能恢复正常，山绿茶片降至每日 1 片。

案二　郭某，男，62 岁。

初诊：高血压病起于 1969 年，脉压差大，血压最高时达 210/90mmHg，心电图运动试验（+），诊为"冠心病"。头昏，心前区有紧压感，心慌早搏间作，面热升火烦躁，口干苦，夜晚欲饮，脉弦滑数，苔淡黄腻、质紫。证属风阳上亢，痰火内盛，心脉瘀阻，胸阳失旷。

处方：夏枯草 15g，炒黄芩 10g，牡蛎 25g，海藻 12g，泽泻 15g，知母 10g，陈胆星 6g，法半夏 10g，炙僵蚕 10g，瓜蒌皮 15g，川芎 15g，片姜黄 10g，苦参 10g，玄参 10g。

二诊：测血压 172/75mmHg，药后胸闷缓解，心慌早搏消失，头昏不著，夜卧口干，手胀，苔黄腻，质暗紫，脉弦

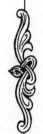

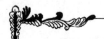

滑。仍按原法进治。

处方：炒黄芩 10g，牡蛎 25g，海藻 12g，泽泻 15g，陈胆星 6g，法半夏 10g，炙僵蚕 10g，蒌皮 15g，川芎 10g，夏枯草 15g，苦参 10g，玄参 12g，天仙藤 12g。

三诊：夜寐转佳，头昏、胸闷、早搏不著，两手仍胀，口干，苔黄薄腻，质紫，脉弦滑数。测血压 160/80mmHg。再予清火化痰，息风潜阳原法巩固。原方加天麻 10g，改天仙藤 15g。

案三 祁某，女性，48 岁，门诊号 72997。

眩晕年余，起自产后，检查为高血压病。形态肥胖，头昏痛胀，有时失眠，健忘，神烦，胸闷，痰多，肢麻，心慌，面易升火，夜寐不实，脉沉弦，苔薄白，血压 180/110mmHg，经服养血柔肝息风药，40 天不效。

此为痰湿内蕴，肝风上越。治拟燥湿化痰，平肝息风。仿半夏白术天麻汤意。药用苍术、半夏、茯苓、天麻、钩藤、白蒺藜、真珠母等。1 周后血压降至 130/70mmHg，惟乃胸脘烦闷，咯痰甚多，痰湿有化火之象，乃兼予礞石滚痰丸，药后大便下行黏沫，胸闷得宽，自觉症状完全消失，血压 116/80mmHg，原法调理 3 个月，血压始终平稳。

案四 王某，男，40 岁。

初诊：高血压病史多年，今测血压 140/120mmHg，右侧头顶胀痛，苔浊腻，淡黄，舌质紫，脉细滑。痰火内盛，内风上扰。

处方：夏枯草 12g，炒黄芩 10g，僵蚕 10g，海藻 12g，牡蛎（先煎）25g，泽泻 15g，竹沥半夏 10g，陈胆星 6g，天麻 10g，川芎 10g，白蒺藜 15g。

二诊：头顶后脑痛减，昏胀不适，寐差，大便少行，苔

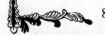

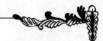

淡黄腻，质暗，脉细滑，血压156/110mmHg。痰火内盛，风阳上扰。

处方：夏枯草12g，炒黄芩10g，僵蚕10g，海藻12g，泽泻15g，牡蛎25g（先煎），竹沥半夏10g，熟枣仁12g，陈胆星6g，天麻10g，川芎10g，白蒺藜15g。

三诊：右侧巅顶仍有昏胀疼痛，早醒，苔黄稍腻，质暗紫，脉细滑。风阳上亢，久病络瘀。

处方：天麻10g，川芎10g，夏枯草12g，陈胆星6g，海藻12g，泽泻15g，牡蛎25g（先煎），僵蚕10g，炒芩10g，熟枣仁20g，夜交藤20g，竹沥半夏10g，丹参15g。

四诊：血压平稳正常（120/80mmHg），稍头晕，咽干，睡眠正常，苔黄薄腻，质隐紫，脉细滑。治宜息风潜阳，清火化痰。原方加玄参12g，去熟枣仁。

五诊：上药经服1个月，血压保持正常，头痛烘热不著，夜寐时好时差，苔薄黄，脉小滑兼弦。痰火内盛，内风上扰，心神失宁。

处方：夏枯草12g，竹沥半夏10g，炒黄芩10，白蒺藜12g，牡蛎（先煎）25g，海藻12g，僵蚕10g，泽泻15g，陈胆星6g，熟枣仁15g，知母10g，川芎10g，天麻10g。

五、临证体会

高血压病是临床上常见的病证，极易反复波动，中医的辨证论治，整体调节，具有多向性效应。

（一）分证治疗必须注意病情的动态变化与个体差异

高血压病从风阳上亢、痰火内盛、气血失调、肝肾阴虚、阴虚及阳五类证候辨治，可以适用于大多数病例，有助于诊治的规范化。但临证应当综合判断，辨证不必诸症悉具，只要从中找出主症特点，即可作为定证依据，同时必须重视证候的交叉错杂，兼顾并治，注意证型的相对稳定和演变转化的两重性，而药随证转是非常必要的。我们曾见少数病人因病证变化而前后服用过不同的处方，均获降压疗效，就说明了这一点。而在诊治常规的基础上，针对个体差异，相应变通组方配药，将更有利于疗效的提高。

（二）调整阴阳以降低血压，改善症状，延缓病情进展

血压升高是机体阴阳的动态平衡失调所致。临床采用各种治法方药，调节阴阳归之于平，常可有效地降低血压，而且对巩固降压疗效起积极作用。临床所见，改善症状与降低血压的疗效并不完全一致，多数病例症状减轻而血压亦降；部分病例，特别是后期病例，经长期治疗虽自觉症状显减或基本消失，但血压仍处在高于正常的状态，但症状改善却标志着阴阳平衡失调有所纠正，这对延缓或阻止病情的发展，是有一定作用的。

（三）标实本虚每多错杂，治当酌情兼顾

本病有虚有实，标实可导致本虚，本虚又可产生标实，阴虚和阳亢是矛盾对立、互为影响的两个方面。因此，在治疗时原则上应当标本兼顾，予以潜阳、滋阴，针对具体情况区别主次施治。一般病程不长，年壮体实，标症为急者，多以治标为主；久病本虚明显，年龄较大者，则以治本为主。同时当随着先后阶段病理的演变、虚实的转化相应

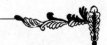

处理。

引起标实的风、火、痰，三者既多错综并见，又易互为影响演变，因此，息风、清火、化痰常须综合使用。归且标证缓解，或久延由实转虚，就应重点转向治本，不宜攻伐太过。至于本虚，虽有肝、肾、心等区别，但亦互有影响，兼夹并病。由于肝的阴血不足，阳亢火旺，而上炎于心，下病及肾，常表现为肝肾、心肝及心肾同病，因此，柔肝、滋肾、养心，亦多兼顾并施。此外，肝脾、肝肺同病，表现土不栽木，脾湿生痰，风木内动；或肝火犯肺，金不制木，风火上炎者，又当息风化痰、培土栽木，或清金制木。

根据临床观察，高血压病以阴虚阳亢居多，但病至后期，由于阴伤及阳，肾中之水火俱虚，火不归宅，虚阳浮越于上，可表现肾阳虚证，治疗若拘泥于苦寒清火或滋阴潜阳之法，则易抑遏或伤害阳气，反使病情加重。

动脉粥样硬化

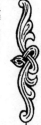

根据动脉粥样硬化的临床表现，涉及中医学"眩晕""头痛""健忘""痴呆""中风""胸痹""真心痛""脉痹""脱疽"等病证，这是从中医理论认识本病，研究其防治规律，提高临床疗效的依据。兹概要探讨其病机病证特点及治疗原则如下：

一、病在血脉，根在脏腑

动脉粥样硬化是动脉管壁发生的一种特异性病变，表

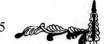

现为管壁的增厚、管腔的狭窄、内壁糜粥样变、破裂、出血、坏死、血栓附壁，甚至管腔完全阻塞，故微观辨证，当为病在血脉；但究其发病机理，则根在脏腑，由于在多种病因（年老体衰、饮食失调、情怀失畅、久坐少动、禀赋不足等）作用下，脏腑功能失调，气、血、津液运行、代谢发生障碍，产生痰、瘀等内生之邪，痹阻血脉，胶结凝聚，形成粥样斑块。其中与肾、肝关系最为密切，并涉及心、脾。

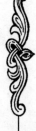

肾乃先天之本，人至中老年，肾之精气渐亏。肾阴不足，虚火内生，灼津炼液，而成痰浊；肾气虚弱，气不化津，清从浊化，痰湿内聚；若水不涵木，肝失疏泄，木不疏土，脾运失司，水谷精微失于正化，脂浊停聚，变生痰浊。痰浊壅塞脉道，痰借血体，血借痰凝，滞而为瘀，胶结血脉，心气营运不畅，遂成粥样斑块。

西医学研究亦认为动脉粥样硬化是多因素、多环节综合作用的结果。最重要的是高血脂、高血压、吸烟、糖尿病，以及肥胖、缺乏运动、精神社会因素、内分泌、遗传因素等，牵涉到心血管、内分泌、代谢、精神神经等多个系统。有关动脉硬化目前较公认的"内皮损伤""脂质浸润""单核细胞作用""免疫反应""平滑肌细胞增殖""细胞外基质增生""血栓形成"等学说，均提示了动脉粥样硬化局部病变所反映的全身性病理改变。

从中西医学的认识而言，其中"脂浊停聚成痰"与"脂质浸润"；"血涩络瘀"与"血栓形成"，高年之人肾虚与老年人动脉壁的某种代谢异常，颇有许多相通之处。

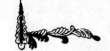

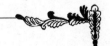

二、病理性质本虚标实

（一）肝肾亏虚为本，阴虚多见

中年向老，肾元亏虚，精气渐衰，髓海渐空，脏腑功能亦随之衰弱。肝肾"乙癸同源"，精血互生，若肾水不足，水不涵木，则肝阴亦亏。《素问·阴阳应象大论》云："年四十而阴气自半也。"说明中年之后阴精衰少是老年病的病理生理特点，故临床每多表现肝肾阴亏之象。当然亦有见精气两虚，阴虚及阳者，但总以阴之亏少为多见。

（二）痰瘀阻络为标，痰浊为重

微观辨证，"动脉粥样硬化"的病理表现是血管壁增厚，管腔狭窄，血管内壁隆起，其间有大量黄白脂浊堆积，或见损伤出血、血块附着。审症求机，可以认为痰瘀痹阻血脉是其发病的标实所在，且尤以痰浊为重。

因人至中年以后，肾元渐亏，阴精亏衰，虚火内炽，灼津炼液，为痰为瘀；气不化津，湿聚成痰；精气不足，血运无力，涩滞为瘀。而恣情纵欲，必暗耗肾精，精气既亏，五脏失养，则气血、津液运化布散失常，痰湿、浊瘀之邪尤易滋生。

过食肥甘油腻，醇酒炙煿，脾胃受损，运化失司，脂浊内聚，化湿生痰，壅阻血脉，血行不畅，凝滞成瘀。

七情刺激，过强、持久的不良情绪，则可使人体脏腑功能紊乱，气血运行失常，心肝气火煎熬津液、营血，则生痰、成瘀。长年伏案，用脑过度，必耗伤心脾气血；或闲逸过度，脑废不用，均可致气血涩滞，久则痰瘀停结。

痰、瘀二者常相互影响，相兼为患。瘀阻气滞，水津失

布，则凝而为痰；痰阻气机，血行涩滞，则郁而成瘀，形成特异性的病理改变。阻于脑络，则精明失用；阻于心络，则胸痹、心痛；阻于肢体，而肢麻、肢痛。痰常与风、火、湿邪相兼为患，瘀常与气、热、寒杂陈。

风痰上扰，清阳失展，则头目昏眩、如坐舟车、脑响耳鸣；风痰入络，则手足僵硬、拘挛弛缓、麻木不仁、感觉异样、口眼歪斜；痰火扰心，心神不宁，则心烦躁扰、夜不能寐、寐则多梦；痰火上炎，则面目红赤、口苦口干、烦躁易怒；痰湿上蒙，清窍不利，则头重嗜睡、善忘不记、性情古怪、口多痰涎；痰湿痹阻，胸阳失旷，则胸闷如窒、胸痛彻背。凡此种种皆由痰之作祟。瘀阻气滞，则胸闷、胸痛连及胁背、喜太息、多忧虑、头身窜痛；络热血瘀则面部暗红而有油光、烦热、头痛、心胸刺痛、肢麻；瘀滞寒凝，血脉不和，则胸痛、肢冷、畏寒喜温，甚至腿足发黑、坏死。

（三）正虚邪实交互，病情不断发展

肝肾亏虚为本，痰瘀阻络为标，本虚标实，相兼错杂，是动脉硬化发病的病理基础，但在不同的患者，由于个体的差异，标本主次是不同的。素嗜肥甘，形体壮实，面色油腻晦暗，年岁尚轻者，一般以标实为主；而年老病久，体瘦不强，常苦腰酸膝软者，多以本虚为主。然而，标本之间每每相互影响，肝肾亏虚可致痰瘀内生，痰瘀阻滞又可进一步损伤脏腑，加重本虚，互为因果，肝肾更虚，痰浊更盛，瘀滞更重，使病情不断发展而至质变。

三、治宜滋肾养肝，化痰消瘀，标本兼顾

遵循中医辨证论治原则，滋肾养肝、化痰消瘀法主要适

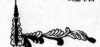

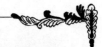

用于动脉粥样硬化的"肝肾亏虚、痰瘀阻络"证，临床表现头晕、头痛、耳鸣、脑鸣、健忘、失眠、烦躁、性格改变、面部发麻、烘热、感觉异常、胸闷、胸痛、肢体疼痛、腰酸、膝软、神疲、乏力、口干、尿多、舌暗红或紫或有瘀点瘀斑、苔腻、脉弦细滑等症状，从而为立法制方选药提供了依据。

（一）培本当滋肾养肝，平补为宜

由于本病的肝肾之虚，以肾之阴精亏少为先导，故治应首重滋养肾阴，冀阴精充足而能濡养肝血，遂其生发、条达之性，疏土运脾之职，以达培本之效。通过平补肝肾，调节阴阳平衡，求得延缓衰老进程，故笔者常用首乌、黄精合伍为君，以体现这一思路。首乌味甘涩，性温，补益精血，具滋肾养肝之功效。《本草求真》云："首乌苦涩微温，阴不甚滞，阳不甚燥，得天地中和之气……为阴中之阳药。"《本草正义》亦曰："首乌，专入肝肾，补养真阴，且味固甚厚，稍兼苦涩，性则温和，皆与下焦封藏之理符合，故能填精益气，具有阴阳平秘作用。"黄精味甘，性平，具养阴益气、滋肾填精之功。《本草从新》谓："平补气血而润。"《本草别录》言："久服轻身延年不饥。"《道藏神仙芝草经》曰："宽中益气，五脏调良，肌肉充盛，骨体坚强，其力倍，多年不老，颜色鲜明，发自更黑，齿落更生。"张石顽称"黄精为补中宫之胜品，宽中益气，使五脏调和，肌肉充盛，骨髓坚强，皆是补阴之功。

（二）治标应化痰消瘀，软脉通络

本病之病理中心在痰、瘀，理当重予化痰、消瘀，而痰瘀久痹，化、消必有较长时日，峻猛破伐之品，匪其所宜。

选药在于既具消、化之功,能除脉中之痰瘀,又可久用而不伤正。药选海藻、水蛭相配,即本此意。海藻咸寒,有软坚化痰之功,能祛经隧胶着之痰。《本草崇原》曰:"海藻,其味苦咸,其性寒洁,故主治经脉内外之坚结……主通经脉。"水蛭咸苦平,具逐血破结软坚之效;《神农本草经》谓其能"逐恶血、瘀血","利水道";《本草经百种录》记载:"水蛭最喜食人之血,而性又迟缓善入,迟缓则生血不伤,善入则坚积易破,借其力以攻积久之滞,自有得而无害也。"小量常服活血化瘀而不伤正,具臣辅之功,并佐僵蚕、鬼箭羽增强化痰祛瘀之力。僵蚕辛能散结,咸能软坚,为祛风化痰、软坚散结之要药;鬼箭羽苦寒入血,祛瘀活血通脉,痰浊得化,瘀血得消,血脉自畅。取片姜黄为使,辛散横行,温经通脉,行气活血,引诸药以达周身。

组方总应标本兼顾,虚实合治,消补兼施,共奏滋肾养肝、化痰消瘀之效。

(三)把握滋肾与养肝、化痰与消瘀之间的主次关系

肾之精气的亏损是本病发病之根,欲治其本,必以补益肾精为要,乙癸同源,精血互生,滋肾可以养肝;肝木条达,木疏土运,津气流布,痰、瘀、气、火、风诸邪无化生之由,自达治本之目的。

痰瘀互结于脉络是本病的主要病理表现,二者之间,又以痰浊为其主要方面。因脂浊聚而成痰,痰凝则血滞为瘀,故治疗必以化痰为重。同时祛瘀通络以利痰化瘀消。

此外,老年之人,脏腑虚衰,或多病丛集,或病变错综兼夹,常见心肝郁火、风痰上扰、阴虚络热等兼证者,治当

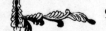

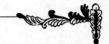

遵从辨证论治的原则，酌情配伍。

四、医案

案一 欧阳某，女，56岁，退休教师。

初诊（1997年4月6日）：头昏眩晕1年余，逐渐加重，胸闷，腰酸腿软，颈僵不和，健忘，记忆力明显下降，夜寐不佳，两目干涩，食纳正常，二便尚调，苔薄黄腻，质暗隐紫，脉细弦滑。胆固醇6.5mmol/L，甘油三酯2.1mmol/L，B超检查轻度脂肪肝，二维彩色多普勒超声血流声像系统检查提示左、右颈总动脉内中膜增厚，右侧颈总动脉分叉处有软斑形成，颈动脉血流缓慢。此为肝肾下亏，痰瘀上蒙，内风暗动。治予标本兼顾。

处方：制首乌12g，制黄精12g，片姜黄10g，炙水蛭3g，炙僵蚕10g，海藻10g，鬼箭羽10g，桑寄生10g，杞子10g，菊花10g，天麻10g，白蒺藜10g，葛根15g。

二诊：服药半月，头昏有减，颈僵好转，原方加生楂肉15g再进。

三诊：上方增损治疗2个月，头昏消失，腿软明显改善，精神较振，复查血脂均在正常范围，记忆力似有好转，目干，口干，苔薄黄腻，质暗，脉细弦滑。滋肾养肝，化痰祛瘀，息风和络再进。

处方：制首乌12g，制黄精12g，片姜黄10g，炙水蛭3g，炙僵蚕10g，海藻10g，鬼箭羽10g，玄参10g，杞子10g，天麻10g，白蒺藜10g，菊花10g，葛根15g。

四诊：上方服用半年，精神好，面色红润，头不昏，腿足有力，复查二维彩色多普勒超声血流声像图提示右侧颈内动脉分叉处软斑消失，血流正常。嘱患者坚持治疗，守原方

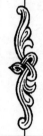

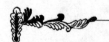

以求巩固。

此后多次随访，患者身体状况良好，无明显不适，仍坚持以上方间断服用。

案二 蒋某，男，59岁，干部。

初诊（1998年3月2日）：近1年多来，精神萎靡，心情忧郁，夜难入寐，多则3~4小时，甚则彻夜不寐，头晕时作，口干苦黏，食纳不香，神疲乏力，腰酸腿软，舌质暗红，苔黄腻，脉弦滑。查血脂胆固醇、甘油三酯均高于常值，血液流变学检查提示血黏滞度增高，二维彩色多普勒检查提示左颈总动脉有软斑、主动脉钙化，CT检查为多发性腔梗。年届花甲，肝肾不足，痰瘀上蒙，痰火扰心。先拟治标为主，兼顾治本，清火化痰，活血通络，补益肝肾。

处方：黄连4g，知母10g，法半夏10g，陈皮6g，枳壳10g，竹茹6g，莲子心3g，炙僵蚕10g，陈胆星10g，煅龙齿、煅龙骨（先煎）各20g，熟枣仁25g，合欢皮10g，杞子10g。

二诊：药后心烦有减，夜寐仍差，痰瘀上蒙，痰火久郁，非短时可效，原法再进。原方加黑山栀10g，夜交藤15g，制香附10g，去竹茹。另：络脉通胶囊，每次3粒，每日2次。

三诊：上方加减进治2个月，情绪渐趋平稳，睡眠有所改善，有时可睡4~5小时，但不稳定，头昏减轻，下肢酸软无力，苔薄黄腻，质暗，脉细弦滑。仍当清热降火，化痰祛瘀，补益肝肾。

处方：黄连4g，黑山栀10g，知母10g，法半夏10g，陈皮6g，枳壳10g，炙僵蚕10g，陈胆星10g，海藻10g，煅龙齿、煅龙骨（先煎）各20g，熟枣仁25g，合欢皮10g，炙水蛭3g，杞子10g。

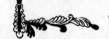

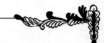

另：络脉通胶囊，每次3粒，每日2次。

四诊：头昏不著，但近来睡眠又不理想，入寐困难，苔黄腻，质暗，脉细弦滑。原法继进。

处方：黄连4g，黑山栀10g，夏枯草10g，法半夏10g，陈皮6g，枳壳10g，炙僵蚕10g，海藻10g，煅龙齿、煅龙骨（先煎）各20g，熟枣仁30g，夜交藤15g，炙水蛭4g，杞子10g，茯神10g。

另：络脉通胶囊，每次3粒，每日2次。天王补心丹每次6g，每天2次。

五诊：睡眠好转，精神改善，口干，大便偏干，苔脉同前。原方增损再进。

六诊：诸症继续好转，精神良好，先后药治半年，复查血脂，甘油三酯偏高（2.1mmol/L），二维彩色多普勒超声血流声像图提示颈内动脉软斑消失。仍宗原法。

处方：黄连4g，黑山栀10g，夏枯草10g，法半夏10g，陈皮6g，枳壳10g，炙僵蚕10g，海藻10g，鬼箭羽10g，炙水蛭4g，熟枣仁30g，夜交藤15g，杞子10g，茯神10g。

另：络脉通胶囊，每次3粒，每日2次；天王补心丹每次6g，每天2次。

目前患者仍在坚持治疗，全身情况良好。

【按语】研究中发现动脉粥样硬化可与多种老年病夹杂并见，但因疾病的特异性，病变脏腑不一，病理表现又可同中有异。如震颤麻痹者兼有阴虚风动；老年性痴呆兼有心肝郁火；消渴病兼有阴虚络热；高血压病兼有风阳上扰；冠心病兼有心气亏虚，胸阳不振；中风病兼有气血逆乱等。而凡此种种又均以肝肾亏虚、痰瘀阻络为其病理基础。因此，可以说肝肾亏虚、痰瘀阻络是多种老年性疾病的主要病机，为

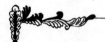

进一步深入研究老年病的辨治规律，提供了理论依据。

胃 痞

胃痞以胃脘部自觉满闷阻塞为其主症。"痞"意有二：一指病理上的胃气不通，一指满闷阻塞的症状。纵观当今中医内科教材，多详于胃痛而略于谈痞，或痛痞混论。然证之临床，现今所称之急、慢性胃炎、消化性溃疡、胃下垂、十二指肠球炎、胃神经官能症等消化系统多种疾病，既可表现以胃痛为主症，亦有痛痞并见，或痞而不痛者，以痛概痞难免失之浮泛。痛为气滞不通，证多属实；痞为气机窒塞，病多虚实夹杂。明确两者的联系与区别，有助于深化认识，提高辨治水平。

胃痞的发病机理多因外邪入里、饮食不当、情志内伤、劳倦过度，而致寒、热、食、湿、痰、瘀内蕴，脾之升运不健，胃之纳降失司，清浊升降失常，胃气郁滞、窒塞不通而为痞。病机病证虽有虚实之分，气滞、热郁、湿阻、寒凝、中虚多端，或夹痰、夹食，但其基本病机总属胃气壅滞为病。

辨证虽有常规可循，但又每多虚实相兼，寒热错杂。既可因虚致实；亦可因实致虚；或见寒郁化热、热久转寒；甚至寒热虚实杂呈，多证并见，表现为"气滞湿阻""湿阻热郁""寒热夹杂""气滞火郁""热郁阴伤""中虚气滞"等候。

治疗总以理气通降为原则。虚者重在补胃气，或兼滋胃阴，补之使通；实痞则应辨证采用温中、清热、祛湿、化痰、消食等法，泻之使通。临证则当针对虚实夹杂、寒热互

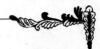

结等不同情况，通补兼施，温清并用，或温清通补合法。根据虚实、寒热的主次及其变化，随机调配药味和用量以助提高疗效。

一、寒热并用，温清互济

脾寒胃热，心下痞胀有阻塞感，纳呆，脘中灼热，局部畏冷喜温，口干，热饮为舒，或呕吐黄浊苦水，肠鸣，便溏，苔白罩黄，舌质淡、边尖露红，脉弦。治以清热散寒，和胃消痞，温脾阳而泻胃热，寒热并用。方选半夏泻心汤，药用黄连、黄芩、半夏、干姜、砂仁、枳壳、陈皮。寒甚加肉桂、附片，去半夏；热重加栀子、蒲公英，并适当调配姜、连用量比例；肠鸣、便溏加生姜；气虚神疲加党参。

若湿阻热郁，脘宇满闷，口苦口黏，恶心，大便溏或秘，舌边尖红，苔黄腻，脉濡数。当清热化湿，开结除痞，苦温化湿以理气、苦寒清中以泄热，方选连朴饮，药用黄连、黄芩、厚朴、苍术、白蔻仁、半夏、橘皮、竹茹等。湿浊重，口舌黏腻加晚蚕沙、草果；热重心烦，舌红，苔黄加山栀。

若肝胃不和，气滞火郁，痞胀连及两胁，噫气不畅，干呕，胃中灼热，嘈杂，吐酸，口干，口苦，舌苔薄黄，质红，脉弦或弦数。治当清中泄热，理气开痞，辛通以散郁，苦降以泄热。方选清中蠲痛饮、左金丸，药用黄连、山栀、苏梗、香附、佛手片、吴茱萸、川楝子、白芍、厚朴花、绿梅花等。吐酸加煅瓦楞子、海螵蛸；如痞痛拒按，心中烦热，用栀子合干姜清泄郁火，佐以辛散。

二、虚实合治，通补兼施

脾虚胃弱，运纳不健，中虚气滞，脘闷如堵，空腹较

著，少食小安，多食胀窒，恶进生冷，神疲倦怠，便溏，舌质淡或胖，苔薄白，脉细弱。治当运脾健胃，理气和中，补中寓通，以冀补而不滞，通而不破。方用异功散，药予党参、白术、茯苓、炙甘草、陈皮、山药、玫瑰花。气不化湿，口黏，苔腻，脉濡加苍术、厚朴；气虚及阳，胃冷喜暖，遇冷加重，口渗清水，舌质淡嫩、边有齿印，脉沉迟加干姜、附片、花椒壳。

若气滞化火，或热郁阴伤，胃阴不能濡润，胃气失于通降，脘痞似饥而不欲食，脘中灼热，口干舌燥，舌质红苔少，脉细数。当甘寒濡润，复以酸味，酸甘化阴，养中寓通，滋而不壅。方如一贯煎、连梅汤，药选北沙参、麦冬、石斛、生地黄、白芍、乌梅，参入玫瑰花、佛手花、川楝子、麦芽等理气而不辛燥之品，或少佐黄连清郁热；如津因气而虚者，可配太子参、白术、山药、炙甘草。

三、兼证并治，复合配药

临证若见寒热互结，虚实夹杂，多证并呈，则当温清通补复合治疗，如有夹食、夹湿、夹痰、夹饮、夹郁、夹瘀等兼证者，又当兼治并顾，随证配药。

脾胃运纳不健，食反为滞，嗳腐吞酸，舌苔垢腻，大便不畅者，酌加六曲、焦山楂、莱菔子、槟榔、焦麦芽；若食积为湿，脘胀如阻，口中黏腻，舌苔白腻，舌质映紫，酌加草豆蔻、白蔻仁、藿香、佩兰；湿积生痰，呕恶痰涎，咽中如物梗阻，酌加半夏、苏梗、厚朴、茯苓；夹饮，胃有坠感，食后加重，胃中有振水音，苔白质淡，酌加桂枝、白术、枳实、川椒壳；肝郁胸闷，脘胀连胁，嗳气不畅，舌苔薄白，酌加柴胡、佛手、香橼、厚朴花；若久病由气及血，舌紫，

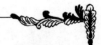

脉涩，用气药而少效者，可酌加莪术、郁金、丹参、当归。

四、医案

案一 脾寒胃热证

马某，男，47岁。胃病史5年余，经胃镜检查确诊为"胃窦部浅表性胃炎"。近来当脘痞闷、满胀、隐痛，食后明显，纳谷减少，脘部怕冷，嗳气，泛酸不多，大便欠实，舌质红，苔黄薄腻，脉细弦。证属脾寒胃热，湿阻气滞。法拟苦辛通降，清热化湿，理气和胃，半夏泻心汤加减。

处方：潞党参10g，黄连3g，炒黄芩6g，制半夏10g，淡干姜3g，炒枳壳10g，厚朴5g，橘皮、竹茹各6g，苏梗10g。

服7剂痞胀减半，隐痛消除，嗳气少作；但口干、口黏，大便转实而排解欠爽。证兼热郁津伤，腑气不畅。

处方：原方去党参，加太子参10g，芦根15g，全瓜蒌10g。7剂。

药后痞胀消失，食纳改善，大便通调，惟诉口干，舌见花剥，苔淡黄腻，脉细弦。原方去干姜，加川石斛10g，继服7剂巩固。随访3个月，恙平未发。

案二 肝胃不和证

李某，男，38岁。2个月前觉心下痞满，胃中有灼热感，嗳气频而不畅，嘈杂持续不解，口苦，舌质红，苔黄微腻，脉弦滑。胃镜提示为慢性浅表性胃炎活动期。辨证为气郁化火，胃失通降。从清中泄热，行气散郁法治疗。用清中蠲痛饮损益。

处方：药用黄连3g，黑山栀、蒲公英、香附、川楝子、苏梗、法半夏各10g，橘皮6g。

7剂药后，痞、热感大减，惟仍嘈杂、口苦。药证合

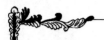

拍，前方去香附，加吴茱萸 1g，玫瑰花 5g。再服 7 剂，诸症消失。

案三 湿热中阻证

周某，男，52 岁。1 年来经常脘宇痞闷，阻塞不舒，食少，食纳不馨，口干苦而黏，间或恶心，大便日行，质烂，面色欠华，苔黄浊腻，舌边尖红，脉濡滑；曾服中西药乏效，胃镜诊为浅表性糜烂性胃炎。证属久病胃虚，湿热中阻，气机失调。治以清化湿热，开结除痞，连朴饮化裁。

处方：黄连 3g，黄芩 6g，厚朴 5g，草豆蔻 3g（后下），炒枳壳 10g，砂仁 3g（后下），橘皮、竹茹各 6g，芦根 15g，炒谷芽 10g。

7 剂药后，痞闷明显消退，恶心能平，口苦黏亦已，黄浊腻苔已化，惟口干，纳少。原方加六曲 10g，再进 7 剂，思食量增，口干不甚，大便复常，苔中后部薄黄微腻，仅饱餐后脘闷，续予 7 剂巩固疗效。

案四 阴虚夹瘀证

张某，女，61 岁。胃痞 10 年，加重半年，既往间断服用中西药可暂缓，近半年痞塞加重，并有隐痛，服药少效，且有口腔溃疡多年，平素性情急躁。曾多次胃镜检查确诊为慢性萎缩性胃炎伴肠上皮化生。症见当脘痞塞，甚则疼痛，饮食不当则病情加重，噫气，纳少，口干，唇红，口腔有灼热感，大便或溏或干，排而不畅，苔淡黄薄腻，舌质红，脉细弦兼数。脘部触诊明显不适，深压有隐痛。证属胃弱气滞，津气两伤，肝气乘侮，胃络失和。治予滋胃柔肝，佐以理气和络。拟一贯煎出入。

处方：太子参、麦冬、石斛、白芍、怀山药、北沙参、杞子各 10g，乌梅肉 5g，佛手花 3g，川楝子 10g，玫瑰花

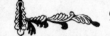

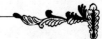

胃痞

5g，丹参 10g，炒谷芽 12g。

药服 7 剂，痞塞稍减，隐痛止，余症减不足言。原方去
杞子、川楝子，加黄连 3g 清中泻火，续服 21 剂，胃中灼热
感明显减轻，诸症渐次缓解，口腔溃疡亦愈，纳馨，便爽。
3 月后随访症平未作。

案五　气（阳）虚夹饮证

于某，女，51 岁。胃痞恙延十载有余，上消化道钡透提
示中、重度胃下垂。患者面色萎黄，形体瘦弱，胃脘痞满，
食后为甚，有下坠感，触诊胃脘如囊裹水，有震水音，按压
不适，无包块，纳少，大便干结，1~2 日 1 行，舌苔薄白，
舌质淡，脉细。此乃脾胃虚弱，寒饮内停，胃气郁滞，和降
失司。治以温运中焦，理气化饮。仿理中汤、苓桂术甘汤与
良附丸等合方。

处方：党参、焦白术、炒枳壳、茯苓各 10g，炙甘草、
淡干姜、花椒壳、砂仁（后下）各 3g，制香附 10g，高良
姜、川桂枝各 6g。

并嘱少食多餐，饭后平卧片刻，勿劳累。药进 7 剂，痞
证改善，震水音减少，大便通调，然食后坠感未变，触诊胃
脘轻度不适，脉、舌如前。方药中的，再予 7 剂。复诊诉
痞满、震水音进一步减轻，食后下坠感亦有转机，胃部触诊
无不适。温中化饮应手，原剂伍生黄芪 12g 补气建中，调治
巩固。

【按语】胃痞一病，为临床多发病，总因胃气壅滞、窒
塞不通而为痞。证机较为复杂，临证当详辨寒热虚实，实
有气滞、热郁、湿阻、寒凝，或夹痰（饮）、夹食；虚有气
虚、阴虚、阳虚。而临床每以寒热夹杂，虚实相兼为多见。
对此，审辨各种病理因素的主次轻重，复合立法，合理配伍

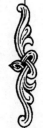

则显得尤为重要。温清合法，如何搭配；通补兼施，孰重孰轻。取效之关键皆在于此。案一至案三以案邪实为主，但病理因素有别：案一脾寒胃热，湿阻气滞，治以苦辛合法，理气和胃，半夏泻心汤主之；案二气郁化火，胃气郁滞，治疗重在清泄郁火，和胃降逆，清中蠲饮增损；案三湿热中阻，胃气壅滞，治以清化湿热，开结除痞，连朴饮化裁。案四、案五均为虚中夹实：案四胃弱气滞，津气两伤，肝气乘侮，胃络失和，治予滋胃柔肝，佐以理气和络，一贯煎出入；案五气（阳）虚夹饮，乃脾胃虚弱，寒饮内停，胃气郁滞，和降失司所致，治以温运中焦，理气化饮，理中汤、苓桂术甘汤、良附丸合方。以上五案证治有别，均达和胃除痞之功。此外，本病常多迁延，时轻时重，时发时休，与情志、饮食、气候等密切相关，应嘱患者合理治疗，注意调养，以求巩固。

阴虚胃痛

胃痛以气滞、寒凝、火郁、湿热、食滞、瘀血及气虚、阳微等多见，但阴虚胃痛并不乏见，且治法方药有其特殊性。

根据实践体会，温病后期恢复阶段，某些久患胃病的患者，或其他慢性消耗性疾病后期等，往往因胃阴被耗，津液虚少，不能濡润胃腑，融化水谷，而致胃的受纳、腐熟失常，胃气通降不利，反映胃阴虚的一系列症状。此时若予辛香醒脾健胃之剂，不但胃纳少有苏醒之机，且因药性燥热，反而愈益耗伤阴液。但如从其病理表现着眼，采用酸甘化阴治法，每可获得满意的效果。这说明在异病同治的理论指导下，酸甘化阴法对多种疾病表现胃阴不足证候者，在临床上有其一定的实用价值。本文则仅以探讨治疗阴虚胃痛为主。

一、酸甘化阴法治疗阴虚胃痛的理论根据

酸甘化阴法主要就是将酸味药与甘寒药复合配伍，以达到加强养阴生津的目的。这一疗法可以广泛应用于多种温病及内伤疾病表现为阴虚的证候，功能滋助五脏之阴，而尤以养胃阴为其特长。吴鞠通说："复胃阴者莫若甘寒，复酸味者酸甘化阴也。"为用酸甘化阴法提供了理论根据，并指出其主要作用是滋养胃阴。

二、辨证要点

凡阴虚胃痛，久延不愈，反复发作，脘部痞胀隐痛，或觉灼热而痛，噫气，干呕，泛恶，食少乏味，或嘈杂如饥而不欲食，或以进食酸味和甜味为舒，口干、口渴，大便多见干燥，面白形瘦，苔薄欠润，或舌干质红、若少无津，脉细或兼弦、兼数而无力。表现轻重程度不同的阴虚证候。经投甘寒滋养胃阴之法而胃阴仍然难复，症状改善不著者，则当采用酸甘化阴法进一步治疗。

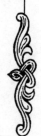

阴虚胃痛虽然以胃阴不足为其主要特点，但往往可以发生错综兼夹的病理变化，一般常见的兼证有二：

1. 胃阴不足，兼有虚火

此为气郁化火、或胃热内蕴，久而伤阴，亦可在胃阴虚的基础上导致火旺。

2. 气阴两虚

此为津虚不能化气，或气虚不能生津，而致津气俱虚。

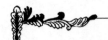

在脏腑关系上，则每易与肝相互影响同病。或为肝经气火久郁，横逆犯胃，灼伤胃阴，因肝旺而致胃弱；或因胃虚津伤，肝少滋荣，肝气乘客于胃。甚则肝阴胃液俱伤，或见肝阴与胃气两者交虚的错杂情况。

三、药义分析

酸与甘合，不但可以加强养阴的作用，而且能化阴生津。因为酸能敛阴生津，甘能益胃滋阴，酸甘配伍，一敛一滋，则可两济其阴，相互合用，更能促进脾胃生化阴液的功能，即酸得甘助而生阴。同时由于某些酸与甘味药具有"酸先入肝，甘先入脾"的特性，因此，酸甘化阴法尤以养脾胃津液和补肝阴为其特长。

具体地说，酸味药入肝而能补肝、敛肝。凡肝虚而致厥气横逆，予疏肝理气药不效者，则当从《金匮要略》"夫肝之病……补用酸"之意，用酸味补肝之品，敛其横逆之势，也就是根据"肝以敛为泻"的理论指导，用酸敛药从补中寓泻，补肝体而制肝用。《内经》说"肝欲酸"，又说："以酸泻之"，即属此意。另一方面，酸味能开胃气，少用则能健胃开食。从临床观察，似有促进胃液分泌的作用，尤其对胃酸缺乏所致的消化功能不良更有直接助益。

甘味药入脾而能补益脾胃，有甘缓养胃之功，故《内经》说"脾欲甘"，"脾欲缓，急食甘以缓之，以甘补之"。如中虚肝气盛而乘胃者，尤当用甘味补脾养胃之品，培中以缓肝。另一方面，甘味药能缓肝急，因肝为刚脏，其性苦急，病则表现肝气横逆或上逆，根据《内经》"肝苦急，急食甘以缓之"的理论，治疗应采用甘味药以调肝缓急。由此可知，某些甘味药有补益脾胃和缓肝的作用。

如上所述，说明阴虚胃痛，病涉肝胃两经，肝胃相互影响同病，须用酸甘复法者，当选用入脾胃和肝经的酸甘类药，补养肝胃之阴。根据肝胃两者病理变化的主次，治疗的具体目的要求有所侧重：欲补肝者当用酸味为主，欲缓肝者当用甘味；欲补脾胃则当用甘味为主，欲开胃气则应佐用酸味之品。

四、临证应用

酸甘复法虽然以养阴为其主要作用，但在治疗阴虚胃痛时，还当辨清其具体的病理表现，根据阴伤程度的轻重，区别单纯的胃阴虚，还是兼有虚火，或是气阴两虚，掌握肝胃之间的影响同病，虚实的夹杂并见，采取各种适当的治疗措施。

一般用于治疗胃病的酸味药有乌梅、山楂肉、木瓜、白芍等，这几种药既可合用，也可按其不同特性，分别选择应用。如乌梅以敛阴生津为长，可用于胃津不足，脘中灼热疼痛，口干较甚者；山楂以消食助运为主，可用于食少纳呆，脘腹胀痛明显者；木瓜和胃理脾，舒筋和络，可用于脘部痞痛涉及胁肋，噫气呕逆；白芍养阴缓急，可用于肝脾不和，脘腹拘挛急迫疼痛及胁痛。甘味药则须根据病情，分别配伍甘寒、甘平及甘温等类药物。同时必须注意胃阴不足，胃失濡润，而致胃气失于和降的病理变化，适当佐入理气而不辛燥的玫瑰花、佛手（花）、川楝子、橘皮、竹茹、谷芽等和胃调肝，并借以助胃运药，且能防止单纯阴柔呆滞之弊。如久病入络，营虚血滞，脘部刺痛，按之亦痛，舌质紫者，尚需配合养营和血之当归、丹参等。

至于酸甘化阴法在临床的运用，从个人初步体会来看，

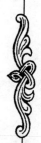

主要有如下几种具体方法：

（一）酸甘凉润法

此为将酸味药与甘寒滋阴生津的重剂配伍使用，使两阴相济以资助胃液和肝阴。用于胃阴耗伤的重症，脘中灼热疼痛，或嘈杂如饥而不欲食，甚则厌食不饥，咽燥，口干，口渴，大便干燥，舌质光红而干，苔少或无苔，或口舌起糜、生疳。治用酸味敛阴生津，且防胃虚肝气相乘；并取甘寒润泽之品，如鲜生地、鲜石斛、天冬、麦冬、天花粉、知母等，以滋阴润燥。至于因肾亏肝旺，阴虚血燥，肝邪横逆，耗伤胃液者，又当进一步重用滋养肝肾之品，如因火盛伤津而胃热内炽，脘中烧灼热辣疼痛，痛势急迫，心中懊恼，口苦口燥，渴而多饮，唇赤，苔黄质红绛，脉细数者，可在大队酸甘凉润的滋阴药中，酌情少佐黄连、黄芩、山栀等苦寒之品以清胃泄肝，取酸苦相伍以泄热存阴，苦甘合化，泄热润燥之意。虽然胃燥阴伤之症，每见虚火灼胃，但不能过予苦寒清火之品，必须采取滋阴制火，以润胜燥的原则，因苦药有劫伤胃阴之弊，对胃阴不足的虚火症尤当慎用、少用，叶天士曾提出"慎勿用苦燥劫伤胃汁"的告诫。

案一 卜某，男，38岁，门诊号28127。

胃痛5~6年，时时发作，此次发作持续2周不已，上腹脘部疼痛，痛势烧灼如辣，有压痛，自觉痞闷胀重，纳食不多，食后撑阻不适，口干欲饮，头昏，舌质光红中裂、无苔，脉细。是属胃阴耗伤，胃失濡润，而致纳运不健，胃气失和。治予酸甘凉润，和胃调气。

处方：麦冬、大生地各12g，炙甘草2.5g，白芍10g，乌梅5g，山楂肉、橘皮各6g。

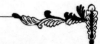

药服 3 剂，脘痛、灼热、痞胀、食后撑阻等症均止，舌苔新生，惟入脘部微有闷感，原方再服 3 剂，症状消失。

（二）酸甘柔润法

此为将酸味药与甘平养阴的轻剂配合使用，以化阴生津，调养肝胃，用于阴伤的轻症。仅见脘部痞胀隐痛，食不甘味，纳少，口微干，大便虽干不燥，苔薄欠润等胃津不足之候；或伴肝胃不和的病理变化，因久痛不愈，肝胃两伤，胃弱气滞，肝少滋荣，厥气横逆，而致虚实错见，兼有脘痛涉及胸胁，每因情志郁而加剧，噫嗳较舒等症。经投疏肝和胃理气药不效，且已不宜再用疏肝理气辛味香燥等耗动肝胃阴液之品者，治当用酸味养肝、敛肝，制其横逆之势，使肝气不致犯胃，复合甘平薄味濡柔之品，如干石斛、沙参、玉竹、扁豆、莲肉、谷芽等以养胃生津，使肝能得到滋荣。如虽见肝胃两伤之症，但尚无明显阴虚现象者，可取酸甘合化之法，用乌梅、白芍配伍甘草、大枣等以养胃缓肝，而不必直接用滋柔养阴的药物。

案二 彭某，男，29 岁，门诊号 395658。

有胃痛病史，近来当脘疼痛持续 3 周不愈，阵剧阵缓，痛势隐约如刺，甚则剧痛如锥，痛涉胸胁，脘宇胀结不舒，食少，喜食酸甜，每餐均需佐食腐乳一块，或饮酸醋，肠鸣，大便不实，色暗，时夹不消化食物（大便隐血试验，一度为强阳性），舌苔薄白，脉细弦。迭投疏肝和胃、苦辛通降、理气化瘀之剂，痛不能平，是属肝气犯胃，久痛入络，胃弱肝少滋荣，肝虚厥气横逆，宗"治肝安胃"之意，拟予酸甘合化，理气和营，缓急止痛。

处方：乌梅肉 6g，生楂肉 10g，炒白芍 12g，炙甘草

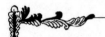

5g，大枣 3 枚，川楝子 10g，青皮 5g。

服药 6 剂，脘痛得止，食纳亦振，大便转黄，惟头昏、神疲、脉细。久延中虚，从原法参入补气建中意，加炒党参、炒白术 10g，培中以缓肝，再服 6 剂，病情稳定，疼痛不再反复。

（三）酸甘温润法

此为在酸甘柔润法的基础上，配合甘温补气类药物，以益气养阴，用于津虚不能化气，或气虚不能生津，而致气阴两虚，津气俱伤，生气薄弱，或肝阴与胃气交亏，既有阴津不足的症状，同时又见神疲、气短、音低、头昏、肢软、口淡、大便不畅或欠实，舌质淡红而光，脉虚细涩等气虚诸候。这类情况，虽见胃津和肝阴不足之象，但一般多未至胃燥阴伤，虚火内灼的严重程度，加之又有气虚的一面，故养阴当取上述酸甘柔润之法，不用或少用酸甘凉润的纯阴厚腻药，同时还当配伍补气的太子参、党参、黄芪、白术等，使酸与甘温相合，通过补气以化阴生津，对于津因气而虚者尤为要着。此外，即使单纯表现胃阴虚证，用酸甘柔润法而阴不复者，只要没有虚火现象，亦可根据"阳生阴长"之意，参以甘温补气之品。

案三 汪某，女，40 岁。

胃痛多年，脘部疼痛痞胀，噫气，泛恶，食少，纳后脘阻运迟，喜食酸味，大便常溏，面白不华，形瘦，神疲，气短，头昏，腿软，口唇干，苔少，舌质淡红欠润，脉细。经胃液分析：胃酸缺乏，无游离酸。诊断为萎缩性胃炎，从中虚胃弱，气阴两伤，运降失司论治。取酸甘温润，益气养阴和胃法。

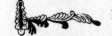

处方：乌梅肉 6g，白芍 10g，炙甘草 3g，川石斛 10g，炒麦冬 10g，太子参 12g，黄芪 10g，炒谷芽 1g，陈皮 5g，竹茹 10g。

服 5 剂后，脘部痞胀及疼痛减轻，噫气亦少，食纳好转，消化得健，守原法出入，继续服药调治一个阶段，随访观察，胃痛少作，体力亦有改善。既往终年噫嗳泛出胃液无酸味，经治后得有酸意。

五、临证体会

养胃阴法一般均以甘寒滋阴为主，酸甘化阴仅是一个侧面，由于酸与甘味的复合配伍，从而加强了养阴作用，但在临床应用时，还当根据病理表现，分别选择酸甘凉润、酸甘柔润、酸甘温润等各种不同的具体治法。

实践证明，酸甘化阴法用于阴虚胃痛，经现代医学检查诊断为萎缩性胃炎及溃疡病并发慢性胃炎久延不愈，胃酸缺乏的病例，均有较好的疗效。从病证推测其药理作用，这一疗法似有促进胃液分泌和增加胃酸的作用，与单纯用甘寒滋阴法对比，确有它的特点。

酸甘化阴法虽以养胃阴为其特长，但功能滋助五脏之阴。例如：山萸肉配地黄、杞子能补益肝肾真阴；乌梅配生地黄、阿胶能补肝体而滋阴血；枣仁合麦冬、百合可以滋养心阴；五味子配麦冬可以敛补肺阴等。虽然由于脏腑病位不同，选用药物有一定的差异，但基本都是以酸甘化阴法作为制方遣药的指导原则。由此说明，酸甘化阴法是适用于多种慢性内伤疾病和温热病后期表现阴虚症状的一种疗法。

通过对酸甘化阴法治疗胃痛的讨论，可知将不同性味的药物配伍组合，能够起到协同、促进或制约的关系，达到进

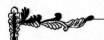

一步提高疗效的目的。为此，对治法方药的研究，必须重视探讨相互配伍后的作用，并阐明其原理，才能更好地为临床实践服务。

久　泻

"久泻"通称慢性腹泻，一般多由急性暴泻迁延不愈转归而成，亦可由其他多种原因导致，有的表现为异病同证，但也有表现为同病异证者，在辨证和治疗方面，均较"暴泻"复杂，为脾胃系统常见的主要病证之一。因此，既要掌握慢性腹泻的辨证施治，同时还当结合辨病，了解其特殊性。

一、补气健脾法

本法用于脾气虚弱，运化不健，腹泻时轻时重，大便或溏或稀，或夹有不消化食物，食少，脘闷腹胀，精神倦怠，面色萎黄，甚至面浮足肿，舌苔淡白，脉象缓弱。可用参苓白术散加减。如脾虚气滞，腹胀隐痛，可配木香；若夹湿者，一般仍从脾虚生湿着眼，通过补益脾气以化湿邪，但补虚不可纯用甘味，太甘则生湿，当佐以辛香醒脾助运之品；湿盛而见脘闷腹满苔腻的，白术可易苍术，再加川朴；脾运不健，食滞不化而致腹泻发作加重者，可酌加六曲、山楂、鸡内金、谷麦芽等以消食助运；湿食积滞明显时，当酌减补脾之品，或暂以治标为主；脾气虚弱的腹泻，反复不愈者，每易从气虚而发展至脾阳虚弱，治当配合温中运脾之法。

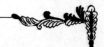

二、温中运脾法

本法用于脾虚内寒，阳气不振，大便经常稀薄，或有完谷不化，腹中冷痛，肠鸣，喜温喜按，畏寒肢冷，面色无华，舌苔淡白而润，脉细。处方可用理中汤加味。阳虚明显，畏寒，手足不温，可加附子、肉桂；腹胀冷痛可配川椒或荜澄茄；如脾胃虚寒而肠有湿热，泻下物有黏液，腹痛较显，腹泻发作加重，苔白罩黄者，可加黄连、茯苓，采取温清并施之法；如寒积在肠，腹泻时发时止，胀痛拒按，泻下不爽，混有黏冻，服温补药不效者，可暂伍温通法，配合肉桂、大黄；如脾虚病久，而致阳气下陷者，当配合益气升阳法。

三、益气升阳法

本法用于脾虚中气不振，清阳下陷，久泻不愈，大便溏薄，肛门下坠或脱出，食后即欲腹泻，或大便虽然次数增多，但仅软而不成形，腹胀或微痛，神疲气短，舌苔淡白，脉细弱。处方可用补中益气汤加减。腹胀痛者去白术，加苍术、木香，并可酌配葛根、羌活之类，鼓舞脾胃清气，且取"风能胜湿"之意。

四、温肾暖脾法

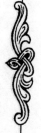

本法用于脾虚及肾，命门火衰，不能助脾腐熟水谷，久泻不愈，每在黎明五更时肠鸣腹痛，泻下淡黄稀水，夹有完谷，泻后疼痛得缓，大便日三四行，腹部觉冷，下肢畏寒，舌苔淡白润滑，质胖嫩，脉沉细无力。方用四神丸加味。偏于肾阳虚，怕冷明显的，加附子、肉桂、鹿角霜、钟乳石；

偏于脾虚的，配人参、白术、山药、扁豆、炮姜；如有滑脱者，应与固涩法同用；若脾阳虚寒证，用温中运脾法而疗效不著者，亦可取温肾补火之法，以助脾阳来复。

五、涩肠止泻法

本法亦称"固涩"法。用于脾肾阳虚，不能固摄，久泻谷道滑利，肛门脱出不收，大便滑泄不禁者。方用赤石脂禹余粮丸加诃子、石榴皮、肉豆蔻、龙骨、罂粟壳等，亦可吞服震灵丹。此法需与温补脾肾之法配合，方能取得协同效果，如肠道有湿滞者禁用。

六、抑肝扶脾法

本法用于肝旺脾弱，肝气犯脾，每因精神因素而致腹痛腹泻发作或加重，腹痛作胀，痛则欲泻，泻下溏薄，肠鸣攻痛，得矢气则痛减，平时常有胸胁胀满，脘痞，噫气，食少，舌苔薄白，脉弦。方用痛泻要方加香附、玫瑰花、佛手、青木香。如兼湿热内蕴，合戊己丸清热燥湿，泄肝和脾；肝郁而胸闷胁胀痛者，再加柴胡、枳壳；脾虚食少神疲者，再加太子参、山药、扁豆、谷芽。如肝脾不和，寒热错杂，可取苦辛酸合法，予乌梅丸。

七、酸甘敛补法

本法用于脾气虚弱，久泻伤阴，表现气阴两虚，既有虚浮、神倦、气短、腹胀，又见口干思饮、虚烦颧红、舌光剥无苔或起糜点等阴伤证候；或因肝气犯脾，气郁日久，化火伤阴，泻下如酱，黏滞不畅，口干口苦，胸膈烦闷，舌质红，苔黄，脉细弦数者。治用酸味收敛之品，与甘缓补益脾

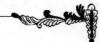

胃药配伍，使酸与甘合而化阴，药如乌梅、木瓜、白芍、甘草、麦冬、石斛等。脾气虚者，当配合甘淡补脾之品，参入参苓白术散意加减，不宜单纯柔润，以免碍脾；肝经有热者，可复入黄连、黄芩以苦泄之。

上列七法，是临床治疗慢性腹泻的基本方法，既各有其适应证候，但有时也须结合使用，根据具体情况，分清主次，适当配伍。

八、医案

案一 刘某，男，56岁。

腹泻年余，因食冷粥引起，大便日5~6次，质溏夹有黏冻，腹痛腹胀，肠鸣窜气，舌苔薄白腻，脉细。经西药及中药补气健脾、温肾助火等法治疗无效，乃从脾胃虚寒、肝气乘中施治，用苦辛酸甘法，仿乌梅丸加减。

处方：党参、诃子各9g，乌梅、桔梗各6g，制附片、炒黄芩各4.5g，炮姜、川椒壳、砂仁（后下）各3g，肉桂0.9g。

服药5剂，泻止，大便转实，每日1次。仅觉有时肠鸣，舌苔净，原法巩固而愈。

案二 黄某，男，46岁。

初诊（2001年9月21日）：多年来大便溏烂不实，入暮肠鸣，矢气频多，食油脂后大便更溏，腹部怕冷，手凉，苔淡黄薄腻，质暗，脉小。脾虚不健，治予温运。

处方：潞党参10g，炒苍白术各10g，炒怀山药15g，煨木香6g，砂仁3g（后下），炮姜3g，肉桂3g（后下），煨肉果6g，石榴皮10g，吴茱萸2g，焦楂曲各10g，桔梗5g，茯苓10g。7剂。

二诊（9月28日）：大便转实，每日一行，怕冷亦减，

苔黄，质暗红，脉细。原方再进7剂。

三诊（10月5日）：脾肾同治，大便正常，但时有肠鸣，矢气，苔薄黄腻，质暗红，脉细。脾虚气滞，腑气不调。原方加厚朴5g，陈皮6g，再服7剂巩固。

案三 邢某，男，70岁，退休工人。

初诊（1999年11月11日）：慢性腹泻7~8年，肠镜示"慢性非特异性溃疡性结肠炎"，既往有高血压性心脏病史，大便少则日1~2次，多则日7~8次，夹有黄黏冻，间有脓血，小腹隐痛，无里急后重现象，痛则下利，苔黄腻，质暗红，脉濡。肠腑湿热，气血失调。

处方：煨葛根20g，黄连5g，炒芩10g，生甘草3g，赤芍、白芍各10g，苦参10g，木香10g，桔梗5g，椿根白皮15g。

二诊（11月25日）：连服上药2周，腹泻基本控制，大便成形，上周曾有腹痛，日来减轻，舌红苔黄，脉濡。肠腑湿热，久泻脾虚。

处方：原方加炒玄胡10g，苍耳草15g，败酱草15g，地榆15g，凤尾草15g，石榴皮10g。

三诊（12月14日）：大便正常，日行1次，腹不痛，余无异常，舌暗红，苔黄，脉濡。清化湿热，健脾补虚，以求巩固，防止复发。

处方：香连丸每次5g，一日2次；参苓白术丸每次5g，一日2次。

九、临证体会

（一）注意脾虚夹湿和夹食的证候

泄泻的病变主脏属脾，病理因素主要为湿，因脾胃运化

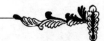

功能不调，小肠受盛和大肠传道失常所致。但暴泻为湿食等邪壅滞中焦，脾不能运，肠胃失和，不能分别水谷清浊，病属实证；久泻为脾虚生湿，健运无权，或因肝强脾弱，肝气乘脾，或因肾阳虚弱，不能助脾腐熟运化水谷，病属虚证。由于久泻往往为暴泻转归形成，既有从实转虚的主要方面，也有虚中夹实的情况，每在脾胃虚弱的基础上，因感受外邪（寒湿或湿热），饮食不节，而致病情加重，或引起急性发作，表现脾虚夹湿和夹食的证候。为此，既要掌握久泻的特点，也要注意与暴泻联系互参。

（二）治疗应以健脾化湿为主，掌握肝脾或脾肾同病

因为久泻的病理变化，主要为脾胃虚弱，运化不健，湿从内生，所以治疗原则应以健脾化湿为主，并掌握脏器之间的整体关系，即肝脾或脾肾同病，注意虚中夹实的证候，根据具体情况，采取各种治疗方法。

病毒性乙型肝炎

病毒性乙型肝炎不仅发病率高，有广泛的传染性，且有大量的病毒携带者，这类人群既是潜在的发病对象，并与肝硬化、肝癌有密切关系。清除病毒、调整免疫机能、改善肝组织损伤，是当前公认的治疗关键。但迄今国内外尚无特效的理想乙肝用药，中医中药在辨病的同时，发挥辨证论治的特长，适当联合应用解毒、化瘀、扶正补虚治法，更能取得

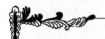

较好的疗效。

一、理论依据

（一）病理特点为湿热瘀毒郁结

由于乙型肝炎的症状相对隐伏，多无黄疸，或甚轻微，且病程多长，故湿热酿毒不仅可以郁于气分，且深入血分，从而导致病情的持续迁延，形成慢性化。概言之，它是湿热毒瘀等病理因素互相交结所致，而气病及血，"瘀毒"郁结，尤为病变的主要环节。因肝为藏血之脏，湿热毒邪伤肝，迁延持续不解，必致久病及血，瘀滞肝络，或湿瘀互结，或热郁血瘀，促使病情发展。

（二）脏腑病机为肝脾失调

无论湿热从外感受，还是从内而生，必然首犯中焦，困遏脾胃。脾喜燥恶湿，湿盛则困脾；胃喜润恶燥，热盛则伤胃，湿热蕴遏交蒸，土壅木郁，势必导致肝之疏泄失司，热毒瘀郁于肝，湿毒内蕴脾胃，表现"肝热脾湿"之候，久则肝脾两伤，甚则病及于肾。

（三）病理性质为邪实正虚

正因为湿热毒瘀互结是本病发病的病理基础，且贯穿于疾病的始终，所以其病理性质主要属于邪实，但邪毒久羁，热伤阴血，湿伤气、阳，又可表现为虚实错杂的现象。基于病邪和脏腑之间的相关性，常多表现肝肾阴血虚耗，或脾肾气虚、阳虚的不同发展趋向。

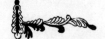

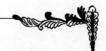

二、辨证分类

病毒性乙型肝炎的辨证，目前尚未取得一致见解，检阅临床报道，证型繁多不一，这既提示了本病病理变化的复杂性，治疗不应简化为一病一方，但也不利于突出辨证的基本规律。笔者认为按照邪正虚实，脏腑病机的主要表现，作为分证依据，虽较粗略，但辨证界线比较清楚明确，切合临床应用。

（一）湿热瘀毒证

肝区胀痛或刺痛，纳差，脘痞，泛恶，腹胀，两腿酸重，口干苦黏，大便溏垢或秘，小便黄，面色暗滞，或见血缕，舌苔腻、色黄或白，质暗红或有瘀斑，脉弦或濡数。

辨证要领：

1.湿与热合具有两重性，既应辨其主次偏盛，还应把握其消长转化。

2.气病久则及血，血瘀必致气滞，故气滞与血瘀既可相关同病，又有先后主次的不同。

3.血瘀既可因湿毒蕴结，也可由热毒郁蒸所致。

（二）正虚毒郁证

肝区隐痛或胀痛不适，不耐疲劳，头昏，腿酸，口苦黏，有时腹胀，大便溏，小便时黄，面色黄滞，舌苔薄腻或中后部黄腻，质隐紫或有瘀斑，脉细弦或濡软。

辨证要领：

1.辨正虚与邪实的侧重，注意其消长。

2.区别肝与脾两者病变的因果主次关系。掌握病机的具

体变化，如"土壅木郁""土虚木乘""土不栽木""木不疏土""肝郁脾虚"等。

3.注意病理性质，肝病是阴虚还是血虚，脾病是气虚还是阳虚。

4.辨湿、热、毒、瘀的主次与兼夹。肝虚往往兼有气滞、火郁或血瘀；脾虚往往兼有湿困、热郁。

5.肝脾同病，久必及肾，或见肝肾阴虚，或见脾肾阳虚。

三、治法方药

由于病毒性乙型肝炎的基本病理是湿热瘀毒，肝脾不调。因此，治疗当以清化瘀毒，调养肝脾为主要大法。针对邪正虚实的不同及其演变发展，分别施治。

（一）清化瘀毒法

一般指清解泄化湿热瘀毒而言，同时寓有化肝解毒之意。所谓"化肝"有清化郁火，化解肝毒，化瘀滞，通肝络等含义。适用于湿热瘀毒证，病情活动，病毒复制指标持续阳性，正虚不著者。

基本方药：虎杖、平地木、半枝莲、土茯苓各15~20g，垂盆草30g，田基黄15g，败酱草15g，贯众10g，片姜黄10g。

药用虎杖、平地木为主，入血解毒，清热利湿；辅以垂盆草、田基黄、土茯苓清热利湿解毒；佐入败酱草、贯众清热解毒活血；取姜黄活血行气，入肝为使。

配伍：湿热中阻，加炒黄芩、厚朴；肠腑湿热，加凤尾草、败酱草；湿热在下，加炒苍术、黄柏；湿热发黄加茵陈、黑山栀；热毒偏重，加龙胆草、大青叶；谷丙转氨酶增

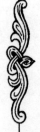

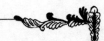

高加蒲公英；湿浊偏重加煨草果、晚蚕沙；血分瘀热，加白花蛇舌草、制大黄；营血热盛酌加水牛角片、牡丹皮、紫草；肝郁血瘀加土鳖虫、马鞭草。其他随证加味：如胁痛配延胡索、广郁金；食欲不振，配鸡内金、炒谷芽；泛恶配白蔻仁、橘皮；衄血，配茜草根、白茅根。

（二）扶正解毒法

本法旨在一方面调养肝脾，匡正以祛邪；一方面清化湿热瘀毒，祛邪以复正。将扶正与解毒两法复合应用，相反以相成。适用于正虚邪恋，虚实夹杂，正气虚弱，邪毒内伏，病势迁延者。

基本方药：太子参 12g，焦白术 10g，茯苓 10g，杞子 10g，制黄精 10g，虎杖 15g，土茯苓 20g，半枝莲 15g，丹参 10g。

药用太子参、白术、茯苓补气健脾渗湿；辅以杞子、黄精平补肝肾；佐以虎杖、土茯苓、半枝莲凉血解毒利湿；取丹参为使，入血凉血活血。

配伍：肝血虚加当归、白芍；肝肾阴虚酌加桑椹子、炙女贞子、制首乌；谷丙转氨酶高者加五味子（杵）；阴虚有热加大生地黄、金钗石斛；脾虚酌加党参、黄芪；肾阳虚加淫羊藿、菟丝子。肝郁气滞加柴胡、香附；化火加山栀、牡丹皮；血瘀加桃仁、山甲；湿困加苍术、厚朴；热蕴加茵陈、蒲公英。

四、医案

案一　乙型肝炎（湿热瘀毒证）

夏某，男，7岁。

病史：今年 4 月份因幼儿园肝炎流行，普查发现肝功能异常，ALT100IU、HBsAg（＋），经服肝泰乐、肝舒乐、维生素 C 及中药，未见好转，7 月初复查肝功能：ALT400IU，HBsAg（＋），乃来我院就诊。

现症：无明显自觉不适，小便时黄，舌苔薄黄腻，质红，脉小数。

辨证施治：湿热瘀毒互结，治予清化瘀毒。

处方：土茯苓、虎杖、平地木、大青叶、红藤、蒲公英各 15g，半边莲 20g，垂盆草 30g，紫草 10g，炒黄柏 6g，升麻 3g。

连服 35 剂，精神好转，眠食俱佳，惟大便时有不消化状，复查肝功能 ALT55IU，HBsAg（－），原方去大青叶、紫草，加败酱草 12g，炙鸡内金 6g，继服 15 剂，再查肝功能、HBsAg 均属正常。

案二　慢性迁延性肝炎（正虚毒郁证）

乔某，男，5 岁。

病史：去年 11 月在防疫站普查肝功能 ALT75IU，HBSAg（＋），以后复查 5 次均为阳性，经中西药治疗未见好转，迁延至今半年以上，于今年 5 月中旬来诊。

现症：面色欠华，夜卧出汗，口干，尿黄，舌苔薄黄腻，质红，脉细。

辨证施治：湿热瘀郁，气阴两伤。治予清化瘀毒，益气养阴。

处方：虎杖、平地木、红藤各 15g，贯众、黄芪、黄精各 12g，川石斛、黑料豆各 10g，甘草 3g，糯稻根 15g，连服 25 剂后，查肝功能、HBsAg 均（－），继进 20 剂后，复查肝功能均为（－），HBsAg＜1：16。

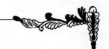

案三　慢性活动性肝炎（湿热瘀毒证）

曾某，男，32 岁，干部。

病史：肝病 5 年，多方治疗，迁延持续不愈，近住某医院查肝功：麝浊 20IU、麝絮（＋＋＋＋），HBsAg1 ：4096，抗 HBC（＋），蛋白电泳 γ 球蛋白 31%。

现症：肝区胀痛时作，食后脘部胀痛纳差，或有泛恶，腹胀不舒，大便溏而欠实，口干或黏，不欲饮水，舌苔中部淡黄腻，质紫，边有齿印，脉细弦。

辨证施治：湿热瘀郁，肝脾不调。治予清化湿热瘀毒。

处方：贯众、虎杖、败酱草、土茯苓各 15g，平地木、红藤各 25g，炒苍术、炒黄芩、广郁金、黑料豆、佩兰、泽兰、炙鸡内金各 10g，生甘草 3g。

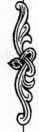

上方断续进服 80 剂，中途因左手严重轧伤，停药 75 天，曾查 HBsAg（－），隔半载后来我院复查肝功能：麝浊 14IU、锌浊 18IU、白球蛋白比例为 4.25 ：3.05，ALT 正常，HBsAg（－），蛋白电泳图形正常。自觉纳后脘胀，食少不香，口干黏减而不净，腹坠时有登圊之感，大便日行，质烂，尿黄，舌苔中部黄腻，质紫，脉细。治守原意，去黄芩、郁金，加炒黄柏 10g，凤尾草 12g，继服，以清余毒。

案四　乙肝表面抗原携带者（正虚毒郁证）

张某，女，50 岁，干部。

病史：体检时查肝功能发现 HBsAg（＋），再次复查，血凝法为 1 ：128，故来医院就诊。

现症：面色不华，精神较差，月事三月不潮，余无明显不适，舌苔薄质红，脉细。

辨证施治：年届七七，阴气已衰，肝肾亏虚，湿热瘀毒内蕴。治予扶正解毒，补益气阴。

处方：太子参、炙黄精、大生地、楮实子各 12，制首乌、桑椹子、晚蚕沙（包）、牡丹皮、贯众各 6g，丹参 10g，虎杖 20g，二妙丸 10g（包）。

连续服用 4 个月，查肝功能正常，HBsAg1：16，面色/形体、精神状态均有改善，月经已见来潮 2 次，大便偏干，口时苦，舌苔薄，质红，脉细。继守原方巩固。

案五 乙肝表面抗原携带者（正虚毒郁证）

张某，男，37 岁，科技人员。

病史：上月体检发现 HBsAg（+），近查肝功的各项指标均正常，HBsAg1：512。

现症：肝区间有刺痛，有时神疲，苔薄黄腻，舌边尖稍红，脉象带弦。

辨证施治：正虚邪恋，湿热瘀郁。治宜扶正解毒。

处方：虎杖 12g，平地木 15g，红藤 15g，土茯苓 15g，黑料豆 12g，贯众 6g，炙黄精 10g，太子参 12g，楮实子 12g，陈皮 5g。

上方服用 1 个月复诊，自觉右胁下及右腰背牵拉不适，畏寒怕冷，食纳不佳，脉细，舌质隐紫，舌苔中后部白腻。从肝经湿热，肝气不疏，脾不健运治疗。

处方：虎杖 12g，平地木 15g，红藤 15g，土茯苓 15g，黑料豆 12g，贯众 6g，制香附 10g，佩兰 10g，炙黄精 10g，楮实子 10g，炒枳实 6g，炒谷芽、炒麦芽各 10g。

再服 2 个月，复查 HBsAg（-），守原法，去香附、枳实，加片姜黄 10g，郁金 10g。继续服药 2 个月，再次复查 HBsAg（-）。嘱其守原方再服 1~2 个月以求巩固。

案六 乙型肝炎（湿热瘀毒证）

单某，男，27 岁，工人。

病史：去年5月因乏力纳差。查肝功能发现异常，黄疸指数7IU，谷丙转氨酶97IU，HBsAg（＋）。自觉肝区隐痛，恶心欲吐，四肢无力，就医治疗。拟诊为乙型肝炎，先后用过多种中西药物半年以上，反复查肝功能8次，谷丙转氨酶时高时降，HBsAg始终为阳性，最近在某医院复查肝功能，麝浊8IU，HBsAg（＋），乃于同年11月来我院治疗。

现症：肝区时有隐痛，恶心欲吐，纳谷欠香，疲乏无力，口干，大便日行2次，但不溏，舌苔薄黄腻，质暗红，脉小弦滑。

辨证施治：肝经湿热瘀结，木郁不能疏土。治拟化肝解毒，以复其疏泄。

处方：平地木、虎杖、红藤各20g，土茯苓15g，贯众、紫草、黑料豆各10g，甘草3g，二妙丸12g（包煎）。

服40剂后，复查HBsAg（－）。ALT 58IU。自觉症状亦逐渐消失，原方加垂盆草30g，再服25剂，1个月后复查HBsAg（－）、谷丙转氨酶（－）。但尚不耐疲劳，上方去紫草、土茯苓、垂盆草，加炙首乌、炙黄精、大生地各12g，以扶正固本。再服一疗程后，复查肝功能（－），HBsAg对流法、血凝法均为（－）。

案七　乙型肝炎（正虚毒郁证）

莫某，女，26岁，学生。

病史：前年5月份因肝区不适，乏力，查肝功能异常，谷丙转氨酶215IU，麝浊、锌浊均增高，HBsAg血凝法1：128，经用左旋咪唑、肌苷、肝舒乐、黄芩苷、黄芪针及中药等治疗10个月，每月复查肝功能1次。ALT一度下降，旋又回升，HBsAg始终阳性，近查ALT 121IU，HBsAg对流法（＋），麝浊IILU，锌浊13IU，蛋白电泳 γ28.1%，

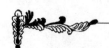

乃转来我院治疗。

现症：肝区时有不适，口干唇红，或见齿鼻衄血，两颧部红，有赤缕布露，腿酸乏力，大便干，少行，尿黄，舌苔中后部黄腻，质红，有瘀点，脉细弦滑。

辨证施治：湿热瘀结不化，肝阴耗伤，病渐及肾。拟予化肝解毒以治其标，佐以滋柔肝肾兼顾其本。

处方：平地木、虎杖、红藤各20g，贯众10g，黑料豆、石斛、大生地、旱莲草各12g，甘草3g。

连服20剂，因面部散发颗粒，瘙痒不适，以清血解毒。

上方加炒黄柏6g，紫草、牡丹皮各10g，大青叶、半边莲各15g。

再服15剂，复查HBsAg（－）、ALT（＋）、麝浊8IU、锌浊13IU、蛋白电泳γ23%，自觉症状亦逐渐改善，肝区不适感消失，衄血能止，两颧红赤消退，口干已不显著，舌苔薄黄腻，质红，脉小。肝经湿热瘀毒渐化，但阴伤难以骤复，防其湿热复萌。再予化肝解毒，滋养肝肾，标本兼顾。

处方：平地木、虎杖、红藤各20g，黄柏6g，牡丹皮10g，大生地15g，川石斛、旱莲草、大麦冬、炙黄精、炙首乌各12g，甘草3g。

再服30剂。复查肝功能正常，HBsAg对流法、血凝法均为阴性，蛋白电泳γ19%，守原方继续服药以求巩固，每月复查1次肝功能及HBsAg、蛋白电泳，先后共7次，均属正常，无何反复。

案八　乙型肝炎（正虚毒郁证）
茅某，男，40岁，教师。
病史：肝炎病史2年，肝功能明显异常，多次血查

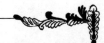

HBsAg 血凝法均为阳性，ALT 经用辅酶 A、ATP、B 族维生素、维生素 C、肝泰乐、左旋咪唑、肌苷、黄芩苷及黄芪注射剂等无改善，乃来我院要求服中药治疗。

现症：肝区隐痛，有时胀疼，疲劳乏力，面浮，两颊有大片黑斑显布，腰酸，下肢怕冷，两足跟痛，左侧为甚，大便偶溏，小便或黄，口中酸黏发腻，舌有麻感，舌苔淡黄薄腻，舌质隐紫、胖大有齿印，脉细。

辨证施治：湿热瘀结，肝脾两伤，久病及肾。治拟化肝解毒，温养肾气。

处方：虎杖、平地木、红藤各 20g，土茯苓 15g，贯众 10g，黑料豆 12g，甘草 3g，太子参 12g，淫羊藿 10g，甘杞子、炙首乌各 12g，炒延胡索 10g，二妙丸 10g（包煎）。

连服 45 剂，诸症均有显减，肝区隐痛、足跟痛、疲劳俱见好转，面部黑斑亦淡，舌麻及口中酸黏消失，舌苔化薄，舌体胖大有改善，复查 HBsAg 血凝法 1∶8192，ALT 49 IU。原方去贯众、延胡索、二妙丸，加补骨脂 10g，楮实子、炙黄精各 12g。

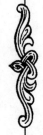

再服 45 剂，复查 HBsAg 血凝法 1∶2048。自觉右胁有时胀而不适，但隐痛已少发作，面部黑斑消退不净，足跟尚感酸胀，腰酸不耐劳累，口稍干、饮水不多，上方再去太子参、补骨脂、楮实子，加炙黄芪、大熟地各 12g，续服 1 个疗程，复查 HBsAg 血凝法 1∶1024，肝功正常。守原方续治 1 个疗程，复查 HBsAg 血凝法 <1∶16，肝功正常。先后共治 6 个月，取得显著的近期疗效。

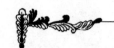

五、临证体会

（一）求因施治当清化瘀毒

根据临床实践体会，慢性乙型肝炎的病理特点是湿热瘀毒互相交结所致，而气病及血，"瘀毒"郁结，尤为病变的主要环节。因肝为藏血之脏，湿热毒邪伤肝，迁延持续不解，必致久病及血，瘀滞肝络，或湿瘀互结，或热郁血瘀，促使病情发展。由此可知，湿热毒瘀互结是发病的病理基础，且贯穿于疾病的始终，为我们确立清化瘀毒这一治疗原则提供了理论依据。所谓清化淤毒，意指清解泄化湿热互结所致的淤毒，包括凉血和血、化解肝毒、化瘀滞、通肝络等作用，通过凉血以解毒、和血以化瘀。适用于湿热瘀毒证，如面色暗红、两颧布有赤丝血缕、颈胸部散发血痣赤点、手掌鱼际殷红、舌质紫等。实验不仅提示清化瘀毒方药有明显的抗乙肝病毒作用，且已证实有改善肝组织病理性损伤的作用，为应用清化瘀毒法提供了病原治疗及病理形态学方面的佐证。

（二）扶正抗邪须调养肝脾

中医学认为本病无论湿热从外感受，还是从内而生，必然首犯中焦，困遏脾胃。脾喜燥恶湿，湿盛则困脾；胃喜润恶燥，热盛则伤胃。湿热交蒸，土壅木郁，势必导致肝之疏泄失司、热毒瘀郁于肝、湿毒内蕴脾胃，表现"肝热脾湿"之候，但邪毒久羁，热伤阴血，湿伤气阳，又可表现虚实错杂的现象；久则肝脾两伤，甚至病及于肾，为确立调养肝脾这一治疗原则提供了理论依据。调养肝脾的具体治法虽有多端，概言之，一般多以养肝健脾为主法，匡正以祛邪，并在扶正的基

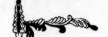

础上参以清化瘀毒，相反以相成。适用于正虚邪恋，肝脾不调，进而肝脾两虚，邪毒内郁，病势迁延趋向慢性化的患者。实验表明：扶正解毒方药对大鼠、小鼠多种原因所致肝脏损伤的动物模型，有良好的保护和再生作用，从而证实了扶正与解毒两法复合应用的药效机理和调养肝脾、扶正治本的重要性。

（三）祛邪扶正应密切相关

因慢性乙型肝炎总属邪盛而致伤正，且尤以"瘀毒"郁结为其病理特点，故对湿热瘀毒互结的实证，治当以祛邪为主，祛邪即寓扶正之意，治疗重在清化湿热、化解肝毒、凉血化瘀。动物实验证明，清化瘀毒及扶正解毒两方，对鸭乙肝病毒的体外、体内试验均有明显抑制作用。临床实践亦表明，随着病情好转，主症的消失和减轻，HBeAg、HBsAg的转阴率分别为66.91%、38.54%，提示邪祛则正复。但另一方面湿热瘀毒交结，久必耗伤肝阴，损及脾气，表现正虚毒郁的虚实夹杂证，治疗又当调养肝脾，兼以清化瘀毒。动物及临床实践提示，应用清化瘀毒及扶正解毒两方后，ALT、AST、TBIL 均迅速恢复正常。组织学观察，肝脏组织及细胞损害亦明显轻于对照组，说明对肝脏有良好的保护作用，同时还具有调节免疫紊乱，增强机体抗病能力的作用，证实扶正与祛邪的互补关系。

重症肝炎

重症肝炎主要包括急性、亚急性两类，与慢性重症肝炎

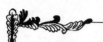

亦有密切关系。是因急剧而广泛的肝坏死、肝功能严重损害所致的一种危重病症。胆红素 > 170μmol/L，谷丙转氨酶 > 1000IU，甚至下降，呈胆酶分离，凝血酶原时间明显延长，低于40%，血清胆碱酯酶、胆固醇降低，B超肝脏缩小。具有发病急、病情进展快、病势重、变症多、治疗棘手、死亡率高（60%~70%）等特点，临床主要表现为骤然起病、身目发黄、迅速加深、尿色深黄量少、乏力、纳差、恶心、呕吐、口中臭秽、出血、身热、烦躁、谵语、昏迷、腹水等症。

由于本病以黄疸为突出的主症，而其临床表现又显示其病重势急，故中医历来多将其归属于"急黄"范畴。并因认识到具有传染特点而称之为"瘟黄""天行发黄"，合并出血、腹水时，则与"血证""臌胀"等病证有关。如与《诸病源候论》所列"因黄发血候""疸水候"等条目极为类似。

其病因有二：一为外感湿热疫毒，经口直犯中焦；一为饮食不节（洁），恣食肥甘，嗜酒太过，困遏脾运，湿浊内生，郁而化热。此外，亦有因黄疸肝炎久延失治，或复加药毒损肝所致者。而输血感染，邪毒直入血分致病，亦并非罕见。湿热虽有外受、内生之别，但又常因内外交蒸而发病，且尤以与时行疫毒相合伤人为其发病特点，故其病势急重凶险多变。发病机理为湿热壅盛，内蕴中焦，由脾胃熏蒸肝胆，疫毒炽盛者，迅即深入营血，内陷心肝，充斥三焦，多脏受累，变症丛生。病理性质属实，且可因热毒内陷，阴气耗竭，邪闭正脱。

当前用中西医结合治疗本病，有较大进展，据有关资料显示，其存活率在44%~68%之间，而中医药常能发挥其重要作用，在中医疗法中，辨证论治仍占主导地位，且在不少

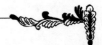

方面显示其优势。为此，掌握重症肝炎的理论要领和具体应用，直接关系到临床辨治水平及疗效高低。

辨证方面，中华中医学会内科肝病专业委员会将本病分为毒热炽盛、热入心包、痰浊内闭、瘀血发黄、寒湿发黄、肝肾阳衰六个证型，《国家标准应用——中医内科疾病诊疗常规》分为湿热毒蕴、毒入营血、疫毒内闭三证，亦有分为湿热瘟毒、气营两燔、邪陷心包三种证型者，更有主张简化为热毒炽盛、热毒内陷两证者，又有分为疫毒火热炽盛、湿热毒邪内蕴、正虚邪毒内传三型，或分湿热壅盛、热毒内陷、水湿内停三型者。从上可知，目前中医对本病的分型，在认识上尚难取得共识，且各有见解，但多以湿、热、火、毒、瘀等基本病理因素为依据，若能审症求因，识其主次，自能据此指导立法选方组药。同时还需了解，由于本病进展迅速，往往一证未了，另一证已见，且常与高热、昏迷、血证、抽搐、臌胀、厥脱并见。因此在治疗主证时，既要掌握主证之间的转化兼夹，还要注意与其他证候的兼夹并见，综合救疗，不能顾此失彼。

现据以上认识，概述其辨治要点如下。

一、清热祛湿，治有主次

湿热成疸，肇自《内经》"湿热相交，民当病瘅"（《素问·玉机真脏论》）；《丹溪心法》更为突出地强调"疸不用分其五，同是湿热"。这些观点已被历代诸家沿用至今，基本成为定论，且为当今引申为治疗肝炎的理论依据。笔者认为湿热蕴结是肝炎的始动病理因素，且贯穿于病的全过程，涉及各种类型及多种证候，不仅是黄疸型，虽无黄疸型亦概莫能外。即使阴黄寒湿证，起始亦可有湿热过程。湿热所在

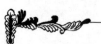

病位，首犯中焦，湿盛则困脾，热重则犯胃，故尤在泾说："胃热与脾湿，乃黄病之源也。"湿热交蒸，由脾胃而熏蒸肝胆，肝胆疏泄失司，胆液不循常道，则外溢肌肤而发黄。

由于湿与热的主次消长变化，临床必须辨清热偏重、湿偏重、湿热并重三类倾向。一般而言，辨别湿与热的轻重，多以黄疸色泽为主要依据，临证不仅要辨湿热阳黄与寒湿阴黄之异，还要辨阳黄湿与热的主次。阳黄热重于湿者，黄色鲜明如橘色；若呈金黄色，则为疫毒炽盛之急黄重症；湿重于热者，黄色暗浊而不光亮，但又有别于阴黄之晦暗如烟熏。必须指出，如仅凭黄疸色泽辨病理性质，不从症、舌、脉综合判断，又可能出现以偏概全之误。

就重症肝炎而言，一般多为阳黄之重症，但仍有热重、湿重之异。热重于湿者，主在阳明胃，症见发热、口渴欲饮、心烦懊侬、腹满痛、大便干结、舌苔黄厚少津、脉弦滑而数；湿重于热者，主在太阴脾，症见身热不扬、渴不多饮、口黏腻、胸闷腹胀、呕恶、大便溏烂不爽、舌苔腻、底白罩黄、脉缓滑或濡数。湿热并重者，多为湿遏热伏，相互郁蒸，胶结不化，故其病情重急、病势缠绵、不易速解、黄色深重、胸闷烦躁、身热、困倦、嗜睡、大便黏滞不爽、舌苔黄腻、脉滑数。

治疗原则当以清热祛湿为主。清热药性多苦寒，其特点是寒可清热，苦能燥湿，但毕竟以清热为长。祛湿的具体治法涉及多个方面：湿在上焦而有卫表症状者，当芳香化湿（浊）；湿在中焦，困遏脾运者，当苦温燥湿；湿蕴下焦，小便不利者，当淡渗利湿，如《金匮要略》即说："诸病黄家，但当利其小便。"当前对黄疸肝炎的治疗均倡化湿邪、利小便为基本大法，但化湿仅属祛湿法之一。湿与热的

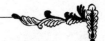

交互郁蒸，是发病的基本要素，仅恃"无湿不成疸"之说，尚难体现重症肝炎的病理特点，因本病总以湿热为多见，而湿从寒化者实属少数。为此，清热与祛湿必须兼顾，湿祛则热孤，热清则湿化。临证当同中求异，针对湿与热的主次及动态转化，选方组药。热重于湿者，用茵陈蒿汤、黄连解毒汤合方；湿重于热者，可用茵陈胃苓汤、一加减藿香正气散合方；湿热并重者，则用甘露消毒丹、茵陈蒿汤合方。

常用基本药为茵陈、山栀、黄柏、黄芩、田基黄、鸡骨草、蒲公英、垂盆草、连翘、苦参、广郁金等。热重加大黄、黄连、龙胆草、板蓝根等；湿重，郁遏卫表，寒热，身楚酸困，胸闷，苔白罩黄，加秦艽、豆卷、藿香、佩兰疏表祛湿、芳香化浊；湿困中焦，胸闷脘痞，恶心呕吐，腹胀，大便溏垢，口中黏腻，加苍术、厚朴、法半夏、陈皮、白蔻仁等苦温燥湿；舌苔厚浊，腹胀满者，配草果、槟榔硫利宣泄；湿在下焦，小便黄赤热涩，量少不利，加赤苓、猪苓、泽泻、通草、车前草、碧玉散等淡渗利湿。

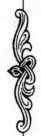

总之，湿热是黄疸肝炎的病理基础，无论何类证候，均当以清热祛湿为其基本治法，根据湿与热的主次变化，从药味多少、药量轻重两方面加以调配。必须注意苦寒太过常易损伤脾胃，即使偏于热重，在病势获得顿挫后，亦应酌情减轻药量，不宜大剂持续滥用。

二、清热解毒，当分气血

由于重症肝炎的病理特点，在于湿热夹时行疫毒伤人，这是与一般肝炎湿热证的不同之处，临床虽以热毒为多见，但具体而言，在起始阶段，常见湿热酿毒，弥漫三焦，而湿毒、热毒主次有别，进而热毒化火，从气入血，又见火毒、

血毒之候，并有在气、在血的主次动态变化，及气营（血）两燔之异。在气以黄疸、发热为主要表现；在血以出血、昏迷为主要表现；气血两燔则不仅以上各证并见，且症情更重，多脏受累，变证迭起，出现痉厥动风、烦躁谵妄等危重表现。

从上可知热毒炽盛实是疫黄重症的主要病机，清热解毒是其重要治则。但因毒邪性质多端，毒力强弱亦有差别，故解毒的具体内涵，还有清热、祛湿、泻火、凉血之分。同时由于本病发展迅速，邪在气分历时较短，很快涉及营分，波及血分，故还有清气分热毒为主、清血分热毒为主及气血两清的不同。

在气分阶段，每见热极化火，火毒炽盛，燔灼阳明，腑实热结，若能及时采用泻火解毒、通腑泄热之法，力争阻断病势，免其侵入营血，可望提高存活率。可用栀子金花汤、龙胆泻肝汤、当归龙荟丸、五味消毒饮等方化裁，药如黄连、黄芩、山栀、龙胆草、大黄、大青叶、茵陈等。热毒深入营血，热壅血瘀，则全身症状急剧加重，疸色深黄如金，口秽喷人，随时有动血、出血、邪毒内陷、厥闭、动风之变。治当清营凉血以解毒，凉血活血以散瘀。可用千金犀角散，药如水牛角片、玄参、紫草、牡丹皮、赤芍、生地黄、升麻等。同时，由于热毒从气入血，多具气血两燔之证，故又应清气凉血、泻火解毒，参照清瘟败毒饮方意，合凉血解毒与泻火解毒诸药于一炉，审其气与血的主次轻重组方。

三、腑实热结，主以通泄

由于重症肝炎"疫黄"的始动因素，与酒食甘肥不节（洁）密切相关，多为湿热疫毒内蕴中焦，由脾胃而熏蒸肝

130

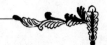

胆。脾湿胃热相互郁蒸，壅结阳明，腑实热结，邪毒壅滞，不得外泄，是气热传营入血的重要病理环节。

腑实热结的具体病理特点约而言之有三：一为湿热与肠中糟粕互结，表现"湿热夹滞"之候，症见便溏黏滞不爽、粪色如酱、脘痞呕恶腹满、身热不扬、舌苔黄厚腻、脉濡滑而数；二为湿热化燥，"腑实燥结"，症见便秘、或干结如栗、腹满胀痛、拒按、烦躁谵语、午后热甚、舌苔黄燥、脉滑数；三为热与血结，瘀热里结阳明，症见便秘，或便色如漆而易、腹部硬满急痛、身热夜甚、神志或清或乱、口干而不多饮、苔焦黄、舌质暗紫、脉沉实。

泻下通腑是中医历来公认治疗阳黄、急黄行之有效的重要治法，而以大黄为首选，古人治疸诸方中用大黄者约占三分之一，常用的茵陈蒿汤堪称治疗湿热发黄的基础方，方中即以大黄为重要的主药，本品为"足太阳、手足用明、手足厥阴五经血分药"，其性苦寒，能清热泻火、通下退黄、凉血解毒、化瘀止血，可作用于重症肝炎的多个病理环节，故其应用指征不仅在于有无腑实便秘，举凡湿、热、火、瘀诸类邪毒壅盛者皆可用之，即使寒湿瘀结亦可与温化药配伍并用。临床可根据病情斟酌用量，一般多用生大黄，每日 10~20g，或从常规量递增，如服药困难，可用 30g 煎取 100mL，保留灌肠，每日 2 次，以畅利为度；大便溏烂，可用制大黄，每日 6~10g，连续数日后，有时大便稀溏反见好转。

至于大黄的辨证配伍应用，尤为中医临床之特色，仅就腑实热结与泻下通腑而言，即寓有下积滞、下热毒、下瘀热等多种作用。湿热夹滞治当清热化湿，导滞缓泻，用大黄合枳实、厚朴，轻剂频下；腑实燥结则当大黄与枳实、芒硝

并用，苦寒下夺，以泻实热；瘀热里结阳明，又须大黄与芒硝、桃仁、牡丹皮合用，驱逐瘀热，通腑下结。若属肝胆湿热，疏泄失司，腑气传导不利，则应苦寒下夺与疏泄肝胆并施，再配柴胡、黄芩、赤芍、半夏等。

总之，在急黄的全过程，大黄应用极为广泛，它具有通腑退黄，荡涤热毒，减少肠道有毒物质的吸收，保肝护肝，防止邪毒内陷，扭转危急之功。

四、瘀热相搏，凉血化瘀

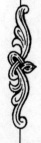

重症肝炎在湿热疫毒深入营血的极期，由于热毒化火，火热炽盛，热蕴营血，煎熬熏蒸，热与血搏，而致血液稠浊，血涩不畅，形成瘀血。血瘀又可郁酿化热，而致血热愈炽，血热与血瘀互为因果，表现瘀热相搏的一系列证候，如瘀热发黄、瘀热血溢、瘀热水结、瘀热阻窍等证。

瘀热郁于血分，常易促使黄疸迅速进一步加深，持续难退，病程超过10天至两周者，标志病情的恶化、难治。正如仲景所说："黄疸之病，当以十八日为期，治之十日以上瘥，反剧为难治。"由此可知瘀热发黄与一般单纯的湿热发黄轻重差异极大。

瘀热动血，具有血热与血瘀并见的特点，表现多个部位的出血，量多势急，血色暗红、深紫，或夹有血块，质浓而稠，或肌肤瘀斑成片。对吐血、黑便的患者要特别提高警惕，防止出现血脱危候。若瘀热壅阻下焦，肾和膀胱气化不利，瘀阻水停，可见尿少赤涩、腹胀尿闭等"瘀热水结"证候。与现今所说之并发急性肾功能衰竭、肝肾综合征同义。

至于瘀热阻窍，扰乱神明者，则多与瘀热里结阳明，腑热上冲，热毒内陷心包相互有关，可见烦躁、谵妄、嗜睡、

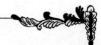

神昏、痉厥等危候。

综上所述，血热和血瘀两种病理因素共同参与，是构成重症肝炎瘀热相搏的病理基础，从而为应用凉血化瘀治法提供了理论依据。具体言之，就是将凉血与化瘀两类功效或双重作用的药物组合配方，辨证治疗瘀热所致的一系列证候。

凉血与化瘀联合应用治疗重症肝炎的主要药效作用如下：

退黄：凉血可以清解血分热毒，毒解黄易除；化瘀可以阻止瘀郁生热，脉通血畅，有利于改善肝胆疏泄功能，加速黄疸的消退。

止血：血得热则行，血凉自可循经；瘀阻则血涩，瘀化则脉道通利，血自畅行，从而控制因瘀热动血所致的出血、发斑。

利尿：清血分之热，可免搏血为瘀，防止瘀热壅阻下焦，影响肾和膀胱的气化；化瘀能使脉络通畅，水津得以布散，不致血瘀水停，从而达到化瘀利水的目的。

醒神：瘀热闭滞窍络，神机失用者，凉血与化瘀合用，可使瘀热分消，营热透而窍络通。

凉血化瘀方，当首推《千金要方》之犀角地黄汤，该方用治伤寒及温病应发汗而不汗之，内蓄血者，及鼻衄吐血不尽，内余瘀血、面黄、大便黑等症，具有凉血止血、散瘀解毒之功。为临床公认之凉血散瘀基础方，并可酌加紫草、山栀、大黄、人中黄、玄参等。若黄疸深重，可合茵陈蒿汤加鸡骨草、田基黄等；出血量多，加大黄、山栀、紫珠草、白茅根、煅人中白等；若消化道出血蓄瘀，可用大黄煎汁高位灌肠，凉血祛瘀止血。尿少便秘可合《温疫论》桃仁承气汤

意，配大黄、桃仁、芒硝、枳实、猪苓、白茅根、怀牛膝等下瘀热、利小水；瘀阻神机，配合清心开窍通络之丹参、连心翘、广郁金、鲜石菖蒲等，同时可用神犀丹凉血解毒。

五、利水逐水，缓急有别

利小便是祛湿退黄的又一重要法门，《金匮要略》说："诸病黄家，但当利其小便。"亦即所谓"治湿不利小便非其治也"之理，因湿祛则热孤，不致郁遏化热。具体治法则当以淡渗利湿为主，方如茵陈四苓汤，并可选加通草、车前草、碧玉散、玉米须、地肤子、半边莲、金钱草、陈葫芦瓢等。

淡渗利水一法，不仅适用于黄疸一端，当"黄变肿胀"《类证治裁》难任攻补者尤为重要。因攻则伤正，补则壅邪，惟有加大淡渗利水之力，配合宽中化湿行气之品以助水行，如苍术、厚朴、青皮、大腹皮、砂仁、枳实、莱菔子等消胀行水之品，缓图取效，以免大剂攻逐祛水伤正。

另外，由于急黄所致之臌胀，病起暴急，多因湿热毒瘀互结，肝失疏泄，脾失转输，气滞湿阻，经隧不通，复加肾失开合，三焦壅塞，决渎无权，以致水湿潴留，停而为臌，以邪实标急为主要方面。故在必要时，逐水缓急亦须权衡用之，可在淡渗利水的基础上，合入《金匮要略》己椒苈黄丸，并加马鞭草、水红花子活血行水；水气壅实，腹满胀急，便闭塞者，可加商陆根、煨甘遂，或另用黑丑 1g，沉香、蟋蟀、琥珀各 0.6g 研粉和匀顿服，每日 1~2 次，前后分消。

总之，淡渗利水是基础，配合攻下逐水虽可缓其急迫，但可暂而不可久，宜"衰其大半而止"，然后继予淡渗利湿缓图收效，不可孟浪攻伐太过。

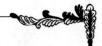

六、热毒内陷，开闭防脱

湿热疫毒，深入营血，内陷心肝，病势尤为重险。热陷心包，心神失主，可见神昏、谵妄；热动肝风，可见痉厥、抽搐、震颤，变证迭起。但其病理表现总以邪毒内闭，邪正激烈交争为主要特点，且多与腑热上冲、瘀热阻窍等错杂并见。治疗当予清热解毒、凉血开窍，用清营汤加减。药如水牛角、黄连、生地黄、牡丹皮、丹参、玄参、山栀、茵陈、板蓝根、广郁金、石菖蒲等，并用安宫牛黄丸清心开闭醒神，他如醒脑静、清开灵亦可选用。兼有腑热上冲者，可通下与开窍并进，用牛黄承气汤；瘀热阻窍，应凉血化瘀，加桃仁、大黄、赤芍；如痰浊内闭，神昏嗜睡，舌苔厚浊，又当化浊开窍，药如远志、菖蒲、郁金、胆星、竺黄之类，并用至宝丹辛香开闭，豁痰醒神；风动抽搐，加钩藤、生石决明，另服羚羊角粉息风止痉、紫雪丹清热镇痉。

若邪实窍闭不苏，既可见厥闭而亡，亦可因热毒化火耗伤阴血，肝肾衰竭，阴气耗损，发展至内闭外脱。为此，既应祛邪以存正，亦须扶正以固脱，参合生脉散意，药如西洋参、太子参、大麦冬、五味子、龙骨、牡蛎，阴虚风动加鳖甲、阿胶、白芍等。

从上可知，祛邪开闭是防脱的主要手段，只有在开闭的基础上才能固脱。若邪毒不祛，正气溃败，由闭转脱，气阴耗竭，纵投大剂扶正之剂，亦难以逆转。

上列清热祛湿、清热解毒、泻下通腑、凉血化瘀、利水逐水、开闭防脱等法，应以辨证为依据，有主次的复合应用。

此外，病情获得扭转后，还应加强恢复期的调治，疏肝养肝，运脾健胃，兼清湿热余邪，佐以和血通络，以防复燃

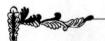

和发生后遗症，而生活起居、饮食宜忌、情志调摄尤应重视。

七、医案

案一 张某，女，15岁，学生，住院号275987。

患者以发热伴上腹不适9天，面目肌肤发黄、尿黄3天，于1996年2月27日入院。入院后体温持续升高，波动在39.1~40.5℃之间，血象不高，经多联抗生素治疗无效。两周后恶心、呕吐、食纳不馨加著，第三周出现腰肾区压痛、腹水、少尿。作胸片、骨穿、腰穿、血培养、超声心动图等未发现异常，甲肝抗体免疫球蛋白M（抗HAV-IgM）两次阳性，巨细胞病毒抗体（抗CMV）两次阳性，乙肝、丙肝、戊肝抗原（HBV、HCV、HEV）均阴性。肝功损害明显：谷丙转氨酶（ALT）450 IU，门冬氨酸转氨酶（AST）274 IU、碱性磷酸酶（ALP）520 IU，总胆红素（TBLL）410.6μmol/L，直接胆红素（DBIL）281.1μmol/L，出血时间（Pt）延长。诊断为亚急性重型肝炎（甲肝病毒与巨细胞病毒重叠感染）、胆道感染、原发性腹膜炎。予保肝、降酶、退黄、抗感染治疗收效不满意，特请会诊。症见高烧不退、面、肤、目睛黄染，口干欲饮，气急腹胀，大便干结，尿色深黄，胁下胀痛，神倦嗜睡，苔黄薄腻，舌质红绛，中部偏干少津，脉来濡数。病属疫黄，治当清热解毒、凉血活血、通利腑气、利湿退黄。

处方：柴胡6g，炒黄芩10g，茵陈20g，生大黄9g（后下），黑山栀10g，广郁金10g，白茅根20g，赤芍12g，牡丹皮、丹参各10g，川石斛15g，鸡骨草15g，垂盆草15g，车前草15g。

药后5天，体温渐降，尿量增多；半月后体温完全正常，

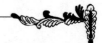

黄疸显减，腹水消退，复查肝功示 ALT94IU，AST114IU、ALP363 IU，y-GT90IU，A/G=0.8，TBIL 291.9μmol/L，DBIL94.2μmol/L。

原方垂盆草加至 30g，继观。

连服上方 70 剂，黄疸消退，仅角膜稍有淡黄，脾肿大回缩，腹胀消除，食纳稍差。复查肝功能示 ALT10IU，AST21IU、ALP170IU，γ-GT60IU，A/G=1.76，TBIL12.5μmol/L，Pt 正常。遂于 5 月 14 日出院。

【按语】本例证示湿热壅盛，腑实热结，热毒化火，势将入血，故在清热利湿、泻下通腑的同时，配合凉血化瘀，从而阻断了热毒的由气入血，显示多法复合应用的优势。

案二 沈某，男，14 岁，学生，住院号 5003。1992 年 7 月 24 日入院，1992 年 9 月 3 日出院。

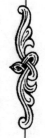

患者两旬前开始感觉乏力，纳差，食量较正常减少一半，恶心厌油，上腹饱胀隐痛，尿色黄似浓茶，面目皮肤黄染逐渐加深，经当地医院治疗病无好转，昨来本院查肝功能异常：ALT 520 IU，TBL 362.52μmol/L，收治住院。以往无肝炎史，查体：体温 37.4℃，脉搏 88 次/分，呼吸 22 次分，神萎，皮肤深黄，巩膜呈金黄色，肝肋下 2cm，剑下 3cm，质Ⅱ度，轻压痛，叩痛，脾（-），腹软，无移动性浊音。拟诊病毒性肝炎（急性黄疸型）。用苦黄、肝炎灵、丹参等注射剂，并给保肝药，5 天后病情加重，高度乏力，萎靡恶心，低热（37.8℃），大便出现黑粪 1 次，约 500g，皮肤黏膜黄疸进行性加深。触诊：肝肋下触及，剑突下 2cm，质Ⅱ度压痛，叩击痛；脾肋下 1cm，质Ⅱ度，无压痛，腹水征（-）。复查肝功：ALT318IU，TBIL382μmol/L，ALP156IU，诊断为病毒性亚急性重症肝炎，乃在一般基础治疗的同时，改用

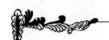

中药清肝解毒针剂。

辨治经过：证属湿热瘀毒内蕴营血，肝脾两伤，胆汁外溢肌肤发为疫黄。治予清肝凉血，化瘀解毒退黄，慎防瘀热湿毒内闭动血之变。用清肝解毒注射液（水牛角、大生地、牡丹皮、赤芍、大黄、黑山栀、茵陈、血余炭、煅人中白）40mL，加入5%葡萄糖液250mL中静脉滴注，每日1次。经4天治疗病情好转，精神食纳改善，低热能平，肝区痛减，腹胀不著，肌肤黄染减退，小便转淡，用药7天后，因危急症状已获缓解，改用口服中药清肝解毒汤剂，配合保肝药。8月24日查肝功：ALT 80IU，TBIL47.02μmol/L，乙肝两对半（−），抗HAV-IgM（＋），抗HCV（−），住院41天出院后继续调治，直至肝功复常。出院诊断为：病毒性亚急性重症甲型肝炎。

【按语】本例为疫毒深入营血，瘀热在里所致的急黄，已见动血便下黑粪，且有内闭之势，故非一般清热化湿法所能取效，必须凉血化瘀直清血分之热，解血中之毒，散血中之瘀，方克有济。疸病治血，信而有征。

案三 奚某，男，30岁，干部。1998年8月3日住入某人民医院。

患者因反复乏力、纳差、尿黄7个月，加重1个多月，住院检查，肝功严重异常，皮肤巩膜高度黄染，诊为"病毒性肝炎，乙、戊重叠型，慢性重型"。经西医常规治疗1月余，病情无明显改善，于9月15日邀中医诊治。

症见面色晦暗，一身黄染，色黄不鲜，目睛深黄，口干苦，脘痞腹胀，恶心，大便溏烂，尿黄，右上腹时有隐痛，无明显触痛、叩痛，腹部膨满，肌肤未见明显瘀点瘀斑，舌淡，苔薄腻，质紫，脉右濡、左小弦滑。

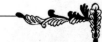

一诊：慢肝久病，肝脾两伤，湿遏热郁，久病络瘀，湿甚于热。病情深重，当防其变。治予理气化湿，清热解毒，祛瘀退黄。

处方：藿佩兰各10g，茵陈20g，炒苍术10g，厚朴6g，法半夏10g，陈皮10g，竹茹10g，炒黄芩10g，白蔻仁3g（后下），白茅根20g，赤芍15g，鸡骨草15g，田基黄15g，车前草15g，炒六曲10g。日1剂。

二诊：1周来病情有所改善，复查肝功的多项指标均有下降，ALT 126.7IU，AST 185.2IU，TBIL 428μmol/L，A/G=1.3，Pt18.4秒。但面目仍然暗黄，恶心能平，胃痞腹胀减轻，腰部时有酸楚不适，大便日2次，尿黄，间有鼻衄，食纳稍有改善，苔薄腻，底白、罩黄，质紫，脉濡滑。证属湿遏热伏，气机失宣，久病络瘀。治守原法出入。

处方：藿佩兰各10g，茵陈20g，炒苍术10g，厚朴9g，法半夏10g，广郁金10g，白蔻仁3g（后下），白茅根20g，赤芍15g，鸡骨草15g，田基黄15g，车前草15g，炒六曲10g，煨草果38，片姜黄10g，垂盆草30g，猪苓、茯苓各15g，熟大黄4g，大腹皮10g。日1剂。

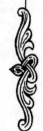

三诊：黄疸逐渐减退。10月5日复查肝功：ALT94.6IU，AST71.1IU，TBIL270.7μmol/L，A/G=1.3。自觉症状较前有所改善，目睛仍然混浊，近因饮食失调，一度腹泻，身热，经治基本控制，但仍腹胀不舒，大便溏烂欠畅，尿黄转淡，口苦而黏，曾见左侧鼻衄，苔腻能化，质紫，脉右濡、左小弦滑。证属肝热脾湿，瘀郁难化，湿重于热。仍当理气化湿，清热解毒，祛瘀退黄。

处方：藿梗、苏梗各10g，茵陈15g，炒苍术10g，厚朴6g，青皮、陈皮各6g，广郁金10g，田基黄20g，鸡骨

草 20g，煨木香 6g，煨草果 3g，青蒿 10g，黄芩 108，赤芍 15g，垂盆草 30g，熟大黄 3g，白茅根 20g，炒六曲 10g，车前草 12g。日 1 剂。

四诊：病情逐步好转，黄疸明显减轻，查肝功：ALT 660IU，AST58IU，TBIL66.8μmol/L。面色晦滞改善，体重增加，腹胀不显，食纳知味，尿黄，大便成形，口稍干，左侧鼻衄间作，量不多，下肢瘙痒明显，自觉怕冷，苔黄薄腻，脉弱兼滑，湿热虽化不尽，血分瘀毒内郁，肝脾两伤。

处方：茵陈 15g，炒苍术 10g，厚朴 6g，鸡骨草 20g，田基黄 20g，广郁金 10g，青皮、陈皮各 6g，黄芩 10g，赤芍 15g，白茅根 20g，熟大黄 3g，苦参 10g，地肤子 15g，牡丹皮、丹参各 10g，猪茯苓各 15g，虎杖 15g，太子参 10g，枸杞子 10g。日 1 剂。

此后出院，继续调治，病情稳定。

【按语】本例证候与前两例有别，以湿邪困脾、中焦气滞为主，并见热毒内郁之征，故重在理气健脾、化湿泄浊，兼顾清热解毒。从其病情迁延、舌有紫气分析，又示久病络瘀，故佐以祛瘀通络之品。由此表明湿重于热者，治以祛湿为主的重要性，通过芳化、苦燥、淡渗，上下表里分消，湿化则热孤。同时兼以清热，佐以祛瘀，主次分明，故疗效显著。

肾炎从肺施治

根据急性和慢性肾小球肾炎的临床表现，涉及的中医学

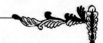

病证有许多方面，但从浮肿这一常见的特异性症状来看，与"水肿"病的关系极为密切。为此，从水肿病探讨肾炎的防治，是中西医结合研究本病的重要一环。

一、理论依据

中医学认为水肿病的发病原理，主要是肺、脾、肾通调转输蒸化水液的功能失职，而致水液潴留，泛溢肌肤。三脏之中任何一脏功能失常，俱可相互影响为病，并概括地指出："其本在肾，其标在肺，其制在脾"，既强调病变的主要脏器在肾，同时又说明与肺、脾在病理生理上的密切相关。因此，治疗肾炎水肿，不但要治肾，还要治肺和治脾，为肾炎从肺施治，提供了理论根据。

一般说来，急性肾炎水肿表现"风水"证，或有上呼吸道感染者，与肺的关系最为密切，但某些慢性肾炎"阴水"证的急性发作期，及水肿不著或水肿消退后，有时也可表现肺经证候。实践证明，急、慢性肾炎，不论有无水肿，凡临床症状涉及肺的，俱可采取治肺的方法。

二、治疗大法

在肾炎从肺施治这一整体观点的主导思想下，临证还当按照辨病结合辨证的要求，根据不同的证候表现，分别采取各种具体治法，常用的有疏风宣肺、顺气导水、清肺解毒、养阴补肺等法。概言之，疏风宣肺和顺气导水法适用于急性肾炎以水肿为主症的类型；清肺解毒法适用于急性肾炎有明显的"上感"证候群，或存在慢性感染病灶者，但这几种治法也可应用于慢性肾炎急性发作期。养阴补肺法则用于急性肾炎病程较长，或慢性肾炎常因"上感"反复发作，体虚抗

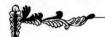

病能力低下者。归纳以上各个治法的应用指征，可知治肺主要是针对急性肾炎及慢性肾炎急性发作者，基本符合"其标在肺"的论点，兹分别列述如下：

（一）疏风宣肺法

1. 适应范围

（1）急性肾炎之"风水相搏"证，其病因为风邪袭表，皮毛闭塞，郁遏卫阳。皮毛为肺之合，故肺气失于通调，风遏水阻于肌肤之间，发为水肿。

（2）慢性肾炎急性发作之"阴水夹表"证，其水肿病久，脾肾阳虚，复感外邪，肺气郁闭，导致急性发作或加重，兼见标实表证者。

2. 症状特点

"阳水"初起，发病急，病程短，头面身半以上肿甚，目胞浮，皮肤鲜泽光亮而薄，手按肿处凹陷较易恢复，小便短少，伴有肺卫表证，如寒热、汗少、肢体酸痛、咳嗽、气急等；或"阴水"复感外邪引起急性发作，肿势加剧，兼见上述表证者。

3. 常用方药

麻黄、浮萍、防风、苏叶、生姜衣、光杏仁、桔梗、葱白等，方如苓桂浮萍汤。

（1）风寒偏重，恶寒较甚，无汗，骨节疼痛，舌苔白滑，脉浮紧，加桂枝配麻黄，以增强宣通肺阳、发汗解表的作用；风热偏重，身热较显，烦渴，气粗，舌苔黄，脉浮数，加生石膏、桑白皮、芦根，石膏配麻黄一清一宣，方如越婢加术汤，适用于肺热内郁、表寒外束之证（如热毒症状突出的，当另用清肺解毒法）；风邪夹湿，肢体酸重，舌苔

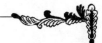

腻，脉浮濡，酌加羌活、秦艽、防己、苍术，以宣表祛湿。

（2）卫表气虚，汗出恶风，肿势消退不快，脉濡者，则不用或慎用麻黄、浮萍，加生黄芪、白术、防己以益气行水，方如防己黄芪汤。但表不虚者黄芪忌早用，以免骤补留邪，《冷庐医话》认为："黄芪实表，表虚则水聚皮里膜外而成肿胀，得黄芪以开通隧道，水被祛逐，胀自消矣。"现代药理研究显示黄芪有扩张心肾血管，旺盛体表血液循环，改善肾功能，利小便，治疗尿蛋白等作用。由此说明，用黄芪治疗肾炎水肿，当以具有虚象者最为适宜。

（3）阴水夹表证，头面身半以上肿势加剧者，加制附子、细辛，方如麻黄附子细辛汤。此时用疏风发表药，能够起到因势利导的作用；配细辛可以温少阴、开太阳，合附子更能温肾助阳。现代药理研究显示附子能扩张肾血管，使肾血流量及肾小球的滤过率增加，产生利尿作用。由此说明，温经与发表并施，是标本同治之意。

4. 按语

疏风宣肺法的主要目的在于发汗退肿，如《金匮要略》即曾指出："腰以上肿，当发汗。"疏风重在解表发汗，但宣肺还可通阳利水。曹颖甫《金匮发微》提出："有利小便必先行发汗而小便始通者，因为大气不运则里气不疏，肺气不开则肾气不降。"这一疗法是治疗急性肾炎及慢性肾炎水肿急性发作的主法，笔者曾统计 21 例阳水患者的治疗，用以疏风发汗、宣肺行水法为主的，即占 83.3%。

疏风宣肺药的用量，应比治疗一般外感表证的剂量为大，因肾炎"风水"证，风遏水阻，腠理闭塞，肺气不宣，水邪不易从皮毛外达，故必须加强疏风宣肺药的作用，才能使潴留于体内的水分，从汗、尿排出，如常用的主药麻黄，

可以从 4.5~9g，甚至重用到 15g 左右，浮萍可以从 9~15g，甚至重用到 30g 左右。

本法每多与渗湿利尿法合用，配伍茯苓、猪苓、泽泻、生薏苡仁、冬瓜皮、车前子之类。方如五苓散、五皮饮，通过汗、利并施，表里分消，可以使水肿消退更快。但在两法合用时要有主次，如属"风水"证，应以疏风宣肺为主；如属"皮水"水湿浸渍证，则又当以渗湿利水为主。

（二）顺气导水法

1. 适应范围

肾炎水肿，阳水初起，或阴水急性发作，表现水气上逆犯肺者。

2. 症状特点

水肿上半身为甚，颈脖粗胀，皮下组织有水液壅滞，咽喉阻塞不利，咳喘气急，胸胁满闷，气憋，难以平卧，尿少不利，舌苔白，脉弦有力，或检查有胸腔积液。

3. 常用方药

苏子、白芥子、莱菔子、厚朴、陈皮、沉香等，方如三子养亲汤。

用本法时一般均应配合开肺药，以调整肺气的宣降，参入麻黄、杏仁之类。如陈文治《诸证提纲》认为："盖杏仁能解肺郁，故肺气降而小便行也。"

（1）水气壅塞，颈部肿胀，水在皮下组织疏松部位，咽阻气窒者，加海藻、昆布以利小便、消水肿，历代本草大多认为此二药能"主十二种水肿"，"散结气"。

（2）水邪迫肺，喘不能卧，当配合泻肺药，如葶苈子、桑白皮，势急者必须顺气与泻逐并施，取效方捷，可佐入

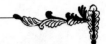

甘遂、大戟，适当攻逐，以缓解其急。方如葶苈大枣泻肺汤、控涎丹、十枣汤。甘遂、大戟本为逐水峻剂，但用量在3~4.5g之间，入煎剂中，与利尿药配合应用，有时可见尿量增多，而大便无剧泻现象。《名医别录》记载大戟能"利大小便"，时珍认为甘遂能"泻肾经及隧道水湿"，说明遂、戟除泻下逐水外，似有利尿作用。

4. 按语

顺气导水法，主要是通过顺降肺气，达到行水利尿的目的。但另一方面，导水还寓有泻肺逐水的含义，如水邪迫肺，邪实势急，又当同时泻逐，导水下行。喻昌说："凡治水肿喘促，以顺肺为主，肺气顺则膀胱之气化而水自行。"王士雄在《潜斋医学丛书》中记载："黄履素见一味莱菔子通小便，诧以为奇，盖不知莱菔子亦下气最速之物，服之即通者，病由气闭也。"说明顺肺气可以起到利小便的作用。

因本法主要是应用于"风水"水气犯肺，肺气壅塞的实证，故多与疏风宣肺药配伍合用；但"阴水"水泛高源，上迫肺气者，又当在温肾助阳，健脾化湿的基础上，参以顺气导水之意。

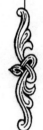

（三）清肺解毒法

1. 适应范围

（1）急性肾炎初起，表现热毒偏盛者。其病因为风热毒邪从口鼻上受，壅结咽喉，入侵于肺，或肌肤患有湿疮，风毒从体表、皮毛内归于肺，以致肺热气壅，肃降无权，治节失职，甚则水液停滞成肿。

（2）慢性肾炎常因上感引发或加重者。其病因为肺有蕴热，皮毛易开，风邪乘袭，以致肺热气滞，肃降无权。

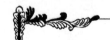

2. 症状特点

水肿以头面部较为明显，或身半以上亦肿，或仅颜面、目胞微有浮态，身热，咽喉红肿疼痛，扁桃体肿大，或肌肤患有湿疮，溃破痛痒（亦有湿疮甫愈，但仍留有痕迹者），小便赤涩短少，或见血尿，口干苦，舌黄质红，脉浮数或濡数，或病情迁延反复不愈，趋向慢性，经常因感冒引起咽痛，扁桃体肿大，面目浮肿，尿色深黄，尿检有明显变化者。

3. 常用方药

金银花、连翘、紫花地丁、蒲公英、荔枝草、野菊花、一枝黄花、石韦、鹿衔草、土茯苓、鸭跖草、白茅根等。方如五味消毒饮。

（1）风毒上受，上感症状明显，咽喉乳蛾肿痛，酌配土牛膝、虎杖、蝉蜕、桔梗、射干、牛蒡子、玄参等清上焦，利咽喉。

（2）疮毒内归，皮肤感染，肌肤湿疮溃痒，酌配河白草、地肤子、山苦参、六月雪、黄柏、赤小豆等以清泄湿毒，方如麻黄连翘赤小豆汤。

（3）头面部肿势较重者，应与疏风宣肺药合用，伍以麻黄、浮萍之类。

4. 按语

清肺解毒法，主要是清解上焦肺经热毒，但同时也有利尿作用，如《潜斋医学丛书》即曾指出："肺主一身之气，肺气清则治节有权……，肺气肃则下行自顺，气化咸借以承宣，故清肺药多利小水。"

本法与"风水"风热偏重证用疏风清热宣肺法的主要不同点，在于热毒偏盛，而浮肿一般不剧（若浮肿严重而热毒

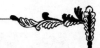

又盛，亦可两法参合用之）。与"湿热"证用清利法的不同点在于以上焦风毒为主，而非下焦湿热证候。

据临床观察，清肺解毒药的用量，在比常规量加大 2~3 倍时疗效较好。

当前用清肺解毒法治疗肾炎有了新的进展，药物品种得到不断发掘充实，治疗领域也有所扩大，除用于急性肾炎外，对某些慢性肾炎亦可取得较好的效果。凡临床上表现有肺经热毒症状者，如配合或转以本法为主，亦可提高其疗效，弥补了慢性肾炎传统治法——温补脾肾的不足，并为其提供了一条新的治疗途径。

（四）养阴补肺法

1. 适应范围

（1）急性肾炎水肿消退后，或水肿不著但病程迁延较久。

（2）慢性肾炎反复发作。

两者都具有肺虚气阴耗伤病理表现者。

2. 症状特点

低热，干咳，口干，舌质红，脉细数，咽喉干痛，甚则经常红肿，扁桃体呈慢性肿大，或易汗，怕风，常因感冒诱致病情加重，尿黄，有泡沫，尿常规不易转阴者。

3. 常用方药

沙参、麦冬、百合、玉竹、生地黄、山药、白茅根等。方如沙参麦冬汤。

（1）气阴两虚，易汗，怕风，常易感冒，配黄芪、太子参、五味子、红枣以补气固卫。如投黄芪而又觉内热、口咽发干者，可与知母合用。

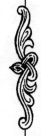

（2）阴虚血热，小便尿血，或镜检红细胞量多者，配牡丹皮、赤芍、小蓟以凉血止血。

（3）常夹外感症状，迁延难解者，酌加桑叶、菊花、连翘、金银花、蝉蜕等以轻清宣透。

（4）咽喉肿痛，干燥、呛咳，酌加玄参、牛蒡子、桔梗、甘草以清利咽喉。

4. 按语

养阴补肺法，主要在于保肺固卫。若阴虚而伴有轻度浮肿时，用养肺阴药，滋其化源，也可起到利尿作用。如《证治汇补》说："水肿有属阴虚者，肺金不降而浮肿……宜滋阴补肾，兼以保肺化气。"《潜斋医学丛书》记载："昔人治肺气不化，膀胱为热邪所滞，而小溲不通……一味沙参大剂煎服，覆杯而愈，是肺气化而小溲通也。"

由于肺虚容易反复感受外邪，尤其迁延至慢性期，阴虚与肺热常互为影响，标本虚实错见。因此，养阴补肺与清肺解毒往往需要结合使用，根据虚实的主次适当配伍。

本法主要是针对肺的阴虚内热证及气阴两虚证，至于临床上常用以治疗慢性肾炎的党参、黄芪、白术等补气药，重点在于补益脾气，不能认为以补益肺气为主，两者主治目的不同，应予区别理解。

上列治肺四法，在临床具体运用时，既有各自的指征和范围，但又互为联系，有时还需结合使用。

三、医案

案一　王某，女，39岁，门诊号227921。

症状：既往常有面部浮肿，此次病起5~6天，初起曾有寒热，现已罢解，全身浮肿，下肢为甚，按之凹陷，咳嗽

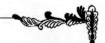

气喘，咯吐稀痰，腰痛，尿少色黄，口干喜热饮，舌苔薄腻，脉沉细。尿常规：颜色黄浑，蛋白（＋＋），脓细胞 3~7/HP，红细胞 4~6/HP，颗粒管型 0~1/HP，透明管型 0~2/HP。

辨证施治：证属脾肾素虚，风邪袭表，肺气不宣，通调失司，风遏水阻。治拟温经发表，疏风宣肺行水，仿麻黄附子细辛汤加味。

处方：制附片 3g，麻黄 5g，细辛 2g，桂枝 3g，光杏仁、桑白皮、葶苈子、木防己、泽泻各 10g，连皮苓 12g。

药服 3 剂，尿量较多，肿势小退，咳逆气喘减而未已，痰多清稀，脉有起色。上方加黄芪、白术各 12g，再进 3 剂，尿量增多，水肿全部消退，咳喘亦平，脉转弦滑，惟腰部酸痛，纳差，复查尿常规（－），转予 3 剂补肾健脾化湿药善后。

【按语】

1. 既往常有面部浮肿，可知脾肾素虚是其内因；此次水肿暴起，病初曾有寒热，说明又有风寒外感；但浮肿以下肢为甚，脉象沉细，又不同于单纯的风水证。因此，辨证为脾肾阳虚，气不化水，复加新感，兼有标实的表里同病证，采取温里和发表并施的治法。

2. 咳嗽气喘，痰多清稀，是肺气失于宣降的表现。一方面因风寒犯肺，而肺气不宣；一方面因水气上逆犯肺，而肺气不降。因此，在用麻黄、杏仁等宣肺药的同时，参入葶苈子、桑白皮以顺降肺气，泻肺行水。

3. 由于原有气虚，气不化湿，则水湿逗留不易速去，故在二诊时参以补气之品，仿防己黄芪汤意，加入芪、术以益气行水祛湿。最后转予补肾健脾化湿法善后。

案二 祁某，女，12 岁，门诊患者。

病史：去年腊月，先起高热、咳嗽，继则目胞浮肿、跗肿，尿黄量少，检查尿常规有明显变化，诊断为"急性肾炎"。经中西药治疗，至今已经9个月，未能向愈，尿化验仍不正常。

症状：目胞微浮，面有浮态，汗多，夜卧亦有盗汗，常易感冒，咽弓微有红肿，扁桃体红肿Ⅱ度，时或腰痛，小便量较少，色黄有泡沫，口干，舌苔薄黄腻，质红，脉细滑。

尿常规：蛋白（＋＋＋），脓细胞0~2/HP，颗粒管型（＋）。

辨证施治：证属肺肾同病，阴气亏耗，卫外不固，风热易侵。治予养阴益气，清肺解毒。药用：川百合、北沙参各12g，玄参10g，麦冬、生黄芪、怀山药各12g，一枝黄花、小叶石韦各12g，土牛膝、土茯苓、六月雪各15g，猫爪草、生薏苡仁各12g，白茅根30g。

上药加减出入，服后临床症状和尿常规检查均逐渐好转，经常感冒现象得到控制，先后治疗3个月，服中药60剂，仅自觉口干，余无明显不适，尿常规检查，每周1次连续3次，均为蛋白少，脓细胞少，红细胞0~1，取得较为满意的近期疗效。

【按语】

1.患者先起高热、咳嗽，继则面目浮肿、跗肿，提示病因风热毒邪侵犯上焦，肺热气壅，通调水液的功能失职，而致病及于肾。由于肺热内蕴，故咽弓常有红肿，扁桃体肿大，舌苔黄腻，脉见细滑；热在下焦，气化不利，则尿少色黄，而有泡沫，时感腰痛，虽然肺肾同病，但病源于肺，病变的主要矛盾在肺，故采用清肺解毒的治法。

2.汗多、夜卧亦有盗汗、口干、舌质红，是因久病肺阴

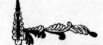

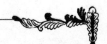

亏耗，肺虚卫外不固，风热易侵所致，故在清肺解毒的同时，采用补肺法以固卫。因肺虚主要表现为阴虚，所以用药亦以补阴为主，而佐以益气。

3. 根据本例临床表现，风邪蕴热在肺，是属邪实的一面；阴气亏耗，肺卫虚弱，是属本虚的一面。两者且又互为因果，标本同病，故清肺解毒与养阴补肺法合用，标本同治，使病情得到初步的稳定。

案三 夏某，女，12岁。

2000年3月初发现面浮腿肿，就诊于江苏省某人民医院，确诊为"肾病综合征"，遂予强的松治疗，但尿蛋白、隐血呈显著持续状态［尿蛋白（＋＋＋＋）、隐血（＋＋＋）］。今就诊时，仍服用强的松，每日60mg，呈满月脸，反应淡漠，手抖，血压140/100mmHg，曾感冒2次，目前仍咽喉干痛，干咳，尿少，舌苔薄黄，质红，脉小滑。辨证为肺肾同病，阴虚湿热。

处方：南北沙参各12g，麦冬10g，玄参10g，生地黄12g，大黄炭6g，大蓟15g，石韦15g，鹿衔草15g，六月雪20g，黄柏10g，白茅根15g，金樱子15g，雷公藤5g，生黄芪15g。

服7剂后，患者每7天就诊1次，均在原方基础上加减，并逐步撤减激素。

三诊时患者咽痛不尽，加一枝黄花15g；四诊时加苎麻根、荠菜花以增强凉血止血、清热利湿力度，停用强的松；五诊时，尿蛋白（＋），隐血（－），血压120/90mmHg，尿量正常，食纳如常，精神好转，下肢浮肿减轻，在原方基础上加天仙藤12g，土牛膝10g，调和气血，继循原法加减善其后，尿检、血压正常。随访年余。

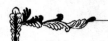

【按语】肾病综合征由多种肾小球疾病引起，其主要治疗是抑制免疫与炎症，但激素治疗又存在着很多副作用，且有些引起肾病综合征的肾小球病变对激素并不敏感。多年来，笔者在总结临床实践经验的基础上，根据肾病综合征"水肿"这一特异性症状，以"其本在肾，其标在肺，其制在脾"为理论依据，提出肺肾同治的论点，确能收到良好的疗效。例如本案的治疗，患者初诊时已服强的松近两个月，但尿蛋白、隐血持续不降，血压也高，感冒屡发，且见明显的柯兴征，结合全身症状表现为一派肺肾同病、阴虚湿热之象。治以滋肺清肾，体现了肺肾相关的理论及"下病上治"的整体观念。

四、临证体会

从上述可见肾炎从肺施治的意义是多方面的，结合临证初步体会，似有调节体液代谢、抗变态反应、预防和控制感染、增强机体抗病能力、促使病变脏器恢复等多种作用。兹试行探讨如下：

（一）调节水液代谢，消退水肿

中医学认为，人体水液的代谢，属肾所主，但肾的主水功能，又与肺、脾有关。如肾炎水肿，因肺气失于宣布，不能通调水道，下输肾和膀胱所致者，则当采取疏风宣肺和顺降肺气等方法以行水。

临床每见急性肾炎"风水相搏"证，在用疏风宣肺法时，多数患者服药后并不一定得汗，经常可见尿量增多。说明运用这一治法宣通肺阳，调整肺气宣降，不仅能够发汗，使水气从表发越而出，同时也可利尿，使水液下输膀胱而外

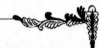

出。若与渗湿利水法合用,则利尿的作用尤为明显。从现代药理知识和临床来看,某些疏风宣肺药,如麻黄、浮萍、苏叶、桂枝等,具有一定的利尿作用。

若水肿见水气上逆射肺者,又当顺降肺气,以导水下行。因肺主一身之气,为水之上源,水化于气,气行则水行,气滞则水停;肾为水之下源,赖肺气以下降,通调水道,归于膀胱,"肺气顺则膀胱之气化而水自行。"

他如养阴与清肺法,通过滋养化源,肃降肺气,也可起到行水利尿的作用。

实践证明,凡肾炎水肿临床表现涉及肺的,根据"下病上取"的理论,采取宣肺及顺气等治法,能使潴留的水液从汗、尿排出体外。由此可知,肺与肾对体液的运行确有相互关系,治肺可以调节体液代谢,达到消退水肿的目的。

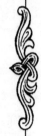

(二)抗变态反应

从中医学理论来看,急性肾炎水肿的病因多为风邪外受,入侵于肺,肺气不能通调水道,下输肾和膀胱,以致风水相搏而为病。这种论点与现代医学所说上呼吸道或皮肤感染后,因变态反应引起肾炎颇为类似。

根据临床观察,中医所说"风邪",包括人体对某些过敏因素所引起的变态反应性疾病,某些疏风药即具有抗过敏作用,能够抗变态反应。据药理研究:麻黄能抗过敏,对某些变态反应性疾病——哮喘、荨麻疹等都有一定疗效;浮萍、防风、苏叶等,对气候寒温失调,或食入鱼虾等物引起的变态反应性疾病(荨麻疹),亦均为临床有效药物。从药测证,似可说明,运用疏风宣肺药治疗肾炎,实际寓有抗变态反应的意义。

至于治疗"风毒"证的清肺解毒类药，不仅能够直接抗菌，对细菌感染性炎症有效，同时也具有抗变态反应性炎症的作用，如野菊花、连翘、地肤子、牛蒡子、山苦参等，都是临床习用于过敏性炎症的有效药物。据药理研究：石韦能抗组织胺过敏；蝉蜕具有抗组织胺、神经节阻断作用，可以消除或减弱感染后的变态反应。另据报道：养阴补肺法中的生地黄，也有提高肾上腺皮质功能的抗变态反应作用。

从上可知，肾炎治肺，对减弱或抑制感染后的机体变态反应，具有一定作用。

（三）预防和控制感染

通过临证观察，上呼吸道和皮肤感染，与肾炎的发生、反复、迁延不愈有着重要关系，这与中医学肺开窍于鼻，喉为其系，外合皮毛，肺肾相生的理论颇相呼应。为此，防止急性肾炎迁延趋向慢性、慢性肾炎复发与恶化，预防感染及控制感染病处，考虑从肺施治采用清肺解毒法，是极为重要的一项措施。

清肺解毒法属于清热解毒的范围，但它明确指出治疗重点以肺为主，为制方选药提出指导依据，以示与湿热在脾、在肾的用药有所不同，加强了用药的针对性。

从清肺解毒类药的临床实践和实验研究来看，多具有抗感染作用，能控制细菌性炎症，从而防止因反复感染对肾脏所造成的变态反应性炎症，减轻肾脏病理性损伤。

（四）增强抗病能力，促使病变脏器恢复

由于肾炎病程多长，往往迁延、反复，甚至趋向慢性，而致脏腑损伤，正气虚耗。因此，在治疗时应辨其肺、脾、

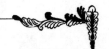

肾的不足，采取相应的扶正培本法。

如因肺虚抵抗力低下，卫外功能减弱，易受外邪侵袭，每因反复感冒诱致病情发作或加重，或经常伴有上感症状者，不仅要清肺解毒，预防和控制感染，同时更应采取补肺的措施，加强肺的卫外功能，改变患者的变态反应素质，才能避免感邪诱发。由于这类病例多见肺阴不足，内有虚热的表现；或兼夹外邪，经常迁延难解，故多以养阴清肺法为主。

肺对肾有资生关系，通过补肺可以达到益肾的目的，有利于肾脏的病理性损害获得逆转，直至恢复。为此，在一定条件下，又似可把补肺作为治本的措施之一，必要时还可肺肾同治。

当前按照辨证结合辨病的要求，通过实践观察可见，消除尿蛋白、恢复肾功能的治法和途径是多方面的，脏腑虚实有别，补泻各异，实难执一而论。至于从治肺来说，根据以上所述，似可能从各个不同方面，或在某一环节上，促使肾脏实质性的病理损害得到修复。如从临床所得印象来看，往往是在全身症状得到改善的基础上，使尿蛋白和肾功能获得相应的好转，说明增强全身抗病能力，与恢复肾脏功能，具有局部与整体的密切关系，而治肺是其中的一个重要环节。

乳糜尿

乳糜尿的临床表现，属于中医学"膏淋"的范畴。传统辨治膏淋多分虚证实证。实证由于下焦湿热阻于络脉，脂液失其常道，流注膀胱，气化不利，不能分清泌浊；虚证属于

它病伤肾，下元不固，不能制约脂液所致。可选用程氏萆薢分清饮、地黄丸、金锁固精丸等方。

一、强调辨证

由于乳糜尿有虚实相兼、多脏受累、痼久难治的特点，所以简单地施以上述例方是不够的，如在细致辨证的基础上结合辨病选药，较之单纯的一法一方效果显著。辨证应以脏腑虚实为纲。

1. 心阴不足、心经有热者，用清心莲子饮（黄芪、黄芩、石莲肉、茯苓、党参、麦冬、甘草、地骨皮、车前子），该方上清心经虚热，下渗膀胱湿浊，澄源洁流，经过适当配伍可平调上中下三焦的多脏功能。方中石莲肉即莲子肉，功能养心益肾，《本草备要》谓其"清心除烦，开胃进食，专治噤口痢、淋浊诸症"。现代报道用于乳糜尿效果较好，如石莲子汤（石莲子、茯苓、车前子、泽泻、萆薢、熟地炭、当归、阿胶珠、蒲黄炭、甘草）。

2. 肝经郁火，精微下注者，用龙胆泻肝丸，以清肝泻湿。曾治一闵姓患者，患乳糜尿多年，辗转治疗不效，投此方十余剂而小便转清。

3. 肾气不足者，用菟丝子汤（菟丝子、茯苓、山药、莲肉、枸杞），平补微敛，缓助气化。

4. 肾阴不足者，用大补阴丸，滋填肾阴，清利湿热。

5. 肾元不固者，用震灵丹（禹余粮、代赭石、紫石英、赤石脂、乳香、没药、五灵脂、朱砂），温肾涩精，通脉固络。

6. 久淋肾气虚怯者用无比山药丸（山药、苁蓉、熟地黄、山萸肉、茯神、菟丝子、五味子、赤石脂、巴戟天、泽泻、杜仲、牛膝）助阳化气，收摄精微，或在培补脾肾的基

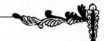

础上加用水陆二仙丹固涩肾精。

二、注重单方

辨病治疗即在辨证选方基础上配合单验方。临证常用水蜈蚣、飞廉、葵花梗心等。

1. 水蜈蚣辛平，功能解毒行瘀，消肿止痛，通窍利尿，以干品60g单煎或20~30g配入复方，治疗乳糜尿效果较好。

2. 飞廉祛风清热，利湿消肿，凉血散瘀，过去多用于治疗乳糜尿。

3. 葵花梗心是民间验方，近数十年来用以治血尿、乳糜尿及尿路结石，揣其色白质轻，与通草同属植物茎髓，其渗利下走的作用类似。

三、医案

案一 潘某，男，50岁，职工，1986年4月初诊。

患乳糜尿数年，经病原学检查诊为血丝虫病，曾经多方治疗效果不显。刻诊：尿液浑浊殷红，排尿有灼痛感，腰酸腿软，下肢轻度浮肿，面色萎黄，舌红苔薄，脉细兼数。查尿常规：蛋白（＋＋＋＋），红细胞（＋＋＋），白细胞（＋＋）。证属阴虚火灼，损伤血络，肾失封藏。治从大补阴丸合犀角地黄汤加减。

处方：盐水炒知柏各10g，大生地15g，水牛角12g（先煎），粉丹皮10g，赤芍10g，龟板12g（先煎），明阿胶（烊冲）10g，大蓟、小蓟各12g，萆薢10g，水蜈蚣30g，飞廉10g，墨旱莲10g，六一散（包煎）15g。

服14剂，膏淋显著减轻，小便间或微浑。查尿常规：蛋白（＋＋），红细胞（＋），白细胞少许，其他见症亦有改

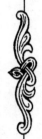

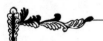

善，原方续服。

上方服 30 剂后，诸症悉缓，小便转清，查尿常规：蛋白（＋），红、白细胞均阴性。上方去大、小蓟加菟丝子、金樱子各 10g。续服 2 个月后逐渐痊愈，恢复正常工作。

案二 祝某，男，58 岁，工人。

初诊（1998 年 4 月 8 日）：患"乳糜尿"3 个月，有时尿下鲜红，或夹血块，阻塞不畅，食油脂加重，苔黄腻，质暗，脉濡。小便乳糜试验（＋）。证属下焦湿热，阴络暗伤，清浊泌别失常。

处方：大黄炭 5g，黄柏 10g，知母 10g，大生地 12g，炒苍术 10g，飞廉 20g，水蜈蚣 20g，大小蓟各 15g，血余炭 10g，炒蒲黄 10g，六一散 10g（包），白茅根 20g，水牛角 15g

二诊：乳糜血尿仍无改善，餐后 2 小时排出血块，尿如米泔或如血浆，排尿不畅，有阻塞感，口干微苦，腿软，苔黄腻，质暗红，脉濡滑。证属尿浊日久，脾肾两伤，而当前下焦湿热，阴络损伤仍属主要矛盾。

处方：大黄炭 10g，黄柏 10g，知母 10g，苍术 10g，水牛角片 15g，赤芍 10g，牡丹皮 10g，大生地 15g，黑山栀 10g，紫珠草 20g，血余炭 10g，煅人中白 6g，白茅根 20g，山萸肉 10g，阿胶 10g（烊冲），升麻 3g。

三诊：上药连续服用半个月，乳糜血尿控制，目前已半月未发，排尿通畅，晨尿色黄，腰酸不著，腿软乏力，大便隔日一行，口苦，苔黄腻，质暗红，脉濡兼滑。证属肾虚络损，下焦湿热。原法再进，以求巩固。原方加石韦 20g。

四诊：乳糜血尿控制 1 个月，未见反复，口干减轻，但两膝酸软，黄腻苔渐化，舌质暗，脉濡。再予滋肾和络，清热利湿。

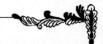

处方：大黄炭 10g，炒苍术 10g，黄柏 10g，水牛角片 15g（先煎），赤芍 10g，牡丹皮 10g，大生地 15g，山栀 10g，血余炭 10g，阿胶 10g（烊冲），山萸肉 10g，石韦 20g，金狗脊 15g。

嘱患者长期服知柏地黄丸，滋肾清利以治其本。

【按语】乳糜血尿的治疗，有多种治法。如清化湿热法，代表方有萆薢分清饮、二妙丸；滋肾清化法，方如知柏地黄丸、二至丸；益气升清法，方如补中益气汤；凉血化瘀法，方如犀角地黄汤。由于病情的复杂，患者素体的差异，临床辨证单一者少，虚实错杂、多证兼夹者多，故治疗亦多复合立法。本例乳糜血尿血色鲜红，或夹血块，便干，口苦，苔黄腻。辨证属下焦湿热，肾络受损无疑。值得研究的是初以萆薢分清饮、二妙丸配清热凉血止血药及专予治疗乳糜尿的飞廉、水蜈蚣等，效果不显；继则以大黄炭、水牛角配知母、黄柏、地黄及清凉止血之品，仍无明显起色。分析病情，辨证似无疑异，治疗仍应清化湿热、凉血止血，重在方药如何配伍。以黄柏、知母、苍术清化下焦湿热，大黄炭合犀角地黄汤及山栀、紫珠草、血余炭、煅人中白、白茅根清热凉血、散瘀止血，再加萸肉、阿胶既寓滋阴补肾之意，又有酸敛、胶质止血之效，合以少量升麻升清泌浊，共奏清热化湿、凉血化瘀止血、滋肾和络之功，清化、凉散、收敛诸药的有机配伍，故迅速起效，病瘥告愈。

泌尿系统结石

泌尿系统结石的临床表现，属于中医学"石淋""砂

淋""血淋""腰痛"等范围。兹略述个人应用中医药治疗本病的几点体会于下：

一、治疗大法为清利湿热，化石通淋

由于泌尿系统结石的病理因素为湿热蕴积下焦，煎熬尿液凝结而成砂石，它的主要矛盾是"湿热"，因此治疗应以清利湿热、化石通淋为主要大法，要始终贯穿"通利"这一基本原则。

临床观察中药对结石的疗效，表现有两种情况：一种是结石自尿路排出体外，但其效果与结石的大小、个数、部位密切相关；一种是并未见到结石完整排出，但经摄片证实已经获得溶解消失。表明中药的疗效机理有二：一类是对病灶局部组织起物理性的推动作用而排出；一类能使尿液化学改变而致溶化。目前临床多将排石与化石两种不同作用的药物配伍合用，以求达到相互协同、提高疗效的目的，且尤应对化石类药物加以重视，因它既能使在1cm左右难以排出的结石趋于溶解，同时由于它能使得尿液发生化学改变，可以防止结石再度形成和复发。

代表方如石韦散、二神散、八正散。常用药物有金钱草、海金沙（包）、滑石、鸡内金、琥珀、硼砂、鱼脑石（后4种药物可研粉服）、风化硝（冲）、萹蓄、瞿麦、石韦、冬葵子、木通、车前、防己、萆薢、威灵仙等。如热重合并感染者，可配大黄、知母、黄柏、山栀；湿重者，可配猪苓、茯苓、泽泻、通草。

二、理气化瘀是重要的辅佐措施

湿热蕴积下焦，凝成砂石，势必壅阻气血，导致气滞血

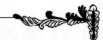

瘀，膀胱气化失司，或在病理实质上表现有炎症性粘连，因此在清利湿热、化石通淋的基础上，必须重视配伍理气活血，因湿热既可导致气滞血瘀，而气血瘀滞之后，湿热更易蕴结，互为因果，故疏通气血，又可加强清利湿热的效果，尤其在发生肾绞痛的排尿困难、尿闭的情况下，以求达到通则不痛的目的，代表方如沉香散、琥珀散。至于具体处理，则当针对患者的症状，注意同中求异，区别重点，或以理气为主，或以化瘀为主。

气滞者每见小溲滴沥，涩滞不爽，排尿困难，甚至尿闭，小腹胀急。其病理主要为肾和膀胱的气化失常，但亦与肝气郁结、疏泄无权有关。治当疏调气化而通利水道，以冀气行水行。一般常用沉香、木香、乌药、青皮、茴香、川楝子、柴胡、白芍，有时可根据开肺气以通调膀胱水道的原理，用桔梗、升麻、紫菀降中有升，以收上开下行之效。实践证明，配合理气药，对结石固定不移者，确能起到推动作用，如肾绞痛发作，疼痛必剧烈者，可暂予苏合香丸 1 粒化服，辛香理气，宣郁止痛。

血瘀者腰部钝痛、刺痛、拒按，小腹满痛，或尿中有血，尿痛，舌质隐紫，或有瘀斑。其病理为湿热久蕴，络脉瘀阻，甚则热逼血溢；同时与结石对局部组织机械性刺激损伤也有密切关系。治疗当以化瘀为主，尿血明显的兼以止血。一般常用王不留行、失笑散、益母草、郁金、玄胡、怀牛膝、虎杖、木贼草、桃仁、茜草根、藕节，以及虫类走窜药如山甲、地龙、地鳖虫等。如有血热现象，舌质红，苔薄黄，口干，可加凉血之牡丹皮、赤芍、细生地；尿血明显者用大黄炭、三七粉、血余炭、大小蓟、炒蒲黄、白茅根等。临床观察：化瘀药的应用不但对血尿和疼痛可以起到较好的

效果，同时对结石排出后的腰痛持续不易消除、络脉瘀滞现象未复者，亦可获得良好的作用。

三、"通中寓补"是变证变治之法

一般而言，本病以湿热壅结、气滞血瘀的邪实为主，故应"忌补"，假如误用补法则"气得补而愈胀，血得补而愈涩，热得补而愈盛。"但必须注意体质与疾病、局部与整体、病程的长短等问题，凡体质虚弱不耐单纯通利者，则应"通中寓补"或"消中寓补"，以求祛邪而不伤正，补正而邪易去，至于具体处理则需根据脏腑病位特点分别对待。

补肾是对肾结石病体虚者的主要治法，因肾虚与湿热是本病邪正虚实的两个对立面，通过补肾以助气化，可以加强排石利水作用，故临床久病患者腰部常苦酸痛，结石固定不移，特别是肾内结石，每多配合平补肝肾的药，如杜仲、寄生、狗脊、川断、怀牛膝、胡桃肉之类。胡桃肉补肾润下，可用作食疗单方（胡桃肉120g，香油120g，炸酥，1～2日服完）。如有明显偏于阴虚或阳虚倾向者，则当分别对待。阳虚者，多表现畏寒腰酸、尿频或小溲余沥不净、脉沉细、舌质胖大淡紫，可加入巴戟、苁蓉、鹿角、补骨脂、制附片、肉桂之类激发肾气，而肉桂尤能直达下焦助阳化气；湿热久蕴而致阴伤，表现口干、烦热、腰疼、尿少有热感、舌质红少苔、脉细数者，酌配生地黄、玄参、炙鳖甲等养阴软坚化石。《肘后方》有以鳖甲为单方治石淋，杵末酒送服的记载。

同时根据"肺为水之上源"的理论，可取补肺滋肾法，用麦冬、玉竹、沙参等品。玉竹系治石淋之单方，沙参对尿液呈现酸性反应之结石颇为理想，他如桔梗亦有类似意义。

若脾虚面色㿠白、短气、乏力、小腹坠胀、小便滴沥不爽、脉细者，可采用补中益气法加车前、牛膝等品补脾益气，对气虚不能传送者用之，可使清升浊降。气血虚弱者可合十全大补汤，意在气血双补。

四、常用单验方

1. 化气

化气用乌药、沉香。前者"破瘀泄满，止痛消胀"（《玉楸药解》），善行下焦结气；后者"温而不燥，行而不泄，扶脾而运行不倦，达肾而导火归元，有降气之功，无破气之害"（《本草通玄》）。二者配合，助气化，除水湿，行结石。

2. 行水

行水用石韦、滑石。石韦主"五癃闭不通，利小便水道"（《本经》）；滑石"疗五淋"（《药性论》）。二者合用，即石韦散（《古今录验》），功擅利水、化结石、通肾窍。

3. 活血

活血用王不留行、穿山甲。前者"利小便"（《纲目》），行血通经，善于下走；后者"破气行血"（《滇南本草》），散瘀止痛。

4. 理气行血

理气行血常用琥珀、沉香等分研末混匀调服，每次2g，日服2次，有较好的理气行血，通淋止血功效。

5. 补肾

对石淋久延，湿热蕴结，伤阴耗气者宜通补兼施，从补肾入手，旨在培本固元，通过激发肾气，加强排石利水作用。阴虚者常用炙鳖甲养阴软坚化石，《肘后方》以此为单方治石淋，杵末酒送服；阳虚者使用鹿角片，温通激发肾气，促使砂石排泄；气虚者配以胡桃肉，温气补肾，张锡纯谓其"消坚开瘀，治心腹疼痛，砂淋、石淋杜塞作疼，肾败不能漉水，小便不利"，民间作单方治石淋也有一定效果。

另外，可使用单味鱼脑石，研末吞服，每服 3~6g，效果亦佳，《开宝本草》谓其"主下石淋"。

五、医案

案一 叶某，男，35 岁，职工。

发作性肾绞痛半年，发时右侧腰肾区剧痛，有叩击痛，血尿，尿色深黄，舌苔中部黄腻，脉弦滑。X 线摄片示右侧输尿管结石 2 块。证属湿热蕴结，气滞血瘀，阴络损伤。诊为石淋、腰痛。治予清利湿热，行气活血，化石通淋。

处方：金钱草 30g，海金沙 12g（包），萹蓄 12g，石韦 10g，六一散 12g（包），炮山甲 5g，王不留行 10g，风化硝 5g（分冲）。

另：琥珀粉 3g，沉香粉 1g，和匀，一日 2 次分吞。

药服 9 剂，尿出豌豆大结石 1 块。再服 7 剂，又下 1 块，诸症消失。腹部 X 线摄片（－）。

案二 沈某，男，53 岁。

右肾结石，肾盂积水，输尿管狭窄，先后 2 次作输尿管扩张术，术后曾见小便排出砂石，但肾盂造影复查，右肾积水现象改善不著，右侧输尿管逆行造影仍然不通，输尿管导管插入不进，术后一度诱致尿血。

刻诊：右肾区酸胀、隐痛、背冷明显，小便尚畅或黄，有时尿急，夜尿 3 次，大便溏烂不实，稍觉口干，舌苔淡黄薄腻，质淡色暗，呈龟裂状，边有齿印，脉沉细。证属脾肾阳虚，湿热瘀结，气化失司。治予温肾健脾，益气助阳，化瘀通络，清利下焦。

处方：制附片 6g，肉桂 3g（后下），生地黄、熟地黄各 10g，山萸肉 10g，炒山药 15g，牡丹皮 10g，泽兰泻各 10g，鹿角片 10g（先煎），生黄芪 20g，川续断 15g，炒苍术 10g，川黄柏 10g，金钱草 20g，海金沙 15g（包），炮山甲 10g（先煎），乌药 10g，每日 1 剂。

上药加减服用，有时配以川牛膝 10g，车前子 10g（包），威灵仙 15g；有时配狗脊 15g，淫羊藿 10g，补骨脂 10g。经 2 个月治疗，尿中沉积砂石，放置后沉淀，曾见腰部持续疼痛 3 天，此后反复间断排出砂石，约 3 个月方告消失，尿液转清，继守上法调治巩固，以防复发。

案三 洪某，男，67 岁，2001 年 1 月 8 日初诊。

肾、输尿管结石病史 3 年有余，多次 B 超检查提示双肾小结石伴泥砂样结石，左肾结合系统分离，轻中度积液，输尿管上端明显扩张。两肾区时有疼痛，曾有肾绞痛史，舌苔薄黄，舌质暗红，脉弦。从肾虚阴伤，湿热瘀结治疗。

处方：金钱草 25g，海金沙 15g（包），酢浆草 15g，石韦 15g，萹蓄 15g，瞿麦 15g，威灵仙 15g，大生地 15g，生蒲黄 10g（包），怀牛膝 12g，大麦冬 12g，胡桃肉 10g，桑寄生 15g，冬葵子 12g，乌药 10g。

2001 年 5 月 10 日二诊：自觉症状尚平，腰不痛，排尿通畅，小便时黄，舌苔焦，舌质稍暗，脉细。原方加炮山甲 9g（先煎），王不留行 10g。

患者其后即间断服用此方，服药时一般情况好，停药则腰痛仍有发作，11 月 30 日 B 超复查仍示双肾内有小结石，结合系统分离，输尿管下端扩张。在上方基础上，嘱自购琥珀 30g，沉香 15g，鱼脑石 30g，三药研粉，每服 2.5g，每

日2次。12月18日患者来诊时诉B超复查，双肾内已无小结石，结合系统无分离，输尿管不扩张，无腰酸腰痛等不适感，小便通畅，再予原法巩固，病愈。

【按语】肾及输尿管结石及由此而产生的肾盂积水、腰痛，尽管患者没有尿路刺激征，仍照"石淋"辨证论治。石淋的基本病机在于湿热下注，化火灼阴，煎熬尿液，结为砂石，瘀阻水道。病程短者治予清化湿热，排石通淋，化气利水，方药如石韦散、八正散、乌药、沉香；病程长者常伴虚瘀，宜在此基础上再配合补虚化瘀之法，药如炙鳖甲、鹿角片、胡桃肉、桑寄生、炮山甲、王不留行等。一般经此治疗，多能取效。但也有顽固不效者，由于结石不去，病情即使一度稳定，但终易反复。此时，采用验方排石散，取琥珀、沉香、鱼脑石，按2:1:2的比例配方，研末，每次1~2g，每日2~3次吞服，每有卓效。方中琥珀"消瘀血、通五淋"（《别录》）；沉香降气走下；鱼脑石现临床少用，此药系石首鱼科动物大黄鱼、小黄鱼头骨中的耳石，有利尿通淋排石的作冷用，对此古代本草有所记载，如《开宝本草》谓其"主下石动淋"，临证所见，鱼脑石化石排石之功确凿，为治疗石淋验药之一，惜现代一般的中药书籍常不收录，人多不识，药房也常不备，殊为可惜。

案四 徐某，女，42岁，职工，1989年10月初诊。

患者反复发作性腰部绞痛伴肉眼血尿2月。曾摄腹部平片发现右肾结石数枚（0.4cm×0.6cm左右），伴少量肾盂积水。现症腰部酸痛，经常发作，少腹拘痛不适，小便赤涩，脉弦，舌质红，苔薄黄腻。证属下焦湿热，蕴结成石，阻于尿道，气化不利。治拟清利湿热，排石通淋。

处方：苍术10g，川柏10g，川牛膝10g，石韦10g，冬

葵子 10g，瞿麦 12g，沉香 6g，乌药 6g，琥珀 3g（研末分
吞），王不留行 10g，滑石 15g（包），泽兰 15g，泽泻 15g，
车前子 12g（包）。

服 14 剂，腰痛发作渐缓，血尿也有改善，镜检偶见红
细胞，尿黄，小便微有灼痛，舌脉如前，原方续服。

上方服 20 剂后，腰痛消失，小便常规检查未见异常，
复查腹部平片已无结石阴影。

【按语】本案以腰痛、血尿为主诉，病属石淋无异，下
焦湿热蕴结、气化不利为石淋发作期的主要病理变化，证机
亦较明显，关键之处在于方药的配伍，三妙丸、石韦散与沉
香、乌药、王不留行的有机配伍，使药物的清化、通淋作用
得以充分发挥，因而取效速，痊愈快。

六、临证体会

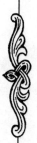

淋证之患，湿热为多，并可兼有气滞、血瘀等候，合并
结石、尿血、淋浊等病变，日久耗气伤阴，则为本虚标实。
故无论何种淋证，治疗应立足清热通淋，标本兼顾，通补合
用，在调养通利的基础上，参以化气、利水、活血、消石等
法，方能取得较好疗效。

痰　证

一、概念

痰是人体内津液不归正化所变生的病理产物——有害致

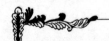

病因子。既可因病而生，也可停积致病，故其为病，相当广泛，可以表现在许多疾病之中，反映出一定的证候特点。因此，历代医家倡"百病兼痰"之说，作为审证求因，探讨病机，指导治疗的依据。

在病候方面，有两类不同表现：一为排出于人体之外的黏性液体物质，或凝聚在躯体局部，有形可征者；一为反映脏腑经络有痰的特异症状，但外无形质可见者，在临床上，必须掌握这一基本概念，不能狭隘地理解为仅指排出体外之痰。

痰、饮、水、湿，同出一源，俱为津液停积所成。分别言之，源虽同而流则异，各有不同特点。从形态及性质看，水属清液，饮为稀涎，湿性黏滞，痰多厚浊。从病症言，水之为病，易泛溢体表全身而为肿胀；饮之为病多停于体内局部，随着病位及形症的不同，分为四饮（其中溢饮与水肿类同）；痰之为病无处不到，湿系致病之因，二者为病多端，涉及的病种更广。合而言之，因四者源出一体，又每可相互转化，故方书有"积水不散，留而为饮""积饮不散，亦能变痰""痰从阴化为饮，饮从阳化为痰"，以及"水泛为痰""痰化为水""痰属湿""积湿生痰"等。以上论述指出了痰、饮、水、湿之间的联系与转变。

二、成因

痰之为物，多由一定的病因影响人体津液输化运行，凝聚而成。导致津液运化失常的因素不一，故痰之生成，亦涉及外感内伤各个方面，《证治汇补》有言："人之气道，贵乎清顺，则津液流通，何痰之有？若外为风、寒、暑、燥、湿之侵，内为惊、恐、忧、思之扰，饮食劳倦、酒色无节，营

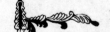

卫不清，气血浊败，熏蒸津液，痰乃生焉。"说明痰是遭受
多种致病因素所形成的病理产物，诚如张景岳所说："痰非
病本，乃病之标，必有所以致之者。"但另一方面，当因痰
导致某一病证之后，则痰已成为直接发病之因，每与原始病
因或其他同期病理产物合邪而致病。故必须分别考虑其先后
双重因素以为辨治其本。

（一）外感六淫

外邪侵袭人体，阻碍气化，以致津液积聚，凝结为痰。
由于所受之邪不一，因此可有不同的分类如《医学入门》
说："风痰，外感贼邪……寒痰，因形寒冷饮……湿痰，或
外感湿滞。"分别说明六淫俱可生痰，一般以痰邪阻肺为
多见。

（二）内伤七情

凡愤郁忧虑惊恐，则情志郁结不畅，气脉闭塞，气不布
津，液聚为痰。故古有气痰、郁痰、惊痰等名。丹溪有言：
"惊则神出其舍，舍空则生痰。"李梴亦说："气痰，七情郁
成。"皆指情志刺激，可以生痰。其病多属心肝两经。

（三）酒食失当

为过食浓煎厚味，贪酒无节，积湿蒸热，因热成痰。恣
食寒凉生冷，或因热伤冷，冷与热结，水湿壅滞，停积成
痰。故古有食痰、酒痰之称。如李梴说："热痰因厚味积热，
食痰因饮食不化。"《名医杂著》亦言："若老痰饮酒之人多
有之。"刘完素还指出："酒性大热而引饮冷，冷与热凝于胸
中，不散而成湿，故痰作矣。"病变主要在脾胃。

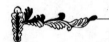

（四）劳欲体虚

劳倦过度，纵欲好色，伤及正气，或素质有偏差之处，以致水谷不化精微，反为痰浊；如阳虚气弱，或肥胖之体形盛气虚者，则气不化津而为痰，阴虚则虚火灼津而成痰。故张景岳说："人之多痰悉由中虚而然。""或以忧思酒色致成劳损，非风卒厥者，亦虚痰也。""有虚损而生痰者，此水亏金涸，精不化气，气不化精而然。"病本多在肾和脾。

三、病理生理

《素问·经脉别论》云："饮入于胃，游溢精气，上输于脾，脾气散精，上归于肺，通调水道，下输膀胱，水精四布，五经并行。"说明在正常生理情况下，津液之生化、敷布、排泄，依靠脾的转输运行、肺的通调布散、肾的蒸化开合，三者相互为用，共同完成水液的代谢过程。津液循行于经脉之中，化为气血，灌溉周身，充养脏腑，若一旦感受某种致病因素，导致某一脏器的功能失调，经络气化失宣，则津液潴留，而为水、湿、痰、饮。

分别言之，肺居上焦，主气，有布散通调水津的作用，如肺气郁滞，治节不行，则津液停而成痰。脾属中焦，主运化，升清降浊，使水谷变生精微，输布充养周身，运输排泄水湿外出，若湿困太阴，脾虚不运，则转输失调，津液停积而为痰。肾处下焦，属水，主五液，职司开合，分清泌浊，管理水液的蒸化排泄，若火衰水亏，蒸化失常，则津液亦可成痰，故陈修园说："痰之成，气也，贮于肺。痰之动，湿也，主于脾。痰之本，水也，源于肾。"《圣济总录》亦说："三焦者水谷之道路，气之所终始也，三焦调适，气脉平匀，

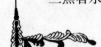

则能宣通水液，行入于经，化而为血。若三焦气塞，脉道壅闭，则水饮停滞，不得宣行，聚成痰饮。"指出痰的生成主要是因肺、脾、肾三脏运化水液的功能失调，以及肝气失于疏泄等，导致三焦气化失宣，经脉络道壅闭，津液失于流行，不能成为气血，反而积聚为痰。

　　总之，人禀阴阳二气以生，若阴阳偏盛偏衰，脏腑功能违和，气失其清肃而过于热，则煎熬津液为痰；气失其温和而过于寒，则津液凝聚而亦能为痰。故痰实为水火之产物，皆由脏腑阴阳失调，三焦气化不宣所导致。

四、诊断要点

（一）面色

　　凡有痰者，眼皮及眼下必有烟灰黑色。若面色灰暗如土色，为虚寒痰；面颊色红而有油光者为热痰；黄滞者为湿痰；青晦者为风痰。

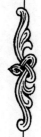

（二）形体

　　肥胖颈短，形态臃肿者为痰体，所谓"肥人多痰"者是。

（三）神态

　　表情呆滞，目睛转动不灵者为有痰。

（四）脉象

　　脉滑不定，大小不匀为有痰；结脉，因痰阻气道者；关上脉伏而大者为痰；若痰病久得涩脉者，势难卒开。

（五）舌苔

本病多见腻苔或厚浊黏腻苔。

（六）痰的色质气味

新而轻者，形色清白，气味亦淡；久而重者，黄浊稠黏凝结，咯之难出，渐成恶味，腥臭咸苦。若痰吐地上，干后如蜗牛行走之涎沫，或在日光下有五色华彩者均为实痰；吐出后易于化水者，属虚寒。味甜为脾热，味苦为胆热，味腥臭为肺热，味咸为肾虚。

五、辨证分类

痰乃津液所变，津液流通于一身，无处不有，故痰亦随气上下，无处不到，既可内及脏腑，亦可外流骨节经络，表现不同的脏腑经络见症。另一方面，由于导致成痰之因不一，故在病理性质方面，亦各不相同。为此，既须根据症状，辨清停痰部位，又须区别痰之性质，了解痰的成因，兹举其大要如下：

（一）辨痰之病位——了解所属脏腑

1. 痰阻于肺

咳嗽，气粗喘息，咯痰量多，或痰鸣漉漉，常兼寒热，可见于呼吸系统某些急慢性炎症病变。

2. 痰蒙心窍

惊悸，怔忡，癫狂，痫厥，谵语妄言，哭笑无常，神昏，神呆，夜寐奇梦，多见于精神分裂症、神经官能症、癫痫及某些心脏病。

3. 痰蕴脾胃

呕吐，泛恶痰涎，痞满泄泻，腹胀雷鸣，内结痰癖，嗜卧身重。多见于消化系统的某些慢性疾病，如慢性胃炎、胃肠功能紊乱等。

4. 痰郁于肝

头痛、眩晕、眼目瞤动，躁急善怒，胸胁闷痛，咽中如物梗阻，昏厥，语言謇涩，口吐涎沫。多见于神经官能症、精神病、脑血管意外等。

5. 痰动于肾

喘逆短气，咳唾痰沫，腰脊强痛，跗肿胫酸，小腹拘急，小便急痛，面色黧黑。可见于呼吸系统的慢性疾病。

6. 痰留胸胁

咳唾胁痛，胸背引疼，甚则气促不能平卧，胸部胀满闷塞。主要见于胸腔积液、胸痹等。

7. 痰流骨节经络

骨节冷痹，肢节牵引刺痛，关节肿胀而皮色不变，流痰走注，麻木，瘫痪，一臂重滞不举，口眼歪斜，浑身瘙痒如虫行，背膊紧冷，身中结核硬肿。可见于关节炎、骨关节及淋巴结核、甲状腺肿大、某些肿瘤或神经系统病变。

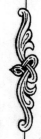

（二）辨痰之性质——了解致病因素

1. 风痰

其痰清而无色，浮沫多泡，伴有外风或内风形症。外风风痰在肺，内风风痰在肝。

2. 寒痰

外感寒邪者，其痰稀薄而色白，易于咯出，伴有肺寒表证。若寒从内生者，其痰清稀而呈小泡沫，有冷感，夹有灰

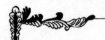

黑色点，伴见肺肾虚寒、水泛为痰之候。

3. 湿痰

痰白色如藕粉，稠浊起块，量多，滑而易出，每在早晨或食后咯出，伴脾虚或湿盛之候。

4. 热痰

痰色黄，胶黏浓厚成块，或如脓状，不易咯出，伴有心火或肺热见症，若癖结日久，攻之不易消克者，称为老痰、顽痰，常易发生怪症。

5. 燥痰

痰色白，粘连如丝，或呈小块，量少，涩而难出，常由肺燥水亏所起，表现燥热阴伤之候。

6. 郁痰

痰滞咽喉，咽之不下，咯之难出，痰少，质黏如米粒，或似絮条，常见肝气郁结证候。

六、治疗要领

（一）治分脏腑虚实

痰的生成，主要责之肺、脾、肾三脏，故对虚实之辨，亦以此三脏为主。所谓虚实，乃指邪正而言，大抵脾肺分其虚实，肾脏辨其水火。

1. 实证

实证指邪气壅盛，津液留滞，病起不久，血气未伤，脉证俱实。在肺者，为风寒或燥热外干，肺气郁滞，气不布津。在脾者，为湿积生痰，当随其所因而祛之。

2. 虚证

虚证指正气不足，输化无权，病非一日，元气已伤，形

赢气弱。在肺者，为肺虚气不化津，当补肺益气养阴。在脾者，为中阳失运，痰浊内生，当补脾以杜痰源。在肾者，阳虚则火不制水，水泛为痰；阴虚则虚火灼津成痰，当补肾以导其归藏，元气强而痰自不生。

（二）审其标本缓急

当因病生痰时，则病为本而痰为标，但因痰而续发其他病证时，则痰为本，而续发的病证为标。由此可知，痰是具有标本双重作用的病理因素。故古有"见痰休治痰，以治必求本"及"急则先治其痰"的两种论点。

凡因病生痰者，治必求本，不能单纯见痰治痰，应该审证求因施治，病本去而痰自清。如虚痰补之、实痰祛之、热痰清之、寒痰温之、湿痰燥之、燥痰润之、风痰散之、郁痰开之、食痰消之……

若因痰而续发某些病证时，则应以治痰为先，不能单纯见症治症，痰去则诸症自愈。尤其是痫厥、哮喘等重病急症，痰势壅盛者，更应先治其痰，以缓其急。

（三）治宜理脾化湿

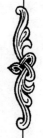

方书有言："脾为生痰之源，治痰不理脾胃，非其治也。"一切诸痰，初起皆由湿而生，虽有风、火、燥痰之名，亦皆因气而化，非风、火、燥自能生痰也。"突出脾湿是成痰的基础，理脾化湿为治痰要着，并认为湿之为物，本无定体，既可单独为病，尤易因他邪相引合而为患，理脾化湿，分消其病邪则痰自清，证之临床，常以二陈汤为治痰主方，随其邪正虚实、病因及病位，配伍相应药物，每取良效，可资说明。

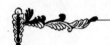

（四）治以理气为先

痰是津液留聚所成，津液赖气化以宣通，故痰之病变与气滞密切有关，所谓"行则为液，聚则为痰，流则为津，止则为涎，顺于气则安，逆于气则重。"若气机失调，则津液停积而为痰；既停之后，又复阻碍气化功能，因此治痰必先理气，"善治痰者，不治痰而理气，气顺则一身之津液，亦随气而顺"，自无停积成痰之患。

进一步说，导致气滞之因多端，"气之为病不一，故痰之为病亦不一，必本其所因之气，而后可治其所结之痰。"因此还当辨其气滞之因，采取相应措施。

当然，在理气的同时，治痰亦不可偏废，如痰积已深，阻滞气机，气不得顺，又宜先逐已盛之痰，痰去则气自可顺。《医统》有言："有理气而痰自顺者，治其微也；有逐痰而气方畅者，治其甚也。二者皆治痰之要也，不可偏废者也。但看痰与气，孰轻而孰重，故施治有可急而可缓，故曰逐痰理气，有所先后。"说明痰随气滞者，导痰先须顺气；积痰阻气者，顺气须先逐痰。审其因果，分其微甚，予以施治。

（五）治痰常兼治火

痰的形成多由气滞，气之与火，本属一源，"元气盛者火必实，元气虚者火必虚"。若气实火盛，则势必煎熬人体阴液而成痰，气虚火衰，不能运布津液，亦可凝而为痰，故前人认为治痰"须辨火之微甚，明气之盛衰，则痰火自可相安于无事。"如气火偏盛而成痰者，治宜清降；气火偏虚而生痰者，又当温补。

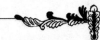

在气火偏盛偏衰的主次关系上，一般均以火盛为多见，因在生理情况下"痰之未病，即身中真阴也；火之未病，即身中真阳也"。在病理情况下，"气病多从火化"，"痰得火而沸腾，火得痰而煽炽"，故方书有"痰即有形之火，火即无形之痰"的论点，将痰归属于阳邪（相对的），认为"凡痰因火动者，宜治火为先"。无论因热而生痰，或因痰而生热，均当清化，用药不宜温燥，以免助火生痰。同时，还当根据邪正虚实分别处理。若实火煎熬成痰，治以苦寒泻火；阴虚燥热生痰，治予甘寒清热。火降则痰自平。

（六）化痰祛痰为基本大法

痰虽病而生，但既成之后，又能致病，因此必须以化痰、祛痰为主，痰祛则致病之源自绝。

1. 化痰

本法能使痰归正化，消散于无形，或使其稀释排出体外。其适应的范围最广，可用于实证病势不甚，无须攻利、涌吐者；或脏气不足，因虚生痰者。

2. 祛痰

本法能荡涤祛除内壅的积痰，包括吐利等法。适用于邪实而正不虚，病势骤急，或病延日久，顽痰、老痰胶固不去者。

兹以化痰、祛痰为基础，按其脏腑经络病位、痰之性质，分别列其常用治法方药（表1、表2）。

临证时应对停痰部位、痰之性质联系互参，结合施治，不可偏废。根据各种治痰药的性味、功用和归经，分别选用。若痰与其他病理产物合邪致病，尚应同时配合相应治疗。

　　此外，还应重视治痰药的炮制配伍，如以半夏为例，本为治湿痰之主药，但可因不同的炮制而异其性：竹沥制者化热痰，姜汁制者化寒痰，半夏曲消食化痰，仙半夏治实痰，朱衣半夏、胆汁制半夏治惊痰……。在配伍方面，合芩、连治热痰，配姜、桂治寒痰，合苍术治湿痰，伍白附子治风痰，配麦冬治燥痰……。由于不同的炮制配伍，而起到不同的作用，表现其功效的多面性，使其应用范围更为广泛。

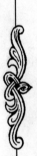

表1　辨病位论治

病位	病机	治法	例方	代表药	备注
痰阻于肺	肺气郁滞津液成痰	利肺化痰	止嗽散	杏仁、桔梗、橘红、紫菀、佛耳草	痰浊阻肺，肺气不降，当降气化痰，配苏子、莱菔子、旋覆花
痰蒙心窍	痰迷心包神机失用	开窍化痰	白金丸导痰汤	半夏、橘红、茯苓、远志、矾郁金、菖蒲	
痰蕴脾胃	脾虚不健痰浊内生	健脾化痰	六君子汤	党参、白术、茯苓、甘草、法半夏、陈皮	
痰郁于肝	肝失条达气郁生痰	解郁化痰	四七汤	厚朴、半夏、苏梗、茯苓、香附、枳壳、旋覆花、蛤壳	气郁化火，炼液成痰，用加减泻白散，药如桑皮、地骨皮、甘草、牡丹皮、山栀、黄芩、竹茹、橘皮、苏子、枇杷叶
痰动于肾	阳虚水泛	温肾助阳化痰	济生肾气丸	附子、肉桂、补骨脂、五味子、蛤蚧、半夏、沉香	在补肾化痰的基础上，随其阴阳化裁
	阴虚火炎	滋肾养阴化痰	金水六君煎	当归、地黄、知母、麦冬、五味子、茯苓、半夏	

178

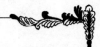

（续表）

病位	病机	治法	例方	代表药	备注
痰留胸胁	痰饮癖积	攻逐痰涎	十枣汤控涎丹	芫花、大戟、甘遂、白芥子	
	痰浊痹阻胸阳不振	通阳泄浊化痰	瓜蒌薤白半夏汤	半夏、瓜蒌、薤白、桂枝、厚朴、枳实、菖蒲	
痰流骨节经络	流痰结核痹阻络道	软坚消结通络化痰	四海舒郁丸、指迷茯苓丸、控涎丹	姜汁、竹沥、橘络、白芥子、旋覆花、夏枯草、贝母、南星、海藻、昆布、海浮石、牡蛎	

表2　辨病性论治

病性	病机		治法	例方	代表药	备注
风痰	外风风痰在肺		疏风宣肺化痰	杏苏散	苏叶、防风、前胡、杏仁、桔梗	风为先导，常兼他邪，可随其所因配伍
	内风风痰在肝	入络	搜风化痰通络	牵正散、青州白丸子	白附子、南星、半夏、全蝎、地龙	
		上扰	息风化痰	半夏白术、天麻汤	半夏、天麻、白术、茯苓、蔓荆子	
		内闭	祛风通窍化痰	牛黄丸	牛黄、胆星、全蝎、白附子、僵蚕、天竺黄	风痰壅盛，一时性神机不用者，可予涌吐涤痰，方如稀涎散、瓜蒂散
热痰	痰热郁肺		清肺化痰	清金化痰汤	桑皮、黄芩、知母、贝母、竹沥半夏	
	痰火扰心		清心泻火涤痰	黄连温胆汤、猴枣散、礞石滚痰丸	黄连、牛黄、天竺黄、胆星、猴枣、礞石、朴硝	可合并肝经风痰、热痰的见证

（续表）

病性	病机	治法	例方	代表药	备注
寒痰	寒痰（饮）蕴肺	温肺散寒化痰	小青龙汤	麻黄、桂枝、细辛、杏仁、生姜	
	肺气虚寒气不布津	温肺补气化痰	温肺汤	人参、黄芪、肉桂、钟乳石、干姜、半夏	
湿痰	脾湿生痰	燥湿化痰	二陈平胃汤	苍术、厚朴、半夏、陈皮、茯苓	
燥痰	燥热灼津	清肺润燥化痰	桑杏汤	桑叶、桑皮、南沙参、杏仁、大贝母、天花粉、梨皮	
	阴伤肺燥火炎灼津	养阴润肺化痰	沙参麦冬汤润肺汤	北沙参、百合、玉竹、生地黄、麦冬、川贝母	
气痰	参见前表"痰郁于肝"条				

七、病案

案一 类中风

周某，女，41岁，门诊号64830。

病史及症状：宿有头痛头晕多年，检查为高血压病，此次发病6日，初觉头昏，旋即右侧手足瘫痪，麻痹不用，言语欠利，口角向左侧微歪，吐黏沫痰，口干黏腻苔白，脉小弦。血压176/90mmHg。

辨证施治：肝风夹痰，中于经络。治拟祛风通化痰，仿牵正散意。药用制白附子、法半夏、制南星、茯苓、僵蚕、地龙、天麻、豨莶草、桑枝、怀牛膝、寄生、当归须。每日1剂，服2周后，手足知觉与运动逐渐好转，经1个月恢复如常，血压 150/90mmHg。

案二 瘿瘤

郭某，女，33 岁，门诊号 143216。

病史及症状：右侧颈前部硬块已经 1 月，有 2cm×3.5cm 大小，无压痛，质较硬，能随吞咽上下移动，精神情绪不好时则觉胀塞，舌红，脉细弦，某医院肿瘤科检查为甲状腺良良性肿瘤。

辨证施治：肝经气火偏旺，痰热结聚成瘿，火郁阴伤。治拟软坚化痰，养阴清火。药用：海藻 10g，昆布 10g，黄药子 5g，牡蛎 25g，橘络 5g，桔梗 5g，夏枯草 12g，玄参 10g，花粉 15g，沙参 10g，麦冬 10g 等。经治疗 1 月后，瘿肿显著减少，历 2 月全部消失，至某医院肿瘤科复查，颈部肿块已消失，除右侧甲状腺稍增大外，余正常。

案三 痹痛

王某，男，56 岁，门诊病人。

病史及症状：左侧手臂酸重疼痛 7 年，难以抬举，举亦不能过头，与天气阴晴无关，形体肥胖，面有油光，平素嗜食肥厚，苔薄腻，脉滑。检查无其他病变发现，迭经理疗、针灸、服药，均鲜有效。

辨证施治：脾湿生痰，痰湿入络，络气痹阻。治拟通络化痰，予指迷茯苓丸，每日 18g，分 3 次吞服，连进 1 周，症有改善，经 2 周好转，3 周竟得全功，痹痛消失，举动自如。

案四 痰喘

杨某，男，53 岁，门诊号 289027。

病史及症状：咳喘年余，行动气急，难以平卧，痰多黏稠，中脘痛胀，难进干食，形寒畏冷，口渗清液，面浮，苔

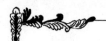

白腻，脉弦滑。久经治疗不效，X线透视，两肺纹理增多。印象：慢性支气管炎。

辨证施治：湿痰中阻，上干于肺，肺胃不和。治拟运脾燥湿，降气化痰。药用苍术、川朴、半夏、杏仁、紫菀、款冬、白芥子、白前、莱菔子、葶苈子。经治旬日，脘部痛胀得宽，纳食小展，惟咳逆气喘减不足言，仍吐多量黏痰，是痰饮停于胸脘肺胃，壅阻气道，乃增加攻下逐痰之剂，以治其急。投控涎丹，自1.5g递加至3g，连服6天，喘咳俱减，痰吐亦少，左脉渐静，守原法治疗，经两旬告愈。

案五　癫狂

肖某，女，33岁，门诊病人。

病史及症状：患者因情志愤郁，长期情绪不好，以致1年来逐渐精神举止失常，独言独语，表情淡漠，目光呆滞，嗜睡。最近又表现为烦扰不宁，多言妄语，甚则骂詈，哭笑无常，从嗜睡转为少寐，咯痰质黏，经来有紫暗小血块，舌苔薄黄腻，脉小弦滑。

辨证施治：恼怒伤肝，气郁化火，蒸液成痰，痰火上扰，瘀阻心窍，心神失用。治拟解郁清火，逐痰化瘀。

处方：柴胡3g，白薇12g，黄连3g，黑山栀10g，生石决明30g（先煎），陈胆星6g，炙僵蚕10g，矾郁金10g，炙乳香5g，鬼箭羽12g，石菖蒲1g，合欢花10g。日服1剂。

另予礞石滚痰丸，每服6g，一日2次；万氏牛黄丸，每服1粒，一日2次，连服5天。开始服药的前两天，每日腹泻2次，以后正常，月经来潮，有暗块，骂詈多言能平，言语应对正常，表情安定，自觉尚有心烦不宁。守原方再服10剂，精神恢复正常。

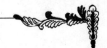

八、临证体会

通过以上讨论，可知痰之为病范围很广，病理性质多端，根据痰证临床表现，它涉及现代医学的呼吸系统炎症病变，及支气管腺体分泌亢进；消化道过度及异常的黏液分泌，或病理性组织增生；心血管系统冠状动脉循环功能不全，心肌缺血、缺氧；中枢神经系统功能失常，兴奋性增强或低下，以及脑缺氧、脑水肿；躯体局部慢性增殖性炎症，或某些特殊性病理组织增生等。这些系统的多种病变，凡表现有"痰"的特异性证候的，俱可根据异病同治的精神从痰治疗，采用相应的具体措施。由此也说明各种治痰方药的药理作用实际是多方面的，无论在临床上，还是在理论上，中医痰的病理学说，都具有极其重要的意义，必须在不断实践的基础上，开展实验研究，进一步深化我们的认识。

痰 饮

痰饮是指体内水液输布运化失常，停积于某些部位的一类病证。其含义有广义、狭义之分，广义的痰饮是诸饮的总称，狭义的痰饮是诸饮中饮留胃肠的一个类型。辨证主要根据饮停部位，区别四类不同证型，如饮停胃肠为痰饮、水流胁下为悬饮、淫溢肢体为溢饮、支撑胸肺为支饮，又以长期留而不去的为留饮、伏而时发的为伏饮，实际仍属四饮的范围。病缘三焦气化失宣，肺脾肾对津液的通调、转输、蒸化失职，阳虚阴盛，水饮内停。治疗原则是以"温药和之"。

兹结合临证，对其治法作一概要论述。

一、温化为治饮正法，但有健脾、温肾之分

由于痰饮的发病机理，总属本虚标实，阳虚为其本，水饮壅盛是其标，故应宗《金匮要略》"病痰饮者，当以温药和之"的原则，以温化为主，在温药之中，寓以行消之品。因饮为阴邪，遇寒而聚，得温则化。通过温阳化气，可以杜绝水饮之生成，喻嘉言形容为：如"离照当空，则阴霾自散。"水饮壅盛，采用汗、利、攻逐等法时，亦仅为治标的权宜之计，必须用之得当，衰其大半即止，水饮渐去，仍当转予温化之法以振奋阳气，使饮邪不再复停。

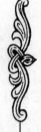

温化治本，尚有健脾、温肾之分。《金匮要略》创苓桂术甘汤和肾气丸二方，后世医家据此倡"外饮治脾，内饮治肾"之说。这里所说的内外，是指"饮之标在脾，饮之本在肾。"外感寒湿，饮食生冷，水谷不化精微而变生痰饮者，责之脾；肾阳虚衰，阳不化阴，饮从内生者，病属肾。两者虽有相对之标本关系，但都是以阳气不足为主，如《通俗伤寒论》："……惟苓术二陈及真武加减，一主外饮治脾，一主内饮治肾，则治夹饮之属虚者也。"由此可知，外饮内饮之说实为脾肾分治立论，既非指水饮的在表与在里，也不是以是否具有表证为区别点。

二、分用汗利，因势利导

凡饮邪在表的，当温散发汗。因水饮在表，皮毛闭塞，肺气不宣，通调失司者，用汗法既可温散发越在表之邪，且可宣肺气以通导水饮下行，适用于水饮外溢体表成肿，以及饮病具有寒热表证者。如溢饮证，水饮外溢肢体，当发其

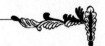

汗，表寒内饮的用小青龙汤发表温里；表寒外束，饮邪化热，用大青龙汤发表清里。支饮证，外寒内饮，症伴寒热身痛，当温里发表，用小青龙汤。悬饮证，因感受外邪发病，初起有表寒证候者，亦可用小青龙汤，或辛温发汗之剂；若外有表寒，内有郁热，证类风温者可用麻杏甘膏汤解表清里。临床有时可见表解之后，胁下停饮也获得相应减退的例子，可为进一步用攻下逐饮法创造有利条件。

凡饮结于里者，则当温化利水，以冀饮从水道分消。古人虽有"治饮不在利小便，而在通阳化气，气行则水行"的论点，但是在温阳化气的同时，兼以分利，还是有利于加速分消其饮邪的。如饮蓄下焦，脐下悸，小便不利，用五苓散化气行水；饮在心下，上为冒眩，下则尿少，用泽泻汤健脾利水；膈间支饮之木防己汤证，用木防己、茯苓导水。笔者治一悬饮，因肺痨病活动期，体弱阴虚，低热，舌红苔剥，不耐攻逐，取泻肺利水之剂，用大量桑白皮、冬瓜皮、路路通、梗通草、泽泻、车前子、杏仁、薏苡仁、连皮苓、丝瓜络、葶苈子等，尿量显增，胸水从第三肋次第下降至少量，复投小量攻逐，水液净除，最后转以补肺养阴收功。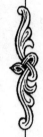

三、水饮壅实者，攻逐缓其急

凡水饮盛者，祛饮应从标治，攻逐以缓其急。如痰饮证，饮留胃肠标实为主者，当攻下逐饮。水饮在胃，心下坚满，可用甘遂半夏汤（遂、夏、芍、草、蜜）攻逐留饮；水饮在肠，腹满，沥沥有声，用己椒苈黄丸苦辛宣泄，前后分消。笔者曾用甘遂半夏汤治疗一幽门梗阻患者，胃中留饮，脘部痛胀痞满，并未见任何毒剧反应。借己椒苈黄丸意，改大黄为黄芪，易攻为补，加桃、红治疗肺心（或风心）、充

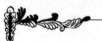

血性心肌病、心衰，对喘肿、腹满、紫绀有一定疗效。支饮喘咳痰盛不得卧，饮多寒少，外无表证，亦可用葶苈大枣泻肺汤以逐饮，剧者可予十枣汤，如《金匮要略》："夫有支饮家，咳烦胸中痛者，不卒死，至一百日或一岁，宜十枣汤。"说明久病未必皆虚，不能拘于常规不变。至于悬饮饮停胸胁证，则尤以攻逐祛饮为其主法，目前临床治疗胸腔积液，即仍取控涎、十枣之类。饮祛后络脉不和者，用香附旋覆花汤以调之。

往昔曾治一例水饮凌心证的住院病人，系风湿热痹，邪舍于心引起饮停心包（心包积液），其胸部板闷、心慌、短气，喘息不得卧，极似胸痹。会诊用瓜蒌薤白半夏汤无效，后见其舌苔淡胖而不浊腻，改用控涎丹，经旬心包积液消失。由此说明，痰饮凌心与痰浊痹阻证虽类似，而病机实异，必须加以区别施治。用此方时患者面萎浮黄、贫血，但仍以祛饮治标而缓其急。

控涎丹与十枣汤比较言之，前者逐水之力较缓，反应较轻，对正气的伤害较小。因以芥子代替芫花，故有温肺理气之功，善祛皮里膜外经络之痰饮，用量可从 2g 递增到 6g，最多 9g。十枣汤是以遂、戟、芫等分为末，从 2g 递增到 3g，最多 5g，枣汤下，早晨空腹顿服，得快利后，糜粥自养，连用 3~7 日，停二三日再服，服后可有腹痛、腹泻、肠鸣，泻下 3~5 次。如痛泻过剧，并有呕吐，可减量或停服，临床观察其泻下作用和不良反应可逐渐耐受减弱。

四、饮热相杂需温清并用；热郁伤阴当应变处理

一般来说，饮因于寒，但据前人的记载，也有"热饮"之称，如《医门法律》痰饮留伏论："饮因于湿，有热有

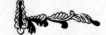

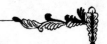

寒……水得于湿，留恋不消，积而成饮，究竟饮证，热湿酿成者多，寒湿酿成者少……"《通俗伤寒论》夹饮伤寒"……热饮，达表宜越婢加半夏汤，逐里宜己椒苈黄丸及控涎丹。"证之临床，导致"热饮"的原因有二：一为感受外邪而致停饮，或有里饮而复感外邪；二为饮郁化热。例如：痰饮病之用己椒苈黄丸以治饮郁化热、腹满、口舌干燥，当前临床也有借用治疗臌胀湿热证。溢饮病水饮在表，里有郁热之用大青龙汤，如《医宗金鉴》说："溢饮病属经表，虽当发汗，然不无寒热之别也。"支饮喘满痞坚，烦渴苔黄，饮郁化热者，用木防己汤（己、桂、膏、参）行水散结，补虚清热。

　　至于悬饮一证，尤易表现"热饮"之特点，因本病的形成，往往在肺气虚弱的基础上，外邪乘袭而发。如《温病条辨》论悬饮："此因时令之邪，与里水新搏。"因此，在得病之初，可见温病证候，如类风温证，或因饮停胁下，内郡蒸热，影响肝胆经脉的疏泄条达，而致邪郁少阳，络气不和。正如《温病条辨》所说："伏暑、湿温胁痛，……或竟寒热如疟状。"因此，临床必须按其病理演变过程，分阶段治疗。在初期邪郁少阳者，当和解疏利，方如《医学入门》柴枳半夏汤。如见类风温证则应解表清肺，不得囿于饮属阴邪之说。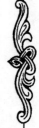

　　另外，痰饮能否导致伤阴，也必须做进一步探讨。一般而言，饮为阴邪，易损阳气，似无伤阴之理，故《通俗伤寒论》指出："时医不读伤寒金匮，不知饮证，放弃仲景良方，反有所谓阴虚痰饮者，岂知痰饮为阴盛之病，乃以阴盛而误为阴虚，一味清滋，宜乎饮咳久病之数见不鲜也。"然而联系上述"热饮"之说，阴虚的转归是可能的，不可概予否定。

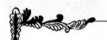

结合临床实践，悬饮病的恢复期，表现阴伤的病例较多，究其机理可能为以下几个方面：一是初起感受时邪发病，表现温病证候者，温邪与里水相搏，饮热内郁伤阴。二是邪犯胸胁，络气不和，久延气郁化火伤阴。三是过用攻下逐水之剂，耗伤津液。四是禀赋不足，素体阴虚或原有某些慢性疾病，如肺痨之类，故部分病例后期有转归为劳损重证者。

悬饮阴虚内热证，表现咳呛时作，咯吐少量黏痰，口咽发干，或午后潮热，颧红，心烦，手足心热，盗汗，胸胁闷痛，形体消瘦，舌质红少苔，脉小数者。治疗当养阴润肺和络，用沙参麦冬汤（沙参、麦冬、玉竹、花粉、甘草、桑叶、扁豆）和泻白散（桑白皮、地骨皮、甘草、粳米）。咳呛加川贝、瓜蒌皮；有痰加蛤壳、瓦楞子；胁痛加橘络、旋覆花、郁金；水饮未尽加冬瓜子、茯苓、泽泻、牡蛎。不能妄予辛香及攻逐之剂。

五、治饮与治水之方可以通假应用

"饮者，蓄水之名"（《证治汇补》）。饮与水俱属津液不归正化停积而成的病理产物，故方书每多迳称痰饮为"水饮"。从病证表现而言，水停体内局部称之为饮，饮泛体表全身名曰水，水聚大腹膨满者则称为臌。由于有它相同的病理基础及其演变转化关系，因此对饮证和水气病的治疗原则基本类似，处方亦每可通假应用，诸如五苓散、肾气丸等。

具体言之，溢饮病起急骤，症见饮邪泛溢肌表成肿，身体疼重而无汗者，多与"风水"表实证相同，若伴有发热、烦躁、苔白兼黄，见表寒里热之候者，可予大青龙汤解表清里，本方与治疗风水证之越婢加术汤近似，故《医宗金鉴》

188

说："溢饮者，……即今之风水水肿病也。""痰饮，水走肠间，沥沥有声，腹满，口舌干燥者，可予己椒苈黄丸。"经方所言之"腹满"，提示不仅水饮在肠，且已停聚腹腔，故现今取本方以治肝病臌胀湿热证亦常可取效。悬饮，《金匮要略》明言"饮后水流在胁下"，方取十枣汤，临床有时用治肝病腹水、心包积液亦佳。支饮，外寒内饮证，咳逆倚息，短气不得卧，小青龙汤为主方，本证经文记载有"其形如肿"，实际已指出饮邪泛溢肢体成肿的病理演变。往昔在60年代，我曾根据支饮的发病机理，治疗一例臌胀重证取得奇效。

六、医案

案一 沈某，男，50岁。

患者因发热，便下紫血而入院。检查时脘下触有包块，但不痛，经治发热下血均瘥，而腹部日渐膨胀，渐至脐突，青筋暴露。经用补气、运脾、温肾、逐水诸法俱不效，住院半年有余，反复检查既非肝硬化腹水，也非肾病，难以明确辨病诊断。当时天气日冷，见其伴有明显的咳喘，咯吐多量白色泡沫痰液，苔白，脉弦。重新辨证，认为起病虽属血瘀气滞，肝脾两伤，水湿内停，但当前的病机主要为寒饮伏肺，肺气不宣，通调失司，乃迳取小青龙汤原方，温肺化饮，开上启下，意图通过开肺以利尿，化饮以消水。药后腹水随咳喘咯痰的改善而日渐消退，经月痊愈。但亦未见小便明显增多，足证前人："治饮不在利小便，而在通阳化气"的论点，实为经验之谈，可以用为这一病例的佐证。我院张泽生教授，在1972年对实习生谈临床经验时，曾引用过这一验案，作为开肺化饮法治疗臌胀腹水的例证。

案二 曹某，女，成人，住院号120250。

症状：3 天来左侧胸胁疼痛，转侧、呼吸尤剧，咳嗽无痰，胸闷，气短，脘痞恶心，恶寒，发热，无汗，头疼，骨节酸楚，口干黏、有甜味，渴不欲饮，便秘，溲少，舌苔白腻，脉濡数。

检查：体温 39.4℃，左胸呼吸运动受限，第 6 肋以下叩诊浊音，语颤及呼吸音明显降低。放射线透视：左肺第 3 肋下见大片致密阴影，提示左下胸膜炎有积液。血沉每小时71mm，胸腔穿刺抽液 250mL；化验检查：李氏试验强阳性；蛋白定量为 8g/L。

辨证施治：素体肥胖，痰湿偏盛，复加寒邪犯肺，以致肺气失于宣通，脾气转输无权，胸阳失展，气不布津，水液停于胸胁，留而成饮。治拟宣肺祛饮。药用麻黄 2.4g，葶苈子 9g，炒白芥子 4.5g，苏子、苏梗各 9g，炒莱菔子、光杏仁各 9g，桔梗 3g，炒枳壳 6g，旋覆花 9g（包），橘红络各4.5g，制香附、广郁金各 9g。服 5 天后，寒罢，身热递降，最高在 38℃以内，但胸部闷痛，口黏苔腻等痰湿症状仍较明显。上方去麻黄、枳壳、桔梗，加苍术 9g，桂枝 3g，温化水饮，同时另用控涎丹以逐水祛饮，每次早晨服 2.4g，在12 天中，间断投药，总量共 19.2g，每次药后均得泻利 3~5次。胸透复查：左侧胸膜增厚。自觉仍有胸部闷痛，午后低烧37.3℃。是属水饮久郁，络气不和，气滞血瘀之候。停用控涎丹，方中去苍术、桂枝、葶苈子、莱菔子，加炙乳香、炙没药各 3g，降香 2.4g，续服 5 天，胸部闷痛有减，低烧亦平，原方巩固数日出院。

案三 杨某，男，25 岁。

症状：10 天前起病，形寒发热，曾出汗而热未退净，咳嗽不爽，左胁下引痛，吸气尤甚，3 天来加重，舌苔薄白，

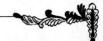

脉弦滑带数。

检查：体温 37.8℃，左背部第 5 肋以下语言震颤减弱，叩诊实音，听诊呼吸音减低。放射线检查：左胸第 7 后肋以下呈弧形阴影。

辨证施治：从邪郁少阳，饮停胸胁，枢机不和，肺气不宣论治。先予和解疏利投小柴胡汤加郁金、杏仁、贝母、旋覆花、葶苈子等品，服 2 剂，体温正常，不复发热，咳亦大减，但胁仍痛，X 线检查同前。后改用攻逐水饮之法，在 4 天中连续投控涎丹 5 次，第 3 天由 2.4g 增为 3g，最后一天服 2 次，每次 3g，共 6g。每日大便 2~3 次，量多，稀水，胁痛全消，再服 2 天，每服 3.6g。X 线复查：仅见左下肺稍有透明度减低现象，阴影已全消（系积液消退后肋膜轻度遗留增厚之状）。继予调理旬日，痊愈出院。

案四 陈某，男性，60 岁，浴室工人，住院号 8408。

症状：恶寒发热 9 天，下肢浮肿、腹胀、气喘 5 天。发病之时，初觉精神疲劳，入暮周身恶寒，继之发热，无汗肢体酸重，头昏而痛，稍有咳嗽气急；4 天后，足部出现浮肿，由轻渐重，逐渐上升到大腿、阴囊、腹部，面部亦有轻度浮肿，两下肢肿势明显，玉茎阴囊肿胀光亮，腹满胀大，转侧有水声，咳逆气喘加剧，难以平卧，咯唾白色泡沫黏痰，胸部满闷，胁胀，食少不馨，小便量少，日一二行，仅 600mL 左右，大便干，舌苔薄白，脉弦滑。经注射及内服药不效遂入院治疗。

检查：慢性病容，精神差，呈半坐位，右侧颈静脉轻度怒张，两侧胸廓呼吸运动对称，触诊两肺下部及腋外侧震颤减弱，叩诊两侧第 4 肋以下转浊，听诊两上肺有管状呼吸音，右侧肩胛下区，有细小湿性啰音，两下肺呼吸音减弱，

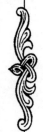

191

耳语音亦弱，心尖搏动不明显，未触及猫喘现象，心界不能明显叩出，心音略低，心尖有Ⅱ级粗糙之收缩期杂音，A2＞P2，腹部无静脉曲张，叩诊音转浊，有轻度移动性浊音，肠鸣音存在，无压痛，未触及异常包块，腹围85cm，肝上界难以明显叩出（约为右侧第4肋间），下界肋下1.5cm、剑突下4cm，按之质软，无压痛及叩击痛，表面光滑，脾未触及，左侧腹股沟有疝气，阴茎高度水肿弯曲，呈水泡状，阴囊水肿发亮如两拳大，质柔软，透光试验阳性，两侧睾丸不可触及，两上肢无异常，两侧下肢呈可陷性水肿，尤以两膝以下为著，神经系统检查无病理发现，血压158/98mmHg。X线检查示两侧胸膜积液；小便常规检查见明显阳性病变，蛋白（＋＋）白细胞（＋＋），红细胞（＋＋），颗粒管型0~1/HP，透明管型（＋＋）；心电图正常。

辨治经过：该病人从事浴室工作，历30余年，水湿浸渍其外，蕴伏于中，近复外感风寒，乘袭肌表，与内蕴之水湿相搏，致肺脾通调转输水湿之功能失司。盖肺主一身之表，外合皮毛，为水之上源，借气化的作用，而通调水道，下输膀胱。脾主运化水谷精微，输送水湿，喜燥而恶湿。今风寒袭肺，则肺失宣降通调之职。湿邪困脾，则脾失运行转输之功，于是气不化水，水湿内停，聚为痰饮。辨其见症：胸胁支满，水走肠间，沥沥有声，腹满者，是属痰饮停于胃肠；咳唾胁胀，且胸腔显有多量积液，又似悬饮之流于胁下；无汗肢体酸重，下肢浮肿者，为溢饮之泛于肌表；咳逆倚息短气不得卧者，为支饮之上撑胸肺；其伴有寒热头疼者，外有风寒束表，表里同病之候。合而言之，四饮诸候，兼见并呈。治拟宣降肺气，运脾渗湿。取发汗利尿，表里分消为主法；佐以攻逐泻饮，而缓其急。方选麻黄加术汤、五

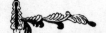

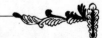

苓散、五皮饮、葶苈大枣泻肺汤合组，并加防己、牛膝、车前子以利其动下；另予控涎丹，早晨空心顿服（4 天中自 4.5g 递增至 9g），以逐其上犯之水饮。

上药连进 4 天，尿量增多，日行 800~1300mL，便下稀溏，日 1~4 次，稍有腹痛反应，下肢浮肿木硬略软，惟咳喘不减，难以平卧，表证仍在。入夜骤然气喘加剧，呼吸急促，端坐气急心慌，胸膈烦闷，躁急不安，汗出肤冷，面唇肢指出现紫绀色，脉细而数。听诊心率加快，有Ⅲ级收缩期杂音，两肺有湿性及干性啰音，叩诊音浊。病情变生顷刻，寒水上犯，凌心犯肺，心火被困，肺气上逆，逼肾中之真阳上奔，邪虽实而正不支，喘脱之象毕现，乃迅予急救措施，用参附汤、黑锡丹以扶正固脱，镇摄定喘。并针舒气、内关二穴，配合西药氨茶碱、可拉明及氧气吸入，气喘汗出虽略有缓减，惟危象未能迅速解除。此时正虚邪实，错综互见，若仅扶正而不祛其邪，则水饮充斥三焦，泛滥上逆，必致侵凌心肺之阳，故复取胸腔穿刺术，于两侧胸腔抽出积液 1000mL，以治其急，而缓滔天之水势，术后喘促之危候至凌晨得以渐平。

由于以上一度波折，再度辨析症情，审其治疗，体会到饮为阴邪，得阳方化，若取法攻逐，则表证尚在，有背悬饮、支饮有表证者，忌攻其里之训，前用控涎丹而饮不能去者，亦即在此。若徒取汗法，则在里之寒饮，殊难发越尽从表出，故曾投麻黄加术汤亦鲜疗效。若迳取利法，而阳不能化，则虽利之后，仍然旋去旋生，故前用五苓散、五皮饮，尿量增多，效仍不著。总之，饮邪内踞，而阳不能化，必当主以温化。若仅予汗、利、攻逐诸法，而不治其源，则阳气日虚，势必生生不已。乃宗《金匮要略》"病痰饮者，当以

温药和之"之训，主予温化，兼取汗、利，表里分消。方选小青龙汤，温里疏表而开其上；苓桂术甘汤，温阳利水而治其中；麻附细辛汤，助阳发汗，温少阴而开太阳；兼伍苏子、白芥子、旋覆花，以降气化痰定喘。药进 3 天，浮肿明显消退，小便日行 1500~1700mL，腹围减至 76cm，经 5 天而气喘咳逆大减，彻夜均能安静平卧，表证全罢。在此期间，因防胸腔积液过盛，逆迫心肺，仍先后抽液 3 次，以治其标（第 1 次右侧抽出 700mL，第 2 次左侧抽取 380mL，第 3 次右侧抽出 600mL）。复查：右胸水征在第 9 肋以下，左侧胸腔尚有中等量积液，肺部之湿性啰音已消失，心尖区及主动脉区可闻及Ⅱ级粗糙之收缩期杂音，肝肋下可触及，剑突下 3cm；X 线检查示胸腔两侧尚有少量积液。治宗原法再进，旬日后下肢、阴囊之水肿全部消退，每日尿量超过饮水量，咳喘均平，咯痰极少，血压正常，惟肢倦无力，身有寒意，人暮略有热感，苔白，脉细。此阳虚失于卫外，营卫不和所致。守原方去苏子、白芥子、旋覆花、麻黄，加黄芪、太子参、大枣甘温养正，补阳和阴。复经 1 周，小便检查（－），胸透可见胸腔积液全部吸收，听诊心尖区之杂音亦不明显，临床无任何自觉症状，先后近二旬，得告痊愈，继从原法调理，经旬出院。

七、临证体会

（一）痰饮水肿，同源异流

痰饮之与水肿，同源异流，俱属水湿停留，三焦气化失于宣通所致。一般说来，水肿为泛溢于体表全身，痰饮多停于体内局部，二者证候特点各有不同。但综观《金匮要

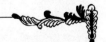

略·痰饮篇》所述四饮诸症，亦有因饮邪泛溢而成脚者，故殊难以体表之肿与不肿，绝对划分之。如痰饮之腹满症，支饮之其形如肿症，溢饮之水流行归于四肢症（《医宗金鉴》迳指为风水、皮水之病），俱为饮溢腹腔，肢体为肿之候。本例患者虽身肿腹大，类似水肿之风水表实证，惟风水之肿，多始于面部目下，所谓"面肿曰风"。而本例肿势反由下而上，且身半之上肿势不著，加之兼有痰饮、悬饮、支饮诸候，这就与风水有了明显的区别，虽然二者立法、选方，每多互假通用，惟亦并非彼此尽同。因此，必须分别识辨，不得互相混淆。

（二）痰饮之名，广狭二义

广义痰饮为诸饮之总称；狭义痰饮，则仅为诸饮之一。因痰饮停积部位不同，而表现的形症不一，故有痰饮、悬饮、溢饮、支饮四种不同的分类。然案四竟四饮诸候，一身兼而有之，说明四饮虽多单独出现，但亦确可合而并病。究其病变之本，主要在于脾胃不能运化水津，故其停积之处，必首在心下，由此而流于一隅，单独为病；或淫溢各处，错综为患。诚如喻嘉言所说："痰饮之患，未有不从胃起者。""一由胃而下流于肠，一由胃而旁流于胁，一由胃而外出四肢，一由胃而上入于胸膈。"指出水饮的形成，俱属起自中焦，源出于一，既可停于一隅，同时亦可流散各处，不得绝对孤立对待。

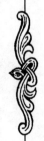

（三）治以温化，四饮各异

痰饮主在温阳利水；悬饮主在攻逐；溢饮当发其汗；支饮主在泻肺逐饮、温散利水。合而言之，则不外温化为其总则。因饮为阴邪，遇寒而聚，得温则化，所谓"离照当空，则阴霾自散。"

糖尿病

糖尿病的临床主要特征为多饮、多食、多尿。根据"三多一少"主症，属于中医学消渴的范畴，《外台秘要》早已率先揭示尿甜是其特异性病症。但消渴仅为糖尿病之外候，就症状而言，尚包括现今之尿崩症、精神性多饮多尿症等；而 2 型糖尿病又未必有"三多"见症。故在诊断上应做相关检查以助辨病，在治疗上当遵循中医有关消渴病的理论进行辨证论治。

中医学认为本病多由过食甘肥、情志刺激、素体亏虚（或房室过度），或过用温燥、金石类药物等所致，而禀赋不足，实是发病的重要内因。其基本病理为阴虚燥热，而以阴虚为本，燥热为标。两者又互为因果，久病可致阴伤气耗，阴损及阳，重症可以出现阴虚阳浮，进而发生阴竭阳亡的危象。

病程中且可导致一系列并发症，病变脏器涉及肺、胃（脾）、肾，肺燥、胃热、肾虚互为影响，而源本于肾。辨证一般俱从"三多"症状的主次，分为上、中、下三消，以区别肺、胃、肾重点所属。仅从临床上看，三消症状往往同时并存，仅在程度上有轻重之别，而部分患者"三多"主症又不明显。为此，辨三消只能作为基本原则，而按病理表现分证则较切合实用。据临床所见其基本证候可分阴虚燥热、气

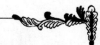

阴两虚、阴阳两虚三类。析而言之，因阴虚与燥热的标本主次不同，又可分为肺胃燥热、肾阴亏虚两证，气阴两虚证表现以气虚为主者，又可另列脾胃气虚一类。若阴阳极度耗损，可见阴虚阳浮重证。病久可兼络热血瘀证候。

治疗一般以养阴生津、清热润燥为原则，阴伤气耗或阴损及阳又当参以益气、温阳。分别言之：上消治予清热生津，用消渴方、白虎加人参汤；中消治予增液润燥，用玉女煎或增液承气汤；下消治予滋阴益肾，用六味地黄丸或金匮肾气丸。临证既当区别三消主次，又须兼顾同治。

兹概要列述其辨治要领如下：

一、治本须补肾，滋阴兼助阳

因三消源于肾，而又终必及肾，故消渴总应以补肾为主。肾为水火之脏，藏真阴而寓元阳，主五液，阴虚阳盛则关门开少合而尿多；若阴伤及阳，阳虚气不化水，肾失固摄，则小便直下而致饮一溲二，故早在《金匮要略》即取肾气丸作为消渴治本之方，临床当辨阴虚、阳虚而左右化裁。由于本病以阴虚为主，燥热为标，故常以六味地黄丸为基础方，壮水以制火，酌加玄参、天冬、龟板、牡蛎等品，肺肾两虚合生脉散。肾火旺者加加黄柏、知母，并取酸甘化阴之意，用萸肉配生地黄补肾阴，麦冬配五味子补肺肾之阴，乌梅配麦冬、生地黄养胃阴；若见阴阳两虚，或以阳虚为主，可取肾气丸加鹿角片、淫羊藿、淡苁蓉、菟丝子等。组方配药应注意阳中求阴，阴中求阳的原则。

二、补津能化气，补气可生津

若津亏不能化气，而致气阴两虚，津气俱伤，复加气虚不能生津者，不可纯用甘寒，当气阴双补，既应补津以化气，又要补气以生津。若气虚明显者，可径以补气为主而化阴生津；脾气虚弱者，用参苓白术散健脾补气以化津；肺肾气阴两虚者，可用《医学心悟》黄芪汤（即生脉散加黄芪、熟地黄、杞子）以益气养阴。药用黄芪、人参、白术、山药、扁豆、莲肉等补气，麦冬、地黄、玉竹等养阴。

三、升清可布液，流气能输津

津因气而虚者，可取葛根升发脾胃清气，并可用蚕茧升清止渴，配鸡内金、生谷麦芽养胃；如津气亏耗，或脾虚气滞，气不布津，投滋柔之品而阴津难复者，还可配小量砂仁流气以布津；若病因肝郁化火，上炎刑金，灼伤胃液，下耗肾水，而见"三消"证候者，又当在滋阴生津药中配入柴胡轻清升散之品以舒肝郁，并伍牡丹皮、桑白皮以清肝肺郁火。

四、润燥须活血，瘀化津自生

津血同源，互为资生转化，阴虚燥热，津亏液少，势必不能载血循经畅行，燥热内灼，煎熬营血，又可导致血瘀，瘀热在里还可化热伤阴，终致阴虚与血瘀并见。瘀阻气滞则津液愈益难以输布，治当滋阴生津为主，兼以凉血化瘀，酌配桃仁润燥活血，赤芍、牡丹皮、丹参清热凉血，泽兰祛瘀升清，鬼箭羽通瘀破血，血行津布则燥热可解，瘀化气畅则阴液自生；若津亏不能化气，气虚不能运血，而致血瘀愈益加重，又当参以益气化瘀，用生黄芪、太子参合蒲黄、水蛭等品。

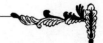

五、治虚不忘实，"三热"应并顾

一般认为本病以燥热为发病之标，但进而言之，其热有三：一为湿热，病因酒食不节，恣食肥甘厚味，饮食不归正化，形体日益肥胖，湿郁化热，发为消渴。如《素问·奇病论》说："此人必数食甘美而多肥也，肥者令人内热，甘者令人中满，故其气上溢转为消渴。"治当复入黄连、花粉、苍术、佩兰、玉米须、芦根等清中化湿，芳香悦脾。如伤脾耗气，则应参以补气健脾之品；若湿热化燥伤津，又须清热润燥。二为燥热，病因素禀亏虚，或房室过度，精气耗伤，水亏火旺；或因情志失调，肝郁化火，志火燔灼，而致燥热内生，形体日益消瘦。治宜清热润燥，药用石膏、知母、天花粉、芦根、北沙参、地骨皮等，配合甘寒养阴之品。至于因胃有燥热而需用调胃承气汤、三黄泻心汤等方苦寒荡涤者究属少数，且应防止苦燥太过伤阴之弊。三为瘀热，病因湿热、燥热郁结日久，煎熬津血，血液黏滞，运行不畅，瘀郁化热，久病入络，而致络热血瘀，治当清热凉血化瘀，药用制大黄、桃仁、赤芍、牡丹皮等。总之，湿热、燥热、瘀热，每多互为因果，并见共存，治应兼顾，针对主次配药。

此外，饮食调护对本病亦有特殊意义，除一般控制外，还应重视食疗，如用山药蒸熟去皮，每日适量食之，或蚕蛹炒香随意食用。并可用猪、牛胰逐日作菜食之；亦可焙干研粉，日食 10~15g，取其以脏补脏之意。

六、医案

案一 李某，男，62岁。

初诊（2001年3月6日）：1998年7月因出现尿频尿

急、小便不畅，查为前列腺肥大、尿潴留，并发现糖尿病，伴有高血压，常服降压药控制。善饥，但口干、尿多不显，仅有尿频尿急，常苦头昏，肢麻，腿软乏力，苔黄腐腻，质暗紫，中裂，脉弦。体重下降 12.5kg，空腹血糖（FBS）8.1mmol/L。

辨治：气阴两虚，湿热内郁，久病络瘀。

处方：大生地 15g，玄参 12g，大麦冬 12g，太子参 10g，天花粉 12g，知母 10g，地骨皮 20g，黄连 5g，炙僵蚕 10g，泽泻 12g，鬼箭羽 15g，佩兰、泽兰各 10g，炙水蛭 3g，桑寄生 15g，玉米须 15g。7 剂。

二诊（2001 年 3 月 20 日）：药服 7 剂后，头昏肢麻均见缓解，稍有心慌，口干不显，善饥，口稍黏，尿量基本正常，左下肢无力，头昏不显，苔黄薄腻，舌质暗紫，脉细弦。查：FBS7.42mmol/L，餐后血糖（PBS）8.6mmol/L。近测血压 130/80mmHg。前方加味观察。

处方：原方改玄参 15g，加丹参 12g，菟丝子 12g，鸡血藤 15g。7 剂。

三诊（2001 年 3 月 27 日）：血压基本平稳，复查 PBS 7.1mmol/L，腿软无力，肢麻基本缓解，腰酸，怕冷，苔黄腻，质暗红，脉小滑。气阴两虚，湿热内郁，久病络瘀。治守原法巩固。

处方：3 月 6 日方去泽泻，改玄参 15g，加淫羊藿 10g，丹参 12g，菟丝子 12g，鸡血藤 15g。14 剂。

药后生化检查指标明显好转，PBS7.6mmo/L，血压平稳，怕冷，头昏，四肢麻木明显好转，二便尚调，苔黄中后部腻，质暗红，脉小弦滑。仍投原方巩固。

【按语】糖尿病的临床特征为多饮、多食、多尿、消

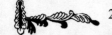

瘦，故当属于中医学"消渴"范畴。《证治准绳·消瘅》中言：渴而多饮为上消（经谓膈消）；消谷善饥为中消（经谓消中）；"渴而便数有膏为下消（经谓肾消）"。由于本病患者仅见善饥，故以中消为主。

患者消谷善饥，为胃火炽盛，火热杀谷；舌有裂纹为阴虚之象，符合消渴病"阴虚为本，燥热为标"之基本病冷理表现。阳明热盛，耗伤津血，无以充养肌肉，故形体消瘦明显；阴阳互根，消渴失治，迁延日久，阴伤气耗，甚则阴损及阳，故见腿软乏力、怕冷；苔黄腐腻，尿频尿急，为内有湿热。湿热之产生，在于脾气亏虚，运化不健，湿浊内生，郁而化热。若过于强调阴虚燥热，忽略消渴病亦有湿热的存在，一味滋腻养阴，反犯虚虚实实之误；除燥热、湿热之外，本类病人还存在"瘀热"之证。缘津血同源，互为资生转化，阴虚燥热，津亏液少，势必不能载血循经畅行，燥热内灼，煎熬营血，可以导致血瘀。瘀热在里，又可化热伤阴，形成恶性循环。患者头昏、肢麻、舌质暗紫皆为血瘀之象，亦即西医学所言微循环障碍、脑供血不足等糖尿病并发症。因此，治疗本证，当抓住气阴两虚之本，湿热、瘀热、燥热之标，标本同治，药物尽量选择归属中焦、下焦者，诚如《医学心悟·三消》篇所言："治中消者，宜清其胃，兼治其肾。"药用增液汤（大生地、玄参、麦冬）滋阴润燥，合太子参益气养阴以治本；天花粉、知母、地骨皮滋阴清热以润燥；用黄连、佩兰、泽兰、泽泻、玉米须等清中化湿、芳香悦脾以治湿热；以鬼箭羽、炙水蛭、鸡血藤、丹参活血化瘀通络，以治瘀热（水蛭量仅3g，旨在活血，不在破血）；并抓住患者有怕冷、膝痛、腿软无力等肾阳不足之象，配伍菟丝子、淫羊藿温补肾阳，于阳中求阴，并借肾阳温化之

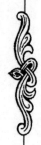

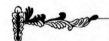

力，化却中焦湿热。

纵观治疗全程，药仅 1 个月，气阴双补，湿热、燥热、瘀热并治，既有效地控制了血糖，而且头昏、肢麻、无力等并发症明显好转，克服了西药优降糖等单纯降糖而忽略并发症治疗的弊端，体现中医辨证论治之既治标又治本的优势。

案二 刘某，女，64 岁。

初诊（1999 年 11 月 8 日）：患者有糖尿病史多年，今年 1 月感冒后至今不欲饮食，口干苦涩，一遇饮食即有恶心感，泛酸，大便溏烂，日 2~3 次，苔黄腻，质暗红，脉濡滑。证属脾虚胃弱，湿热中阻，津气两伤。治当清热化湿健脾开胃，益气养阴。

处方：藿香 10g，佩泽兰各 10g，川连 4g，川石斛 10g，厚朴 3g，太子参 10g，法半夏 10g，苏叶 10g，橘皮 6g，砂仁 3g（后下），炒谷麦芽各 10g，炙鸡内金 10g，炒六曲 10g。

水煎服，每日 1 剂。

二诊（11 月 15 日）：药后病情改善，恶心厌食减轻，稍能进食，大便溏烂转实，日行 1 次，但仍感口苦黏涩干，苔黄薄腻，质暗红，脉细滑。守法继进。

处方：原方加吴茱萸 2g，白蔻仁 3g。再调理 2 周后，康复如初。

【按语】 患者虽系糖尿病患者，但因罹病日久，脾虚湿蕴，脾失健运，故症见纳差、恶心、便溏；湿浊内盛，日久化热，土壅木郁，耗气伤津则症见泛酸、口苦、口干而涩；苔黄腻，质暗红，脉濡滑等皆为湿热中阻之象。故辨证属湿浊内盛，郁久化热，脾胃不健，兼有津气两伤。治当芳香醒脾，清热燥湿，兼以益气养阴。方用藿香、佩兰芳香化湿，

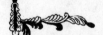

醒脾开胃为君药。臣以法半夏、陈皮、厚朴、砂仁燥湿化浊，行气降逆，宽中和胃；苏叶既能助藿香理气和胃，又能化湿降浊；川连清热燥湿，兼清郁火。佐以石斛、太子参扶正益气养阴；泽兰利水化瘀；谷麦芽、鸡内金、六曲消积导滞，开胃化浊。综观全方，芳化、苦燥并施，清热与养阴共进，消积导滞与益气健脾互资，标本兼顾。由是湿浊化则脾运达，清升浊降则胃气开。

案三 杨某，男，35岁。住院号 7930。

病史：平素性情急躁，吸烟，嗜食辛辣煎炙，自 1995 年 8 月起口干喜饮，多食善饥，小便频数、量多，形体日见消瘦，迄今已有 2 年余，经其他医院检查，诊断为"糖尿病"，先后住院 3 次，采取西药治疗与饮食控制相结合，但症状无明显改善。

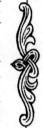

症状：2 年来多食、多饮、多尿，形体日见消瘦，渴喜冷饮，热饮则胸中烦躁不安，每日能饮 3~4 瓶水，计数约为 6400mL，每日尿量 4450mL，混有黏液，多食善饥，每日食量较逊（约 240g），大便干结，常四五日一行，肌肤干燥，面色不华，颧红，自觉耳鸣腰酸，精神委顿，四肢乏力，嗜卧懒言，舌质红，苔薄白，脉细小带数。检查：尿糖定性试验（＋＋＋）~（＋＋＋＋），尿醋酮试验（－），血糖 19.3~24.6mmol/L。

辨治：消渴日久，病损及肾，阴精不足，虚火游离，上炎肺胃，证属下消。治宜滋肾养阴，以降虚火，方选知柏地黄丸、通关滋肾丸加减。药用：生地黄、熟地黄、山药、山萸肉、党参、肉桂、茯苓、泽泻、黄柏、知母、花粉、沙参、麦冬、玉竹、石斛、玄参、牡丹皮、牛膝等出入，另用黄连、鲜生地，煎水代茶。

住院 78 天，先后服药 74 剂，口渴大减，饮水量由原来的 6400mL 减至 2000mL 左右，尿量亦由原来的 4450mL 减至 2000mL 左右，食量亦基本正常，既无食欲不振现象，又无消谷善饥之感，大便干结转润，日行 1 次，精神渐振，但消瘦如昔，体重未增（40kg），血糖减不足言，出院继续调治。

【按语】本例证候特点在于肾虚，下元不足，虚火上炎。故以知柏地黄丸、通关滋肾丸合方，重在滋阴补肾，清热降火，药证相合，疗效显著，消渴诸症大减。而滋阴诸药中稍加参、桂补气通阳，以推动阴精之生化，实为"善补阴者，必于阳中求阴"治法的体现。

尪痹

尪痹为痹证的一种特殊证候，以其病情顽固，久延难愈且疼痛遍历周身多个关节，亦称"顽痹""历节风"等。

《金匮要略》中风历节病篇有"诸肢节疼痛，身体尪羸，脚肿如脱……""身体羸瘦，独足肿大，黄汗出，胫冷，假令发热，便为历节也""病历节，不可屈伸"。上述诸条，均形象地描述了尪痹的临床特征为历节疼痛、关节肿胀和变形、活动受限、身体瘦削。并为痹病名提供了依据，与现代所称的类风湿性关节炎极为类同。

本病虽然与风湿性关节炎及相关疾病均可按痹证辨证论治，但从它的病因病机、病证表现及其发展预后来看，均有其特异性，故应予以专题探讨。

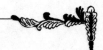

一、风寒湿热杂合，当审外受内生

《素问·痹论》说："风寒湿三气杂至，合而为痹也。""……其热者阳气多，阴气少，病气胜，阳遭阴，故为痹热。"指出总由外受风寒湿热等邪，痹阻经络、肌骨之间，影响气血运行而为病。但就痹而言，外邪作用于人体发病后，在其久延不愈反复消长过程中，外入之邪，未必始终羁留不去，每因内外相引，同气相召，进而导致风、寒、湿、热内生，成为久痹的病理基础，若复感外邪，又可促使病情愈益发展加重。具体言之，外风可以引触身中阳气变生内风，外寒郁伤阳气可生内寒，外湿困遏则内湿难化。若经络先有蓄热，复加外受客热，又可内外合邪致病。由此可知，风、寒、湿、热既是致病原因，更是重要的病理因素，不应单纯囿于外来之邪为病。一般而言，急性病期或慢性转为急性发作期多以外邪为主导，而慢性缓解期则内生之邪已经成为持续为病的重要条件，治法方药虽无大异，而又不尽相同。

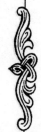

二、明辨寒热病性，识其相兼转化

风、寒、湿、热诸邪，既多杂合为痹，但又常有偏盛，风胜者历节走注疼痛、掣痛；寒胜者痛处固定，冷痛势剧，不可屈伸，得温痛减；湿胜者，痛处重着，或见漫肿，多犯下肢；热胜者，灼热红肿，痛不可近。临证若能据此特点，参合苔脉及全身情况，有所侧重地采用相应治法，可有助于疗效的提高。

风为六淫之首，百病之长，故痹证常以风为主导，兼夹他邪伤人；湿无定体，重浊黏腻，为病缠绵，若与寒、热病

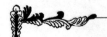

邪相合，互为搏结，更难速化，从而导致病势的持续反复。据此可知，风湿二邪尤其是湿邪，实为致病的基础，每因与寒或热相合而异性，而临证辨病性的寒热所属，有其特定意义。区别风寒湿痹、风湿热痹两大类别，实是重要的原则。正如吴鞠通论痹证分类所言："大抵不外寒热两条，虚实异治。"当前一般虽可认为热证多见于急性阶段活动期，寒证多见于慢性阶段缓解期，然活动期亦可表现寒证，缓解期亦有表现湿热逗留不化者，故又不可执一而论。鉴于寒、热兼邪不一，邪正之间互有关联，还会表现不同特点。如风湿热证，风热偏胜者，多见历节走注而好犯上肢；湿热偏胜者，骨节烦疼，肿痛每常固定，而多犯下肢；若风与热两阳相合，热从火化，或湿与热合，蕴酿成毒，还可出现火热毒盛之候，关节红肿热痛更甚，壮热汗多烦渴，或因热入营络，而见皮下红斑、结节；若邪热伤阴，虚热内郁，则低热持续，骨节疼痛时有消长，口干，舌红。风寒湿证，风寒偏胜者，多见历节疼痛而肩背凝重；寒湿偏胜者，痹而身寒如从水中出；若寒湿伤阳，则久延不已，自觉寒从骨髓中来，骨节挛痛而肢清，舌淡。

进而言之，寒热既须明辨，又不可截然分开，其间尚有兼夹、消长、转化的关系。如寒郁每可化热，而素体阳盛者尤易从化；若热去湿留，而素体阴盛者，又可转从寒化。他如经络蓄热而客寒外加，寒湿久痹而外受客热，均可呈现寒热错杂之证。如关节灼热肿痛而又遇寒加重，恶风怕冷，苔白罩黄，或关节冷痛喜温，而又内热、口干口苦、尿黄等，此即何梦瑶所言："寒热并用者，因其有寒热之邪夹杂于内，不得不用寒热夹杂之剂。"同时，在兼夹转化过程中，寒热二邪还会表现消长主次的动态变化，审此对辨证用药至关

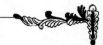

重要。

三、区别邪正缓急，注意虚实主次

《灵枢·五变》说："粗理而肉不坚者，善病痹。"《济生方·痹》："皆因体虚，腠理空疏，受风寒湿气而成痹也。"表明多因素体虚弱，正气不强，气血不充，卫表不固，外邪乘袭而发病。反之，倘正气旺盛，感邪后也未必致痹。然一旦发病，则风寒湿热闭阻气血，不通则痛，又总以邪实为急，故病初一般又不应囿于正虚贸然用补，至于少数患者正虚邪微，或有特定的发病原因，如产后受感致病者又当别论。

虚实之辨，当从邪正标本缓急，病之新久着眼。新病以邪实为主，自应祛邪为先，区别风寒湿热偏胜施治。然素体阳气偏虚，卫外不固，既可招致风寒湿邪入侵发病，也是病邪随体质而从化的重要内因。如《素问·痹论》说："其寒者，阳气少，阴气多，与病相益，故寒也。"另一方面，素体阴血不足，经络蓄热则是风湿热邪入侵发病及病邪从化的内在原因。表明在标实的同时每亦寓有本虚，若寒邪重伤阳气，阳虚气弱，则寒湿更易逗留，郁热耗损阴血，阴虚则湿热自内滋生，构成久痹的病理基础。

久痹，邪留伤正，虽曰由实转虚，但纯虚无邪者实属罕见，一般多为因实致虚，且正虚每易反复感邪而致急性发作，表现实多于虚，缓解期则表现虚中夹实，故虚实虽然夹杂，而又主次有别。

四、久痹痰瘀阻滞，肝肾气血亏虚

久痹不仅指风寒湿热诸邪痹阻经络，气血运行不畅，且因留邪与气血相搏，津液不得随经运行，凝聚成痰，血脉涩滞不通，着而成瘀；或因气血不足，不能运行布散津血，导致痰瘀的生成。痰与瘀又可因果为患，而致痰瘀痹阻，成为尪痹的特异性证候，表现关节肿大畸形、僵硬不利、活动障碍，尤以侵犯多个小关节呈对称性肿痛为特点，苔腻，舌质紫暗而有瘀斑紫点。另一方面，由于邪伤气血阴阳，病及脏腑及其五体而致虚，轻则气血不足，重则损及阴阳；脏腑之虚重点又在肝肾，肝主筋，肾主骨，筋脉拘急僵直不利，骨节硬肿变形，未有不涉及肝肾者，故临证当辨病损性质，针对病变主脏治以扶正补虚，五脏之伤以肾为本，因而益肾每为尪痹治本之原则。然总应以温养精气为宜，细审阴阳之虚配药，不得概投温热。

总之，尪痹久病，痰瘀与正虚同时存在，病变已属内因为主，当虚实并治，审其主次处理。

五、辨病审证求机，按法选方遣药

一般而言，对尪痹的辨治，基本不越痹证范畴，但从辨病角度，识别它的特异性，可有助深化辨证，把握病机特点，指导立法选方遣药，加强治疗的针对性。

对本病的分证，一般可分风寒湿痹、风湿热痹、寒热夹杂痹、痰瘀痹阻、久痹正虚（肝肾不足、气血虚痹）。然各证之间病因病机每多错杂相关，且可变异转化。论治不外祛风、散寒、除湿、清热、化痰、祛瘀、补虚七端，但又当据证参合应用，兹概要论述于下：

（一）寒热既应分治，也须相机合伍

风寒湿痹、风湿热痹两类证候，在急性期固可出现表

证，如寒证畏寒发热无汗、肢节疼重，热证身热有汗不解、历节烦疼。但在慢性期则并无明显寒热表证可据，故切不可与一般外邪伤人皆具表证等同理解

风寒湿痹，寒湿伤表，用麻黄加术汤（《金匮要略》方：麻黄、杏仁、桂枝、甘草、白术）；寒湿偏盛，可选乌头汤（《金匮要略》方：乌头、麻黄、芍药、黄芪、甘草、白蜜）；三气杂感可选薏苡仁汤（《类证治裁》薏苡仁、苍术、羌活、防风、桂枝、麻黄、川乌、当归、川芎、生姜、甘草）作为基本方，量其偏胜配药；内寒明显者，可取麻附细辛汤（《伤寒论》）加味，温经散寒；若寒湿伤阳，阳虚阴盛，可予阳和汤（《外科全生集》方：麻黄、肉桂、炮姜、鹿角胶、熟地黄、白芥子、甘草）助阳消阴。

风湿热痹，急性期身热明显而有表邪者，多选石膏配剂。风热偏胜，用白虎加桂枝汤（《金匮要略》方：石膏、知母、甘草、粳米、桂枝）；风热与湿相搏，用越婢加术汤（《金匮要略》方：麻黄、石膏、甘草、白术、生姜、大枣）；湿热痹阻予加减木防己汤（《温病条辨》方：防己、桂枝、石膏、杏仁、滑石、白通草、薏苡仁）；湿热在下者可取四妙丸（《成方便读》方：苍术、黄柏、牛膝、薏苡仁）；湿热与痰瘀互结者，用上中下通用痛风方（《丹溪心法》方：苍术、黄柏、防己、龙胆草、威灵仙、桂枝、川芎、羌活、白芷、南星、桃仁、红花、神曲）；若风热化火，湿热酿毒，又当参合犀角地黄汤（《备急千金要方》方：犀角、地黄、赤芍、牡丹皮）加漏芦、土茯苓、忍冬藤、地龙、苍耳子、海桐皮。邪热伤阴，另用秦艽、功劳叶、白薇、生地黄、石斛、知母、赤芍等养阴而清络热。

至于寒热错杂者，又当温清并用。寒初化热，应温中有

清，用桂枝芍药知母汤（《金匮要略》方：桂枝、芍药、知母、防风、麻黄、附子、白术、甘草、生姜）；寒湿已趋热化，可予白虎加苍术汤（《类证活人书》方：石膏、知母、甘草、粳米、苍术），或选用热证诸方；由于风湿热痹每见热与风邪相搏，或湿遏热郁，故常须配伍辛通之品以助疏散宣化，分消三气，不得误认为必具寒热错杂之证，方能配合辛散宣通，如取石膏分别与桂枝、麻黄、苍术配伍，即寓此意。

常用祛风药有桂枝、防风、秦艽、羌活；散寒药有川乌、草乌、麻黄、细辛；除湿药有独活、苍术、木防己、蚕沙；清热药有石膏、知母、黄柏、忍冬藤等。

（二）顽痹化痰祛瘀，当重虫类搜剔

顽痹因三气与痰瘀互相搏结为患，内外合邪，愈益深伏骨骱，缠绵难已。临证如杂见风寒湿热症状者，当结合祛邪；与肝肾气血亏虚并存者，又当同时扶正补虚。

若证见痰瘀痹阻为主者，还应审察两者的偏盛配药。痰盛则肢节肿胀僵硬，重滞麻木；瘀盛则骨节刺痛，强直畸形。祛瘀活血可取桃红饮（《类证治裁》方：桃仁、红花、川芎、归尾、威灵仙，麝香少许冲服）加山甲、土鳖虫、姜黄、乳香、没药；化痰通络用青州白丸子（《局方》方：半夏、南星、白附子、川乌、生姜汁）；风痰加僵蚕，寒痰加白芥子，热痰改南星为胆南星。如关节漫肿而有积液，可加用小量控涎丹（《伤寒论》方：大戟、甘遂、白芥子）祛痰消肿，每日服 1.5g，连服 7~10 日为 1 个疗程。但不必空腹顿服，可分两次在餐后服下。痰瘀痼结，深伏血络，非借虫类药不足以走窜入络，搜剔逐邪。前人所谓"风邪深入骨

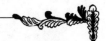

骱，如油入面，非用虫蚁搜剔不克为功"即是此意。但虫类药功用同中有异：活血行瘀用炮山甲、土鳖虫，而山甲"其走窜之性无微不至"，尤善疗痹；搜风剔络，用全蝎、蜈蚣，而蜈蚣对僵挛肿痛又胜一筹；祛风除湿，用乌梢蛇、白花蛇，乌梢蛇效虽略逊，而性平无毒。此外僵蚕之祛风痰、地龙之清络热、露蜂房之祛风毒、单味蚂蚁之温补强壮，均各有所长，应予辨证选择。如能应用得当，对缓解疼痛，改善活动，确有裨益。

（三）久痹治本顾标，益肾补气养血

久痹，寒伤阳气，热耗阴血，伤筋损骨，病及肝肾，正虚邪留，可见肝肾不足、气血虚痹证候，故当扶正祛邪，治本顾标。如受感触发，病情活动，又须标本兼顾。

尪痹日久，反复消长，多见骨质疏松及破坏，活动功能障碍，腰脊僵痛，关节强直变形，筋痿骨弱废用，胫瘦腿软而膝部肿大，舌淡脉细。治当补益肝肾，强壮筋骨。

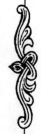

肝肾同源，补肾即可养肝，故扶正蠲痹尤重益肾。益肾当以温养精气，平补阴阳，强壮肾督为基础，忌燥热亦忌滋润。独活寄生汤（《千金方》方：独活、桑寄生、杜仲、牛膝、细辛、秦艽、防风、当归、川芎、地黄、芍药、桂心、茯苓、党参、甘草）、三痹汤（《医门法律》方：即独活寄生汤去寄生，加黄芪、川断、生姜）均属扶正兼以祛邪之方；若阴虚湿热，腰酸胫瘦足弱，筋骨痿软，又可参照虎潜丸（《丹溪心法》方：黄柏、知母、熟地黄、龟板、白芍、锁阳、干姜、陈皮）意。药如淫羊藿、地黄、白芍、鹿角片（胶）、杜仲、川续断、狗脊、桑寄生、怀牛膝、鹿衔草、千年健、石楠藤等。

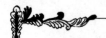

若气血虚痹，关节疼痛时轻时重，劳倦活动后为甚，神疲乏力，腰膝酸软，肌肤麻木，肌肉萎缩，舌质淡红，脉细。当益气固表，养血祛风。肌肤麻木不仁，用黄芪桂枝五物汤（《金匮要略》方：黄芪、桂枝、芍药、生姜、大枣）；气血虚滞而风湿不尽，用蠲痹汤（《杨氏家藏方》方：羌活、防风、赤芍、片姜黄、当归、黄芪、甘草、生姜）。药如当归、白芍、熟地黄、黄芪、白术、炙甘草等；由于气血因邪、因虚皆可致痹，故当同时佐以行气和血之品，如红花、川芎、姜黄、鸡血藤、天仙藤之类，此即"气血流畅、痹痛自已"之意。

（四）注意病证特点，谨慎毒药应用

尪痹病在肢体关节，而部位不一，故应注意病位所在选药。如痛在上肢项背，用羌活、防风、葛根、片姜黄、桂枝；痛在下肢腰背，用独活、防己、木瓜、蚕沙、川续断、牛膝；痛及全身关节筋脉，用松节、千年健、伸筋草、威灵仙、路路通。同时还应选用相应的藤类药通络引经，以增药效。如祛风通络用青风藤、海风藤、络石藤、丝瓜络；清热通络用忍冬藤、桑枝；补虚和血通络用石楠藤、鸡血藤、天仙藤等。他如针对病机病证特点组合配药，亦有助于疗效的提高，如地黄、淫羊藿阴阳相济，益肾而蠲痹；石楠藤、鹿衔草补虚而祛风湿；松节、天仙藤祛湿消肿；透骨草、威灵仙通利关节；漏芦、土茯苓清解湿毒等。

当前对痹的辨病专药治疗，已经取得可喜的进展，如雷公藤、昆明山海棠及其制剂，青风藤、海风藤、蝮蛇注射液等，均能取得较为良好的效果。但毕竟药效单一，且有一定的毒副反应，难以适应病证的具体情况及个体差异，若能在

辨证的同时结合辨病，配伍针对性较强的专用药物，将更能增强疗效，发挥中医药的优势。

临证治疗，应用辛热性猛、虫类毒药的机会较多，必须谨慎掌握，密切观察，切忌孟浪，追求急功，总应"以知为度"，中病为宜。因虫类药毕竟大多有毒或为小毒，能破气耗血伤阴，故量不宜重，一般不宜过于持续久服，可间歇给药或数药交替选用，体虚者配合扶正药，亦有虚体患者或产后得病用之而痛反剧者。

川乌、草乌为治寒痹之要药，但大辛大热有毒，一般均冷应制用，若症仍难改善，可改用生川、草乌，宜由小量开始递增，先各用1.5g，如无反应可各渐增到3~5g，煎煮时间应长，约1~1.5小时，可加甘草同煮以缓毒性，若药后出现唇舌发麻、头晕、心悸、脉迟有歇止者，皆为毒性反应，应停药，并用甘草、生姜各15g煎服解救。

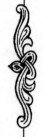

番木鳖苦寒，有大毒，善通经络，消肿散结止痛，治痹有专功，多为炮制后入丸散中用，单用散剂日0.3~0.6g，过量见牙关僵硬，手足挛急，或强直性痉挛等毒性反应者，用肉桂6g，甘草6g煎服解救。

曼陀罗辛温有毒，但疗痹止痛有显效，多用作散剂，每次0.1~0.15g，一日2次，入煎可用0.3~0.5g，过量可见烦躁不安、口渴、步履不灵、幻觉、痉厥、神昏等毒性反应。可用防风10g，桂枝10g，或甘草10g煎服解救。

雷公藤苦有大毒，为治痹专药，可从小量开始，从5g递增至15g，去皮，先煎1小时减毒，以复入辨证方中为好，持续服用过久对肝肾功能及造血系统有损害，妇女可致闭经，故以间歇应用为宜。过量可见吐泻腹痛等反应，除洗胃、灌肠外，可饮生莱菔汁或用莱菔子100g煎服解救。

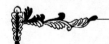

六、医案

案一 陈某,男,57岁,教师。

患者四肢关节反复肿痛1年,曾住本市某医院被诊断为类风湿性关节炎,迭进中西药治疗效果不佳,已全休半年,长期服用地塞米松每次0.75mg,日2~3片。刻下四肢关节疼痛不已,上肢为著,腕指小关节尤甚,红肿灼热,手指梭形肿胀,局部色素加深,形体消瘦,步履困难,口干苦,舌苔黄厚腻,前部中空,质暗红,脉小弦滑。查血:类风湿因子阳性,血沉每小时140mm。从风湿热毒留著,痰瘀互结治疗,投清热化湿、解毒宣痹之剂。

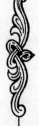

处方:秦艽、防己、鬼箭羽、白薇各12g,防风5g,黄柏、苍术、炙僵蚕、广地龙各10g,土茯苓15g,苍耳草20g,炮山甲6g。

药服8剂,肿势减轻,疼痛好转。原方加生地黄12g,炙全蝎3g,乌梢蛇10g以养阴除痹,再投30剂。

经治病情稳步好转,肿痛显减,但觉酸楚,关节活动恢复正常,苔化未净,舌红中空,脉小弦数。证属湿热不净,阴伤气耗之候。

处方:生黄芪、生地黄、土茯苓、透骨草各15g,石斛、木防己、漏芦各12g,广地龙、乌梢蛇、黄柏、知母、当归各10g,炙全蝎3g,炒苍术6g,炮山甲5g。25剂。

地塞米松减至每日0.75mg,药后关节肿痛基本消失,精神亦振,纳佳,寐安,惟上午觉肢体酸楚,苔脉如前。久痹正虚,湿毒不净,气血痹阻,前方去透骨草、木防己、漏芦,加五加皮、鬼箭羽强筋通络,停激素。药服20剂,肢体酸楚减轻,查血沉每小时25mm,予原法巩固。尔后2年,

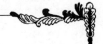

间断服用培本除痹之剂，并能恢复工作。

案二 仇某，女，57岁，工人。

患类风湿性关节炎病史4年，历节走注疼痛，筋肉挛掣不舒。最近左手指肿胀拘急，疼痛明显，有梭形改变，右手肿痛稍轻，怕冷、畏风，天阴加重，夜卧有时盗汗，目眶、口唇发紫，苔薄质紫，脉濡细。类风湿因子试验（＋）。久痹气虚，卫阳不固，痰瘀互结。治拟温阳益气，宣痹通络。

处方：制附片、制南星、炙甘草各5g，黄芪15g，焦白术、鬼箭羽、淫羊藿各10g，白芍、青风藤各12g，炮山甲6g，细辛、炙全蝎各3g。

5剂后肢体肿痛减轻，惟右肩臂疼痛，上举困难，原方去白术、白芍，加乌梢蛇、片姜黄搜风活络。上药连服10剂，肢体肿痛已平，但觉右臂抬举欠利，原方加熟地黄12g，取得近期临床治愈。

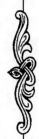

案三 尤某，女，43岁，工人。

患类风湿性关节炎2年，周身关节游走性酸痛，两肩膝尤甚，右手指小关节肿胀，天冷则剧痛，痛处麻木不仁，偶有低热，舌苔薄，质暗红，脉细。查类风湿因子（＋）。证为风湿久痹，寒痰瘀结，阳气不振，仿阳和汤进治。

处方：炙麻黄、炒白芥子、炮山甲各5g，炙桂枝、制川草乌各6g，大熟地、鬼箭羽各12g，鹿角霜10g，炙僵蚕9g，甘草3g。

服药5剂，疼痛减轻，再服15剂症状控制而停药。

案四 李某，女，30岁。

患者产后4月，关节疼痛2月，腰脊、肩、腕、膝走注疼痛，感受风冷加重，苔薄黄腻，舌质淡红，边有齿印，脉细。血沉每小时30mm，类风湿因子（＋）。证属血虚络空，

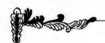
专病论治

卫表不固，风寒乘客为痹。拟益气养血，宣痹祛邪。

处方：炙桂枝、独活各5g，细辛3g，防风6g，大白芍、当归、焦白术、秦艽、鸡血藤、川断、片姜黄各10g，生黄芪、桑枝、桑寄生各12g。

服15剂后腰脊痛减，原法既效，酌加养正之品以冀巩固，再服20剂，诸症悉平。

案五 顾某，女，42岁，教师。

患类风湿性关节炎多年，查类风湿因子（＋），血沉每小时34mm，大小关节疼痛均剧，痛处怕冷，两膝尤著，行走不利，手指骨节明显变形，僵硬不和，难以屈伸，筋脉拘急，两肩酸重，肌肤时发痒疹，下肢微有浮肿，口干或有烘热，舌淡红，苔薄腻，脉细濡。风寒湿三气杂合为痹，湿盛气虚，寒凝热郁，痰瘀互结，肝肾亏损。治当治标顾本，温经散寒，宣痹通络。

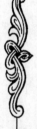

处方：制川乌、草乌各6g，细辛3g，制南星6g，雷公藤10g，炒苍术10g，黄柏g，防风、防己各10g，黄芪15g，乌梢蛇10g，大熟地10g，炮山甲10g，炙全蝎3g，威灵仙10g，日服1剂。

1周见效，此后随证略事增损，或配桂芍以和营卫，或配青风藤、海风藤祛风通络，或加露蜂房、广地龙入络祛风，或配淫羊藿、大生地补益阴阳，或加知母、白薇以清郁热。连服40余剂，痛势显减，先后调治近年，疼痛缓解稳定，转觉口干欲饮，夜卧烦热，或有汗出，肌肤时发痒疹，舌淡红，苔薄黄腻，脉细。转从寒湿久郁化热，痰瘀互结，肝肾亏虚治疗。

处方：秦艽10g，功劳叶10g，青风藤15g，雷公藤6g，制南星6g，炒苍术10g，黄柏6g，生地黄10g，白薇12g，

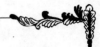

木防己 10g，炮山甲 6g，广地龙 10g，乌梢蛇 10g，露蜂房 8g。

随症加减，继则酌配益肾补虚之品，行走活动便利，恢复全日工作，先后随诊 3 年，未见复发。

案六 张某，男，74 岁，农民。1997 年 5 月 23 日初诊。

旬来右腰、臀部连及腿足酸胀疼痛，步履困难，腿足怕冷，遇阴雨更甚，舌质淡有紫气，苔薄，脉细弦。X 线摄片提示腰椎退行性病变。此乃肾虚寒凝，血瘀络痹所致。治拟温肾祛寒，活血通络。

处方：制川草乌各 5g，细辛 3g，淫羊藿 10g，巴戟肉 10g，川断 15g，骨碎补 10g，炙全蝎 5g，威灵仙 12g，当归 10g，土鳖虫 10g。

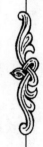

药服 7 剂，腰腿疼痛有减，可在室内活动，但外出尚需扶杖，不耐久行，舌质淡紫，苔薄，脉小弦。前法奏效，守原法继进，原方加肉苁蓉 10g。半月后再诊，腰腿疼痛显减，可不扶杖行走，但久行疼痛仍较明显，腰臀部有酸楚感，舌质暗，苔薄腻，脉弦滑。原方加怀牛膝 10g，再进 14 剂，痛遂告愈，步履轻健。

【按语】以上 6 案虽同属类风湿性关节炎，但中医辨证各有不同。案一证属热痹、顽痹，因风湿热毒留着，痰瘀互结，伤阴耗气所致，实中夹虚之候，故先从标治，予祛风、化湿、清热解毒、消痰、祛瘀之剂，病邪渐退，正虚较显时分步加入养阴益气之品以扶正祛邪，若起手即大剂补益恐有助邪之弊。案二、案三均为风寒湿痹伤阳之虚实错杂证候，皆有关节冷痛的特征，但案二夜间盗汗，关节拘急，为卫阳不固，筋脉挛急之象，故取术附、芪附、芍药甘草诸方义加味进治；案三关节酸痛麻木，《内经》云："营气虚则不仁"，

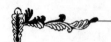

此为营血虚寒之证，故用阳和汤增损以温阳补血、散寒通络。案四为气血虚痹病例，因产后百脉空虚，营血不足，卫表不固，风寒湿邪乘客，着而为痹。治疗重在扶正达邪，攻补兼施，缓缓图治，若用猛剂，以期速效，则反伤正气，欲速而不达，故以黄芪桂枝五物汤加减施治。案五寒热相兼，虚实错杂，但起始以寒湿痰瘀为主，故温中兼清，祛邪佐以扶正取效，后见化热，久痹正虚，转以疏风化湿清热，酌配益肾补虚而得巩固。案六患者年逾古稀，肾元自衰，肾精不足，骨髓不充，风寒湿邪乘虚入客，寒凝血涩，经脉痹阻，不通则痛。故以温肾祛寒、活血通络为法，标本兼顾。方中川、草乌味辛大热，功擅除寒开痹、通络止痛，为治痛痹之要药，淫羊藿、巴戟肉、肉苁蓉、川断、骨碎补温养肾元，强壮腰脊，配以细辛入肾散寒、全蝎搜风通络，以增宣痹止痛之效，土鳖虫与当归相伍，则破血逐瘀而不耗血，参入"走而能补，性善下行"（《本草经疏》）之牛膝补益肝肾、活血通经，引药直达病所。诸药合用，共奏温补肾元，祛风散寒，活血通络，宣痹止痛之功。

系统性红斑狼疮

红斑狼疮在中医典籍中并无相应名称，《金匮要略》中所述"阳毒之为病，面赤斑斑如锦纹"，似与本病症状相似；据其皮损情况，又与"红斑蝴蝶""猫眼疮""鬼脸疮""日晒疮""马缨丹"等病名类似；而本病累及之多脏器病损，又可分属"痹证""虚劳""水肿""癥瘕"、胁痛"等范畴。

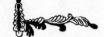

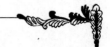

一、发病机理

（一）肝肾亏虚，阴血耗损为本

究其成因，多以肝肾亏虚、阴血耗损为本。故好发于妙龄少女、青春少妇。"女子以肝为先天"，"乙癸同源"，患者先天禀赋不足，肝肾本虚，情怀久郁，肝郁化火，耗伤肝肾之阴，或接触某些化学毒物，损伤气血，致使脏腑气阴亏虚，成为发病之基础。久则阴伤及阳，脾肾两虚。

（二）风毒痹阻，络热血瘀为标

肝肾亏虚，阴血耗损，郁热内起，化生风毒，毒热锢结，郁于血分。遇有日晒、情怀不畅或外感扰动，则外见皮肤红斑，疹点隐隐，肌肤瘙痒，关节肿痛；内见络损血瘀，脏腑受戕，而致低热绵绵，久久不退，或高热鸱张，反复难已，甚或热盛神昏，腰酸胁痛，心悸气喘，尿多浊沫，种种变证均由风毒瘀热而来。

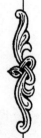

二、辨证

（一）风毒痹阻，络热血瘀证

肌肤瘙痒，周身关节肿痛，两膝为著，或痛处游走不定，可伴有局部关节红肿热痛、屈伸不利，腰胁疼痛，手心灼热，低热绵绵，口干而渴，心烦易躁，红斑隐隐，尿赤便结，舌质暗或有紫气，舌尖偏红，苔薄白或薄黄，脉来弦数或弦滑。本证多见于狼疮内脏、关节损害型。

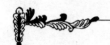

（二）血分毒热，气阴耗伤证

忽起壮热，迁延不解；或寒热往来，或定时发热，并无恶寒，届时自平，反复数月甚或数年难已；面部焮红，手臂、胸腹红疹隐隐，肌肤灼热，关节酸痛，头痛目赤，口干咽痛，溲赤便干，神疲乏力，精神不振，食纳无味，苔薄少津，舌质红或暗红，脉来弦滑数，重按无力。本证多见于狼疮急性型、发作期。

（三）肝肾阴虚，风毒留恋证

低热绵绵，或时起时平，稍事劳动即热度渐升，精神不振，食纳无味，不耐疲劳，面颧升火，皮疹色暗，活动后或激动时疹色增红，关节酸楚，头昏耳鸣，腰膝酸痛，头发稀疏或枯焦，月经不调或经闭不行；小溲短少，大便偏干。苔少，舌质红少津，或有裂纹，脉细或细数。本证多见于狼疮稳定型、缓解期。

（四）脾肾两虚，血瘀水停证

面色㿠白无华，目胞及下肢浮肿，面颧红斑色暗，或仅见色素沉着；心悸气短，胸腹胀满，胁下癥结，精神萎靡，周身乏力，足跟疼痛，形寒怕冷，肢清不温，小便不利，大便或见溏薄，苔薄或腻，舌质紫暗，色偏淡，舌体胖或边有齿痕，脉细弱。本证多见于狼疮晚期或合并狼疮性肾炎患者。

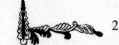

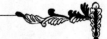

三、治法方药

（一）祛风解毒，凉血化瘀

选《医宗金鉴》秦艽丸加减。药用秦艽 10g，功劳叶 10g，漏芦 10g，白薇 12g，大生地 12g，广地龙 10g，乌梢蛇 10g，青风藤 15g，鬼箭羽 12g，凌霄花 10g，商陆根 9g。

（二）清透血热，益气养阴

选《证治准绳》清骨散加减。药用青蒿 15~30g（后下），白薇 15g，银柴胡 10g，炙鳖甲 15g（先煎），葎草 30g，知母 10g，牡丹皮 10g，大生地 15g，雷公藤 10g，太子参 15g，白芍 12g。

（三）培补肝肾，祛风解毒

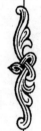

选自拟狼疮肝肾方。药用功劳叶 10~15g，大生地 12~15g，制黄精 10g，制首乌 10g，甘杞子 10g，川石斛 12g，秦艽 10g，漏芦 10g，紫草 6g，乌梢蛇 10g，炙僵蚕 10g，白薇 10g，凌霄花 10g。

（四）补肾健脾，活血行水

选自拟狼疮脾肾方。药用太子参 15g，生黄芪 20g，淫羊藿 10g，制附子 5g，大生地 12g，制黄精 10g，木防己 10g，天仙藤 12g，泽兰泻各 10g，雷公藤 10~15g，商陆根 9g，露蜂房 10g

由于本病以肝肾亏虚，气血失调为本，故治疗宜以培补肝肾作为重要法则，即使血分毒热证，亦宜顾护肝肾之

阴；脾肾两虚证，也宜气阴双补或阴阳并调，不宜多用纯阳之品，以免灼伤阴精；合用激素者，激素用量大，阳热症状重，可以着重滋阴降火或清热凉血；激素撤减时，宜多用平补肝肾之药。并可酌加少量温补肾阳之品，用多用少须凭辨证。同时因本病风毒瘀热为重要病理因素，故不论何证均可选用祛风解毒、清透瘀热、活血化瘀之品，根据具体证情酌加雷公藤、鬼箭羽、菝葜、漏芦、青蒿、商陆、蜈蚣、炮山甲、露蜂房等药，以提高效果。

四、医案

案一 周某，女，21岁。

初诊（1995年10月7日）：患者于1988年5月起，有不明原因发热，稽留不退，体温高达40℃左右，全身出现充血样皮疹，面部红斑，并有面部及下肢浮肿，尿蛋白（+），肝脾肿大等表现。予多种抗生素治疗效果不佳，经本市儿童医院、省人民医院及上海瑞金医院等反复检查，确诊为"系统性红斑狼疮，狼疮性肾炎"。应用大剂量强的松（每日60mg）及雷公藤苷片（每日15mg），体温降至正常后，则予强的松10~20mg维持。但遇疲劳、情绪波动或外感时则体温复升，弛张难平，必须反复应用大剂量激素方能控制。近4月来强的松减至30~40mg即起身热。发热通常上午为甚，并无形寒，午后身热渐降，体温38.7~40.1℃，两膝及手指关节疼痛，手心灼热，经闭2年有余，颈臂散发紫红疹点，下肢内侧有青紫瘀斑，胁下胀痛（肝、脾肿大Ⅱ度），苔黄薄腻，舌红衬紫，脉来细数。此乃内伤发热，肝肾阴虚，瘀热内扰。治宜清透伏热，凉血散血。

处方：银柴胡10g，青蒿30g（后下），白薇15g，炙

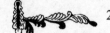

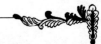

鳖甲（先煎）15g，知母10g，炮山甲10g（先煎），炙僵蚕10g，葎草30g，牡丹皮10g，大生地15g，鬼箭羽15g，商陆根6g，炒常山6g。

强的松仍用40mg，清晨顿服。

二诊（1995年10月14日）：服药1周，体温有所降低，晨起37.2~37.8℃，上午最高体温38.4℃，午后汗出热退，疲劳乏力。治守原法，酌加益气之品。原方加太子参12g，去鬼箭羽。

三诊（1995年10月28日）：继续服药2周，体温又有下降，鼻衄1次，血色鲜红，5天来体温正常。晨起纳差腹胀，背后酸楚，皮肤时有痒感，苔黄薄腻，舌质偏红，脉细。药已中的，血热有减，原方观察。

四诊（1995年11月18日）：连续服药，身热未起，强的松已减为每日30mg。惟右手关节僵硬疼痛，口不干，牙龈肿痛，苔脉如前。原方加片姜黄10g通络止痛。

五诊（1995年12月23日）：体温已正常近2月，激素减为强的松每日25mg，撤减仍需时日。自觉无明显不适，面部已无红斑，颈、臂疹点渐隐，下肢青紫斑褪去，月经于本月18日来潮，口干不著。治宜养阴清热，和营凉血。

处方：银柴胡10g，青蒿20g，白薇15g，炙鳖甲15g（先煎），炮山甲6g（先煎），大生地15g，知母10g，牡丹皮10g，太子参15g，蝉蜕5g，商陆根9g，炒常山9g。

六诊（1996年2月10日）：体温始终正常。近日面部瘙痒潮红，稍有热感，口干，苔黄薄腻，舌边尖红，舌质偏暗，脉细。肝经郁热，气阴两伤，风毒郁于肌腠。

处方：柴胡10g，炒黄芩10g，山栀10g，青蒿15g，牡丹皮10g，知母10g，大生地15g，功劳叶10g，蝉蜕3g，炙

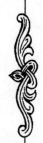

僵蚕 10g，商陆根 9g，太子参 15g。

强的松减为每日 20mg。

病员坚持来诊，现症情平稳，月经按时来潮；在服中药同时，激素继续缓慢递减，发热未再复作。

【按语】本案主要表现为内伤发热，其特征是阴虚营血伏热，身热起伏，病久缠绵。治疗重在凉血活血，清透伏热。以青蒿鳖甲散为主方，配生地黄、知母、牡丹皮等加强清热凉营作用，再合鬼箭羽、炮山甲活血通络，功劳叶、蝉蜕祛风透热。治疗的核心始终以辨证为主导，有机结合辨病，故而取得较好疗效，病情得到有效控制。

案二 高某，女，23 岁。

初诊（1996 年 4 月 6 日）：患者于 1995 年 2 月初突然发热，周身关节疼痛，体温 39.2～40.1℃，在当地治疗无效，住南京某医院，应用多种抗生素治疗乏效，怀疑为结缔组织疾病。检查：ANA1 64，抗 RNP 抗体（+），免疫复合物（+），尿 24 小时蛋白定量为 3.04g，红细胞计数 2.6×10^{12}/L，NAG 明显升高。肾穿刺活检为狼疮肾炎Ⅳ型。临床诊断为系统性红斑狼疮，狼疮性肾炎。治疗应用大剂量强的松（每日 30mg 以上），发热关节痛等可缓解，但撤减激素即高热复作，遂再次住该院治疗，并来我院求诊。

刻诊：发热都在中午及傍晚，恶寒不著，体温高达 40℃，已用强的松每日 30mg，发热仍未控制，口干不欲饮水，心悸，二便尚可，月经闭止 4 个多月。尿检蛋白（+++），红细胞计数（++），脓细胞（++）。姑从内伤劳热立法，清透血分郁热，凉血散血。

处方：银柴胡 10g，青蒿 20g，炒黄芩 10g，白薇 15g，功劳叶 10g，秦艽 10g，知母 10g，葎草 30g，天花粉 12g，

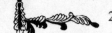

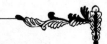

北沙参 10g，炮山甲 10g（先煎），牡丹皮、丹参各 10g，法半夏 10g。

二诊（1996 年 4 月 13 日）：药后 1 周内体温未见复升，胸膺疼痛减轻，食纳知味，体重略增，口不干，腰痛亦减，面色欠华，苔薄黄，舌红偏暗，脉细滑数。

处方：原方去天花粉，加太子参 15g 益气。

三诊（1996 年 5 月 4 日）：撤减激素，上午仍有低热，有时可达 38℃，午后盗汗，口干，小便色黄，纳差，恶心欲吐，苔黄腻，舌边尖暗红，脉细数。病情虽见改善，然营血伏热未清，仍须清透兼施。

处方：青蒿 20g，银柴胡 10g，地骨皮 10g，炒黄芩 10g，白薇 15g，功劳叶 10g，秦艽 10g，大生地 12g，知母 10g，牡丹皮 10g，炙鳖甲（先煎）10g，葎草 30g，法半夏 10g。

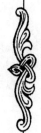

四诊（1996 年 5 月 10 日）：激素已完全停用，身热趋平，偶或体温 37.4℃，自觉精神改善，盗汗已敛，二便尚调，稍有恶心，口干不著，脉细兼数，苔淡黄腻，舌质偏红。

处方：原方去地骨皮、银柴胡，白薇加量至 20g，另加橘皮 6g，太子参 15g，兼顾健脾和中。

五诊（1996 年 6 月 29 日）：身热未再复燃，月经来潮，关节及肾区不痛，自觉午后仍有烦热，肌肤少汗，纳谷时好时差，苔脉如前。尿检多次提示蛋白（＋）～（＋＋），红细胞（＋）。病情显著改善，然此属内伤痼疾，仍宜长期调治，前方加减巩固。

【按语】本例病证亦从内伤劳热立法，治予清透血分郁热，凉血散血，兼以益气养阴。因药证相合，故效如桴鼓。

案三　朱某，女，54 岁，工人。

初诊（1998 年 2 月 11 日）：1993 年起患系统性红斑狼

疮，长期服用强的松，最大日用量40mg，目前每日强的松15mg，雷公藤片2片，病情仍反复，难以控制。去年复发，至今未能控制，查尿常规异常。刻诊：两颧红斑成片，色赤瘙痒，疼痛，有火热感，两目充血，周身关节疼痛，每日数次阵发性加重，发时面红目赤，烘热升火，脊柱、周身紧缩刺痛，口干苦，尿黄，大便尚调，苔黄薄腻，质暗紫，脉细滑。风毒痹阻，营血热盛，肝肾亏虚。

处方：秦艽10g，漏芦12g，生地黄15g，水牛角片（先煎）12g，赤芍12g，牡丹皮10g，紫草10g，白薇15g，青风藤15g，地龙10g，人中黄6g，菝葜20g，青蒿20g，萆草20g。

二诊（1998年2月18日）：祛风凉血解毒，药进7剂，面部瘙痒、关节疼痛均有所减轻，每日阵发性疼痛次数亦有所减少，但一时尚难控制，口干口苦，烘热，易汗，苔黄腻，舌边尖红，脉细滑。原法再进。

处方：秦艽10g，漏芦15g，生地黄15g，水牛角片（先煎）12g，赤芍15g，牡丹皮10g，紫草10g，白薇15g，青风藤15g，地龙10g，人中黄6g，菝葜20g，青蒿25g，萆草20g，土茯苓20g，黄精12g。

三诊（1998年2月25日）：面部红斑缩小、转淡，痒感亦减，后背发作性紧痛减轻，两目仍充血，口干，大便或溏，苔黄腻，质暗，脉细滑。药已起效，守法再进。

处方：原方加知母10g，去黄精。

四诊（1998年3月18日）：面部红斑继续消退，潮热发作时间后移2~3小时，持续时间亦由过去的5小时缩短为2小时左右，口干口苦，便溏一日2次，尿黄，苔黄薄腻，质暗紫，脉弦滑。

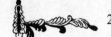

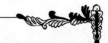

处方：秦艽 10g，功劳叶 10g，白薇 15g，青蒿 25g，水牛角片（先煎）12g，生地黄 20g，赤芍 15g，牡丹皮 10g，紫草 10g，青风藤 15g，漏芦 12g，菝葜 20g，土茯苓 20g，地龙 10g，炒苍术 10g，黄柏 10g，防己 12g。

五诊（1998 年 5 月 6 日）：上方加减出入 40 余剂，面热、潮红升火少发，陈旧性斑块色素渐减，关节疼痛缓解，皮肤痒感消退，目睛稍有充血，大便欠实，苔黄腻，质暗红，脉细滑数。祛风解毒，清热化湿，凉血散瘀继进。

处方：原方加制黄精 12g，鬼箭羽 12g。

六诊（1998 年 7 月 29 日）：两颧部大片红斑经治基本消退，关节疼痛亦平，仅手指小关节稍感不适，尿黄，便溏，日行 2 次，食纳欠香，苔薄黄腻，质暗红，脉细滑。

处方：秦艽 10g，白薇 15g，青蒿 25g，水牛角片（先煎）12g，生地黄 20g，丹参 10g，紫草 10g，青风藤 15g，菝葜 20g，土茯苓 20g，炒苍术 10g，黄柏 10g，防己 12g，制黄精 12g。

【按语】本例病程较长，且长期服用激素类药物，病情较为复杂。审其临床表现，面部红斑成片，潮热升火，关节灼热疼痛，口干口苦，呈现一派风毒痹阻，营血伏热的证候特点，故治以祛风解毒，凉血化瘀。组方以犀角地黄汤为主凉血散血，另与两组药物相配：一组为秦艽、菝葜、漏芦、青风藤、土茯苓、广地龙等祛风凉血解毒之品，另一组为苍术、黄柏、防己等清化湿热之品。尤其妙在与青蒿、白薇、功劳叶的配用，使得深伏营血的风热湿毒得以清透，故能取得较为理想的疗效。值得注意的是，患者年届七八，病程已久，肝肾必亏，应予扶正，但从邪正虚实、标本缓急的关系来看，应以祛邪为主，兼以扶正，故仅配以少量补益肝

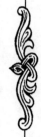

肾之品，且亦以平补为度。纵观本例的全部治疗过程，体会有三：一是准确的辨证，把握病机，该患者曾多方求医，亦服大量中药，但疗效均不显，关键是证候的判断有异；二是处方的配伍，如上所述，四组药物有机配伍，环绕一个中心"风热湿毒，痹阻营血"；三是把握邪正之间的主次关系。

颅内肿瘤

颅内肿瘤分原发与继发两大类，美国曾报道原发于脑的肿瘤发病率为每年 8.2/10 万人，我国据 6 城市的流行病学调查为 32/10 万人，而脑胶质瘤占颅内肿瘤的 50%，且恶性程度高，治疗难度大，手术与非手术的效果均不满意，应用中医药治疗，有时可以控制或缩小病灶，改善或缓解临床症状，具有一定的潜在优势。兹略抒临证辨治管见如下：

一、病机着眼肝肾亏虚，风痰瘀毒互结

各种恶性肿瘤的发病，尽管病因和病理错综复杂，但不外乎气血郁结、痰凝湿滞、经络瘀阻、热毒内蕴、脏腑失调，导致气阴亏虚，热毒痰瘀凝聚，日久而呈癌块。临床上往往表现有特定的症状，如身体某一部位的长期刺痛、胀痛，局部小血管紫暗显露，舌有瘀点、瘀斑，见到或触及身体某一部位的癌块，或凭借内窥镜、CT、核磁共振（MRI）等新技术，发现机体深部"幽隐之处"的肿瘤。其病机关键在于痰瘀互结成为有形可征之实质病变，故每多从中医的"积"辨治。而颅内肿瘤又有其自身的特点，按其临床特征，

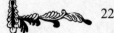

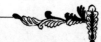

还涉及中医学"头痛""眩晕"等病证。根据肿瘤患者的整体状况和局部病变，多属正气不足，邪常有余，正如《医宗必读》所云："积之成也，正气不足，而后邪气踞之。"肾主骨，骨生髓，脑为髓海，且肝肾同源，故颅内肿瘤患者主要表现为肝肾亏虚，且尤以气虚、阴虚、精血不足为著，内因是其发病的基础，复加情志不和、外感六淫、饮食不调及劳逸失度，则诸邪乘虚为病，致使脑部的清阳之气失用，瘀血凝聚，络脉受阻，津液输布不利，壅结成痰，恶血与顽痰互结酿毒，积于脑部，日久更伤肝肾精血。肾阴不足，水不涵木，则肝阳又可化风，上扰清空，走窜经络。脑为奇恒之腑，正常情况下，清气上扬，而浊阴下降，若肝肾亏虚，风痰瘀阻脑络，则清阳不得上升，浊阴不能下降，出现头痛、头晕、耳鸣眼花、呕恶、视物模糊、视歧、睑废、言语不利、肢麻，甚则出现舌强、失语、抽搐、震颤、昏厥等症。由此可见，肝肾亏虚、风痰瘀毒互结实为本病的基本病机。

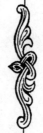

二、治疗重在补益肝肾，化痰祛瘀，祛风解毒

由于颅内肿瘤的病机特点为正虚邪实，且多以邪实为主，故治疗大法当扶正培本、补益肝肾、化痰祛瘀、祛除病邪，同时佐以祛风和络、解毒抗癌。用药可选鳖甲、生地黄、天冬、杞子滋养肝肾；水蛭、山甲、川芎活血通络；白附子、僵蚕、蜈蚣、牡蛎化痰祛风，软坚散结；黄芪、葛根益气升清。

临证治疗要本着扶正与祛邪相结合、辨证论治与辨病治疗相结合、局部治疗与整体治疗相结合的原则。扶正祛邪是治疗本病的根本方法。二者可以相辅相成，起到增强正气，遏制肿瘤的作用，但应权衡其主次配药。在辨证治疗的

同时，尚需注意辨病用药，可选炙马钱子、漏芦、山慈菇、泽漆、白花蛇舌草以解毒、抗癌，亦可酌用虫类药物如露蜂房、炙蟾皮、炙蜈蚣、炙全蝎等走窜搜剔之品。现代药理研究提示某些虫类药物能抑制肿瘤细胞的恶性生长，提高免疫功能，增强淋巴细胞的转化率及巨噬细胞的吞噬能力，是治疗肿瘤颇有前景的一类药物。鉴于本病的病位在头，用药宜轻清向上直达病所；风为百病之长，风性上浮，头为人身至高之处，故对本病头痛眩晕的治疗，可用祛风之药，达到清上蠲痛的目的，如制白附子、炙全蝎、蜈蚣等。此外，还应审度痰瘀互结的主次轻重及不同病理性质，选择相应的化痰祛瘀药。

三、医案

案一 蒋某，男，63岁，教师。

1994年3月初，突然头痛，左侧瞳孔放大，眼睑下垂，不能睁开，伴有呕吐。4月9日南京军区总医院头颅MRI及CT报告提示斜坡及鞍区块状异常信号改变，斜坡膨胀，轮廓消失，视神经受压上抬，肿块占据蝶窦；CT平扫示枕骨斜块及岩骨尖骨质破坏，密度降低，考虑脊索瘤可能。患者因体虚，畏惧手术，于4月30日来我院就诊。

初诊：症见头痛，左侧瞳孔放大，眼睑下垂，复视，时有恶心呕吐，面色少华，神疲乏力，苔黄薄腻，质红，脉细滑。初从风痰瘀阻，清阳不展治疗。

处方：天麻、僵蚕、南星、川芎、炮山甲、泽兰、广地龙、石菖蒲、甘杞子、泽泻各10g，生黄芪20g，葛根15g，炙全蝎5g，制白附子5g。

另吞：制马钱子0.25g，一日2次。

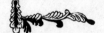

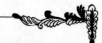

　　二诊：服药 15 剂，头痛明显缓解，瞳孔恢复正常，眼睑狭窄有所改善，仍有复视，神疲乏力，口干，苔黄腻，舌质红、有裂纹，脉细。痰瘀化热，阴液耗伤。

　　处方：上方去南星、菖蒲、泽兰、泽泻，加陈胆星、川石斛、花粉各 10g。

　　三诊：服药 30 剂，复视进一步改善，左眼睑开合基本恢复正常，稍有头昏，左目视糊，畏光，右耳鸣响，苔黄薄腻，质暗红，脉细。从肝肾亏虚，阴不涵阳，精气不能上承，痰瘀蒙闭清窍治疗。

　　处方：炙鳖甲、川石斛各 10g，大生地、杞子各 12g，生黄芪 30g，葛根 15g，生石决明 30g，炮山甲、陈胆星、炙僵蚕、天麻各 10g，炙蜈蚣、制白附子各 5g。

　　另吞：制马钱子 0.25g，一日 2 次。

　　四诊：服药至 10 月初，患者自觉体力恢复，精神转佳，复视消失，仅有畏光，右耳鸣响，再服原方 15 剂，以之巩固。病人因顾虑病灶不能控制，计划接受西医手术治疗，以图根治。于 11 月 2 日住进上海医科大学华山医院准备手术。11 月 12 日复查头颅 MRI，提示蝶鞍内有异常块状信号，病变累及斜坡，鞍底下陷，视交叉上抬，双侧颈内动脉轻度外移，脑室系统无扩张，中线结构无移位。但与南京军区总医院 4 月 9 日的 MRI 比较，肿瘤缩小 1/3。华山医院认为半年内肿块缩小如此明显，且症状改善，实在不可思议，劝患者暂不手术，用中药继观。患者复于 12 月 7 日又回到我处就诊。因停药月余，加之疲劳，头昏，口干明显，仍感畏光，耳鸣，苔薄腻，舌有裂纹，脉细。治拟滋养肝肾、益气升清为主，配以化痰消瘀、解毒抗癌法。

　　处方：炙鳖甲 15g，大生地、杞子各 12g，生黄芪 30g，

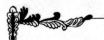

天冬、天花粉、天麻、陈胆星、炙僵蚕、山慈菇、炮山甲各10g，葛根15g，炙蜈蚣、制白附子各5g。

另吞：制马钱子0.25g，一日2次。

四诊：服药半年余，畏光头昏等症消失，惟感有时耳鸣。1995年5月27日南京军区总医院第3次检查头颅MRI，并与1994年4月9日MRI片比较，肿块明显缩小了2/3。头颅MR示鞍区斜坡脊索瘤术后，有少许残留（其实并未手术）。

处方：原方加炙水蛭5g，路路通10g，灵磁石30g。

调治1个月，诸症悉除。继续调治2年，病灶完全消失，目前每年复查1次，均未见异常。

案二 陈某，男，14岁，学生。

1994年11月因头晕头痛，经核磁共振（MRI）检查诊断为四叠体肿瘤，接受γ刀治疗半年，病势未能控制，头痛加剧，双眼睑下垂，复视，眼球转动受限，复查MR显示肿瘤体积增大，于1995年5月在上海华山医院手术治疗，两月后做MRI复查，提示有80%肿瘤切除。但临床症状未见明显改善，故于10月27日前来门诊求治。

初诊：头晕头痛，两眼睑下垂，上抬无力，复视，耳鸣，听力明显下降（无法欣赏音乐），时有恶心，口干，饥饿多食，形体肥胖，大便不实，日行2次，舌质暗红，苔薄腻，脉细滑数。又因输血感染丙肝，转氨酶增高。

辨证：气阴两虚，痰瘀上蒙，清阳不展。治予益气养阴，化痰祛瘀。

处方：生黄芪15g，葛根15g，天冬12g，天花粉12g，川石斛12g，杞子10eg，陈胆星10g，炙僵蚕10g，生牡蛎（先煎）25g，炙蜈蚣2条，炮山甲10g，山慈菇10g，露蜂

房 10g，漏芦 12g，白花蛇舌草 25g。

另吞：制炙马钱子粉，每次 0.25g，一日 2 次。

二诊：服药 1 个月，头晕头痛显减，听力稍有进步，恶心口干消失，惟时有右侧头角疼痛，左目复视，脑部分流手术切口胀痛，右腰背疼痛，腹胀隐痛，大便欠实，日行 2 次，舌质暗红，苔薄黄腻，脉细滑，复查转氨酶下降。治拟益气养阴，化痰祛瘀，运脾利湿。

处方：原方去杞子、石斛、加法半夏 10g，茯苓 10g，炙水蛭 5g。

另吞：三七粉，每次 1.5g，一日 2 次。

继服 1 月，头痛、手术切口、腰背疼痛悉除，左目复视减轻，复查肝功能正常，于 1995 年 12 月 12 日 MRI 检查提示松果体区（四叠体）肿瘤术后改变，术区病灶较 1995 年 7 月 24 日 MRI 片显示明显缩小。嗣后随诊至今，病情稳定，整体情况良好，精神状态亦佳，无头昏头痛，听力基本恢复，眼睑下垂，左目复视明显改善，能学习部分课程，参加适量的体育活动。1996 年 7 月 11 日 MRI 复查结果：脑实质形态、大小正常，未见异常强化影，四叠体术后改变，无肿瘤复发征象。

案三 张某，女，45 岁，工人。

有发作性昏厥、癫痫样症状 7 年。患者自 1988 年下半年始出现发作性昏厥，伴有癫痫样症状，发时短暂意识不清（5~10 分钟），反应失灵，口噤，迨逐渐清醒后对事物不能立即恢复记忆，几乎每月 1~2 次。发作轻时仅见两手不自主抖动、抽搐、不能持物约 2 分钟，每日 7~8 次，痛苦异常，CT 检查诊断为脑胶质瘤。1988 年始在上海某医院用中药治疗 5 年，效果不著，多次 CT 复查均提示左额颞顶部有

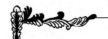

约 7.1cm×5.4cm 大小的混合密度区，两侧脑室向右侧移位，有占位效应，先后摄片对比，左侧"胶质瘤"病灶均无明显改变。于 1994 年 4 月 1 日来门诊求治。

刻诊：头昏间痛，恶心，右肩背手臂酸痛、麻木，情绪紧张，恐惧不安，经潮量多，夹有血块，舌质隐紫，苔淡黄，脉小弦滑。证属肝肾亏虚，风痰瘀阻，清阳不展。治拟补益肝肾，化痰祛瘀，祛风通络。

处方：生黄芪 20g，杞子 10g，当归 10g，制白附子 5g，制南星 10g，生牡蛎（先煎）25g，海藻 15g，竹沥半夏 10g，炮山甲 10g，鬼箭羽 10g，炙僵蚕 10g，炙蜈蚣 3 条，露蜂房 10g，炙远志 6g，石菖蒲 10g。

上方出入加减，服用 1 年余，癫痫样发作程度稍轻，小发作次数亦较稀少，但尚时多时少，详询病史，患者自述发作严重时兼有寒战，平时怕冷，全身畏寒，脊背更显，入晚尤著，右侧手掌温度偏低，口中常多痰涎口水，神疲乏力，舌质淡有紫气，脉细弦滑。转从风痰瘀阻，阳虚气弱治疗。

处方：制附片 15g，炙桂枝 10g，肉桂 3g（后下），生黄芪 30g，葛根 15g，制白附子 10g，制南星 10g，炙蜈蚣 3 条，炙全蝎 5g，炮山甲 10g，川芎 10g，当归 10g，炙僵蚕 10g，泽漆 10g，淡苁蓉 12g，鹿角片 10g。

药后畏寒明显减轻，乃至消失，癫痫样症状最长间隔 4 月未作，小发作减至每日 1~2 次。随诊至今，患者一般情况良好，病情趋向好转、稳定。

案四　顾某，女，64 岁，退休工人。因头巅昏痛 3 月，于 1995 年 9 月 29 日在南京军区总医院做 MRI 检查，诊断为脑脊索瘤，枕骨斜坡处大小约 5.2cm×4cm×4.6cm，伴有脑积水、脑萎缩、脑梗死。经西医综合治疗，收效甚微。

初诊（1995 年 10 月 18 日）患者自觉头昏眩晕，视物晃动，流泪，左眼睑下垂，后脑颈项僵硬酸痛，转动不利，晨起恶心欲吐，咳嗽有痰，口干饮水不多，周身浮胀，行路不稳，两手麻木，大便数日 1 行，苔薄黄腻，质暗红，脉细。辨证为风痰瘀阻，清阳失用，肝肾下虚。先拟益气升清，化痰祛瘀，息风通络为主，兼补肝肾。

处方：葛根 15g，生黄芪 20g，川芎 10g，陈胆星 10g，竹沥半夏 10g，制白附子 9g，制大黄 6g，桃仁 10g，炙鳖甲 15g（先煎），炙僵蚕 10g，炙蜈蚣 3 条，漏芦 12g，杞子 10g。

二诊：药后曾有 2 次腹泻，但泻后反觉舒适。服药半月，头晕头痛显减，恶心咳嗽不著，目花少作，偶有肢麻，时欲哈欠，苔黄中腻，质暗红，脉细滑。拟从痰瘀上蒙，清阳失用，久病正虚论治疗。

处方：原方改用制大黄 3g，加泽漆 10g，炙水蛭 5g。

三诊：继服 1 个月，头痛眩晕、目花、咳嗽诸症均平，惟咽干，大便稍结，苔黄中薄腻，舌质暗，脉细。法转益气养阴，化痰祛瘀，扶正解毒。

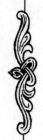

处方：葛根 15g，黄芪 20g，川芎 10g，陈胆星 10g，炙僵蚕 10g，天花粉 15g，炙蜈蚣 3 条，漏芦 12g，桃仁 10g，杞子 10g，炙鳖甲 12g（先煎），天冬、麦冬各 12g，制大黄 5g，制白附子 9g，泽泻 10g，炙水蛭 5g，川石斛 12g。

四诊：调治 1 月，症情稳定，自觉症状良好，无明显不适。嗣后守原法巩固治疗近 1 年，病情未见反复。1996 年 9 月 6 日 MRI 复查示右侧斜坡脊索瘤 4.2cm×3.7cm×4.2cm。较去年有缩小。继以上法出入调治，1997 年 10 月 9 日 MRI 复查：鞍区、斜坡占位，肿块大小约 3.0cm×3.5cm×4.0cm，

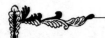

幕上脑室轻度脑积水，双侧基底节区腔隙性梗死，伴轻度脑萎缩。肿瘤又见缩小。至今观察治疗已7年。

【按语】案一、案二患者体质壮实，治疗重在化痰散结消瘀，兼以益气养阴升清，疗效显著；案三脑胶质瘤以顽固性癫痫发作为特点，患者体质瘦弱，故治疗在祛风化痰的同时，注意扶正补虚，因病久阳气受损，除益气养阴，培补肝肾外，尤其注重温阳散寒，此为常法中之变法，皆以辨证为依据，同获良效；案四患者年过花甲，肝肾下亏，治疗中扶正祛邪兼重，既要化痰祛瘀，又要补益肝肾，通过长期治疗不仅病灶缩小，病情控制，且体质得到较好的调护，面色红润。以上各例，治疗大法虽同，但又针对病情及体质的不同，治法同中有异，体现了中医学"同病异治"原则的有效性。

血 证

血证是指血不循经，自九窍排出体外，或渗溢于肌肤的一类出血性病证。

发病机理总属火逆乱，血不循经，络伤血溢。但气有虚实，火有盛衰。实证为气火亢盛，血热妄行；虚证一为阴虚火旺、灼伤血络，一为气虚火衰，不能统摄。且可演变发展为从实转虚，或错杂并见。若离经之血，留滞体内形成瘀血，可致出血不止。治疗当以治血、治火、治气为原则。根据具体病理表现，采用各种相应治法。因出血总以血热妄行者为多，血热由于火盛，故其基本大法又应以清热泻火、凉

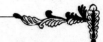

血止血为主。

一、治血

因出血是重要的主症，故首应见血治血，针对血溢、血热、血瘀、血虚分别施治。

（一）收涩止血法

凡血出量多难止者，当收敛固涩止血治标为主。但必须辨证求因，结合病理表现，配合清热、凉血、滋阴、补气、补血、祛寒、祛瘀等法治疗。切忌单纯见血止血，而致蓄积成瘀，如属瘀血所引起的出血尤须慎用，此即"见血休止血"之意。

一般将收涩止血药分有炭剂、酸收、固涩、胶黏等四类药物：

1. 炭类止血药

将某些具有明显止血功效的药物烧灰存性，以加强止血作用。

常用方药：十灰散加减。药如侧柏炭、陈棕炭、血余炭、大蓟炭、藕节炭、莲房炭、地榆炭、百草霜等。

临证应注意病理特点而分别配伍，如：气滞，用行气的香附炭（妇科出血多用之）；血瘀，用行瘀的蒲黄炭、茜根炭；气陷，用炒荆芥炭（能入血分，便血、崩漏多用之）；血热，用凉血的槐花炭、大黄炭；血寒，用温经的炮姜炭；血虚，用养血的当归炭；阴虚，用滋阴的生地炭，湿热，用苍术炭、黄柏炭。

止血药炮制成炭，是否可以加强疗效？一要取决于各个药物的特异性；二要看出血的部位。如消化道出血，炭剂可

以直接作用于出血之处，起到吸敷、保护的效果，有它的特殊价值。

2. 酸收止血药

酸味能收能敛，故具止血涩流之功。

常用方药：倍矾散（五倍子、白矾）加味。药如乌梅、五倍子、诃子、山萸肉、白矾等。

外感病邪热动血、内伤诸疾、火热迫血者忌用，以免恋邪。

3. 固涩止血药

凡血络损伤而致血出量多者，当修补固络，使其涩止。

常用方药：震灵丹加减。药如煅龙骨、煅牡蛎、海螵蛸、赤石脂、禹余粮、儿茶等。

涩可固脱，故因大失血而气随血脱者，可与大剂补气药合用以固脱。

4. 胶黏止血药

凡脉络损伤，血溢络外者当用胶黏类药补络止血。

常用方药：独圣散、白及枇杷丸加减。药如白及、阿胶、黄明胶、银耳、京墨等。

胶黏类药，多具补益之功，故对虚性失血最为适用。

（二）凉血止血法

此法用于血热妄行的出血，因血得热则行，血凉自能归经。

常用方药：犀角地黄汤加减。药如水牛角、牡丹皮、赤芍、鲜生地（汁）、紫珠草、大蓟、小蓟、白茅根等。

如血热与血瘀互为因果，瘀热相搏，动血出血，可以表现为瘀热型血证的特殊证型，治当凉血化瘀以止血，配伍醋

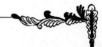

大黄、黑山栀、丹参、郁金、桃仁、童便等。

本法为营血伏热导致大出血的重要急救措施之一，且为温病热入营血之动血、出血要法。

（三）祛瘀止血法

此法用于出血而有瘀象者。因离经之血，瘀积体内，血脉涩滞，气血不能循经畅行，可致出血反复难止。瘀祛则血能循经运行，出血自止。

常用方药：失笑散、花蕊石散加味。药如参三七、广郁金、蒲黄、五灵脂、花蕊石等。本法适用于出血反复不止，紫暗（黑）成块，或鲜血与紫暗血块混杂而出，伴有疼痛（固定、刺痛），低烧，舌质紫，有瘀点、瘀斑，脉涩，或腹部触有癥块者。

本法与收涩止血药配合应用，能防止单纯收敛止涩，导致蓄瘀。如丹溪指出："凡用血药不可单行单止也。"缪仲淳说："宜行血不宜止血……因行血则血循经络，不止自止。"

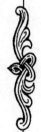

某些祛瘀药虽有止血作用，但应注意不可过剂。因祛瘀药易损伤气血，故对药物的选择、剂量的大小均应适度。体虚者，还须配合补益气血药。

因血瘀而导致出血者，必要时可用祛瘀活（破）血药。凡审证瘀象明显，一般无大出血倾向，经用祛瘀止血法而少效者，当选加具有祛瘀而又有活血、行血、破血作用的一类药物，如归尾、丹参、桃仁、红花、降香之类，以冀瘀去血止，活血生新。但此属罕用的特殊疗法，临床切须谨慎权衡。

（四）养血止血法

此法用于营血亏虚，络空不守之出血，或出血而致营血耗损，血不能藏者。

常用方药：四物汤加减。药如当归、白芍、熟地黄、仙鹤草、阿胶、龙眼肉、鸡血藤等。

血虚失血，不但要补养营血，还应配合益气药以生血，如当归补血汤之用黄芪。

二、治火

出血多因火热，故当重视治火。严用和说："夫血之妄行也，未有不因热之所发。"但须辨其实火虚火以分治。

（一）清热泻火法

此法用于火热炽盛的实热证。因血热由火而盛，火降则血自宁静。

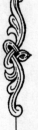

常用方药：三黄泻心汤、黄连解毒汤加减。药如大黄、黄连、黄芩、山栀、羊蹄根等。

火性炎上，故火热动血以上部出血为多，治当苦寒逆折，抑阳和阴，区别不同脏腑病位选药。因火盛则血热，故本法多与凉血止血法合用。

注意不可徒恃寒凉，防止：①苦燥伤阴；②寒凉伤阳；③血滞成瘀。至于气虚中寒者本属禁例，更忌妄用。势急者，可佐以辛味从治，以免格拒，且防留瘀，如《证治汇补》用炒黑干姜末调童便服，即属此意。

由于火盛与阴虚有因果、转化、兼夹等相互关系，治须标本兼顾，清热泻火与甘寒滋阴并用，如大黄配合生地黄。

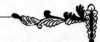

火热动血，血出气虚，实热与虚寒杂见者，又当寒温并用。

（二）滋阴降火法

此法用于阴虚火旺之出血，因阴虚不能制阳，则火炎动血。滋阴可以制火，使血不妄行。

常用方药：六味阿胶饮、茜根散加减。药如生地黄、白芍、旱莲草、阿胶、龟板胶、鱼鳔胶、藕汁等。

本法主要是以补阴和阳为目的，但在滋阴的基础上亦应佐以清热泻火，区别脏腑病变，选用壮水、柔肝、滋肺药。

应用甘寒、咸寒滋阴降火药，不宜过于滋腻。因滋腻太过，势必妨碍脾胃健运，影响气血生化。若能配合运脾健胃药，可有利于对阴柔药的运化吸收，避免壅滞之弊。药如山药、白术、橘白、砂壳、谷芽等。

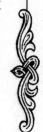

三、治气

"治血必先理气，气不妄动，血乃自安"（陈士铎）。但气病有虚实之分，有气热、气逆及气虚、气脱之别。

（一）清气法

此法用于气分热盛的出血，因气热则血热，气盛可化火，故凉血必先清气，清气即是清火，气凉则血自循经。

常用方药：白虎汤。药如石膏、知母、芦根等。

本法较苦寒泻火药为轻，因"火为热之极"，火是热的进一步发展，但临床清气与泻火又每多并用。

清气泄热法，适用于肺胃热盛之上部出血，以外感所致者为多。

气热与血热可以互为影响，应辨其因果与主次适当兼顾，或以清气为主，或以凉血为主，血气俱热者并重。

（二）降气法

此法用于气郁化火（郁火），火随气升，血随气逆，上部阳络损伤所致的咳（咯）血、吐血。因气有余便是火，降气即是降火，气降则血自下行。

常用方药：泻白散、黛蛤散加味。药如地骨皮、桑白皮、旋覆花、苏子、竹茹、降香、沉香等。

本法主要针对肝郁化火，气火上冲，犯胃侮肺所致的上部出血，多属实证，如唐容川曾指出"气实者多上干"，治疗当以顺（气）降（火）为主。

对气郁化火的出血，常需与清肝泻火法合用，配伍牡丹皮、山栀等，但不能徒以降火为能事，必须从缪仲淳"宜降气不宜降火"的论点考虑，因"气降则火降，火降则气不上升，血随气行。"且郁火最易伤阴，若苦燥太过，愈益伤阴耗液。

在用降气法时，若气逆过甚，每需与镇逆法同用，配伍代赭石、生铁落等，合称为降气镇逆法。

（三）补气（摄血）法

此法用于气虚不能摄血所致的出血。因气为血帅，血随气行，气虚则血失统摄而外溢，气旺则自能帅血循经。

常用方药：归脾汤、补中益气汤加减。药如人参、党参、黄芪、白术、炙甘草等。

血为气母，气附于血，故血虚导致气虚的，当同时补血以益气，配合当归、白芍、熟地黄、阿胶等。气虚不能摄血

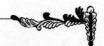

的出血，可以表现血随气陷的情况，如便血、尿血、崩漏等，其病理为清气不升，血从下陷，唐容川说"气虚多下陷"。治疗应在补气的基础上配合升举清气的药物，如升麻、柴胡，必要时再加固涩药。

对气随血脱者，应采取血脱益气的治法以救其急，用力专量大的独参汤；气虚及阳之亡阳重症，当回阳救逆，用参附汤、六味回阳饮加山萸肉、煅龙骨、煅牡蛎以固脱。

（四）温气法（温经止血法）

此法用于阳虚血寒不得归经之出血。因阳虚不能温运血脉，血行涩滞，则阳不统阴，血不归经而妄行。故"温血必先温气，气暖而血自运动"（《证治汇补》）。

常用方药：柏叶汤加减。药如附子、肉桂、炮姜、艾叶、鹿角胶（霜）等。

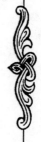

阳化气，故温阳祛寒与益气补虚两法常多并用，但又各有侧重，前者治疗阳虚阴盛之血寒证，后者治疗气不摄血之气虚证。如属脱证，虚寒表现突出者，又当用大剂温阳补气之药以救脱。

温补是血证的变证变治，但有治脾、治肾的不同。若素体脾虚阳微，出血（尤其是吐血、便血）而见食少纳呆者，当用理中汤加归、芍等和血之品，斡旋中气，补脾以摄血。出血后脾弱食少者可用健脾补气法，予归芍六君子汤益气以生血。如《证治汇补》说："盖血病每以胃药收功，胃气一复，其血自止，昧者不知调理脾胃之法，概用滋阴，致食少泻多，皆地黄纯阴腻膈之故也。"若属水冷火泛，因肾中真阳不足，火不归元，浮越上炎，阳不入阴，血不能藏者，又当温补摄纳，导火归元，取桂附八味丸意。本法虽然罕用，

但不可不知。

四、医案

案一 崩漏、衄血（血小板减少性紫癜）
马某，女，50岁，工人。

初诊（1996年10月26日）：自月经初潮起，月经一直量多如崩，甚则口鼻俱出，1985年查血小板低下（40×10^9/L$\sim60\times10^9$/L），下肢瘀斑，目前长期服用强的松，每日12片，但仍经潮量多，周期尚准，五六日净；口鼻、目睛俱有出血，量不多，口干口臭，饮水不多，身半以上发热，腿足发冷，面色萎黄不华，舌苔薄腻，舌质淡偏暗，脉细弱。

辨治经过：气阴两虚，阴阳俱损，瘀热伤络，冲任不固。治拟补益气阴，固摄冲任。

处方：潞党参15g，杞子12g，鹿角霜10g，炙龟板10g（先煎），阿胶10g（烊冲），水牛角片12g（先煎），赤芍10g，牡丹皮10g，生地黄12g，旱莲草15g，煅人中白6g，血余炭10g。

二诊：药后3周复诊，月经来潮，血量较多，妇科用激素控制，心慌、恶心，头昏头晕，口干，舌苔黄薄腻，舌质暗，脉细数。查血：血红蛋白70g/L，血小板49×10^9/L。转从血热妄行，冲脉失约，血虚阴伤治疗。

处方：水牛角片12g（先煎），生地黄15g，赤芍10g，牡丹皮10g，黑山栀10g，阿胶10g（烊冲），旱莲草15g，血余炭10g，紫珠草15g，大黄炭4g，龟板15g（先煎），仙鹤草15g，茜根炭10g。

三诊：服上药1周，鼻衄1次，血量不多，头昏发胀，手足冰冷，食纳尚可，二便亦调，舌苔黄薄腻，脉细。崩漏

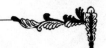

久病，络热血瘀，气血耗伤，阴阳并损。治宜阴阳并调，凉血化瘀。

处方：潞党参15g，杞子12g，炙龟板15g（先煎），鹿角霜10g，水牛角片12g（先煎），大生地15，赤芍12g，牡丹皮10g，茜根炭10g，大黄炭4g，旱莲草15g，炙海螵蛸15g，阿胶10g（烊冲）。

四诊：上方连续服用3月余，月经基本如期来潮，血量中等，精神转佳，面色红润，食纳正常，偶见肢麻，舌苔薄黄，舌质暗红，脉细。复查血象：白细胞计数 4.55×10^9/L，血红蛋白8.50g/L，血小板 171×10^9/L，强的松已由每日12片减至半片。病情稳步好转，仍应补益肝肾，凉血化瘀以求巩固疗效。

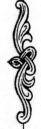

处方：水牛角片15g（先煎），大生地15g，赤芍12g，牡丹皮10g，茜根炭10g，大黄炭4g，旱莲草15g，女贞子10g，山萸肉10g，怀山药12g，阿胶10g（烊冲），龟板15g（先煎）。

患者坚持服用上方3个月，病情未见反复，多年重疴告愈。

【按语】血小板减少性紫癜的表现隶属于中医"血证"范畴，其治疗或从实证，投以清热泻火、凉血化瘀之药；或从虚证，处以益气摄血、补益肝肾、养阴清热、温阳固涩等方。笔者在长期临床实践中观察到，某些血证病例的病机本质在于"瘀热阻络"，正是由于络中瘀热阻滞，致使血液无法循于常道，溢于脉外而出于九窍，溢于皮下肌肤，停于脏腑，故治疗必当以凉血化瘀为基本大法，同时兼顾本虚及其他兼夹证情。就本例患者而言，络中瘀热不清为其病理关键，血证30余年，崩漏下血、目睛出血、鼻衄、齿衄屡伤

阴血，本虚标实，虚实夹杂，故治当凉血化瘀以澄其源，补肝肾、益阴血以复其旧，固冲任、摄溢血以澄其流。水牛角片、大生地、赤芍、牡丹皮、紫珠草凉血清热化瘀；茜根炭、大黄炭、仙鹤草等清热凉血，收敛固摄；龟板、旱莲草、女贞子、山萸肉、怀山药、阿胶等补肝肾，固冲任。全方标本兼顾，虚实同治，用药对证虽，服药经月，数十年顽症竟除。

案二 阴斑、尿血（紫癜性肾炎）

秦某，女，15 岁，学生。

初诊（1992 年 2 月 20 日）：9 岁时曾患血小板减少性紫癜，去年 9 月突发血尿，下肢外发紫斑，住八一医院检查，诊断为紫癜性肾炎，应用激素等治疗后控制。最近血尿又发，两下肢紫癜密集，腰部酸痛，小便红赤，口干，纳差，神疲，面黄欠华，舌苔黄质红，脉细。今尿检：红细胞（＋＋＋），蛋白（＋＋）。

辨治经过：肾虚阴伤，络热血瘀，瘀热动血，血不归经。治予滋肾养阴，凉血化瘀止血。仿六味阿胶饮合犀角地黄汤意立方。

处方：大生地 12g，牡丹皮、白芍、山萸肉、怀山药、旱莲草、阿胶珠、茯苓、泽泻各 10g，炙龟板、水牛角片各 15g（先煎），煅人中白 6g，白茅根 20g，煎服，每日 1 剂。

半个月后复诊，两下肢紫癜基本消退，尿黄不红，诸症改善。尿检：蛋白（＋），红细胞少，脓细胞少。守原法继服，病情稳定，多次在当地医院尿检，晨起小便（－），劳累后蛋白微量至（＋），红细胞少至（＋），下肢紫癜不再新生。此后诊治俱守原意。略事出入，结合辨病间断配用雷公藤 10g，最后加入黄芪 15g。有时尿检偶有蛋白少量。先后服

药近 5 个月，临床痊愈。

【按语】尿血属肾，多为阴虚火动，络损血溢所致。然此例尿血与肌肤出血发斑并见，既与虚火游离动血有关，又有络热血瘀、血不归经的一面，故治疗不仅需要滋阴清火，还应针对瘀热阻滞血络、蕴结下焦的病理特点，予以凉血化瘀，止其妄行之血。

案三　耳衄

杨某，女性，66 岁。

患者于 6 天前，左耳开始鸣响，同侧头角偏痛。第 2 天该侧耳内流血疼痛，并感口干而苦，内热，畏寒，肢冷，胸闷气窒，纳少。就医治疗 3 次，根据风热上干清窍处理。方用桑叶、菊花、金银花、连翘、防风、白蒺藜、薄荷、黄芩、赤芍、甘草之类，外以黄连水滴耳，不效。

初诊：左耳流血点滴不净，鼻涕带红，同侧头顶刺痛难忍，神情烦躁，内热口干，但不思饮，夜寐盗汗淋漓，声低气怯，胸闷不舒，畏寒，四肢清冷如冰，苔薄腻、色淡黄，质干，重按脉沉细。血压 117/70mmHg，以往无耳病史。

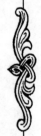

辨治经过：高年之体，下元不足，真阳失守，火不归原，浮越上炎，气血错乱，阳不摄阴，血溢络外，上出窍道，慎防延误，阴竭阳越致脱。治以温补摄纳，潜阳入阴，导火归原。方宗附桂八味丸加减。

处方：制附片 3g，肉桂 1.5g，山萸肉 6g，干地黄 12g，白芍 9g，朱茯苓 9g，煅龙骨 15g，煅牡蛎 18g，磁石 12g，五味子 3g，胡桃肉 9g，沉香片 0.9g。

二诊：药进 2 剂，耳衄涕红均止，头痛得减，尚有阵作，其势不剧，惟形寒仍著，胸闷气短，口干，苔薄黄，脉沉细如绝。

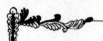

处方：原方加附子 1.5g，山萸肉 3g，党参 9g，黄芪 9g，去白芍、牡蛎、茯苓、胡桃肉。

三诊：再服 2 剂，寒感得罢，头痛告平，胸闷气短亦宽，脉有起色。续投 2 剂，竟得全功。

【按语】耳衄一症，按其病位，多从肝肾二经考虑。因耳属肾之窍，胆附于肝，其脉上行贯于耳中，故肝肾病变，俱可导致耳衄。在病机方面，一般以火为主，若肝胆火旺，循经上逆，迫血外溢者为实；如肾水虚衰，水不涵木，阴虚火炎，血不循经者为虚。实者主予苦泄肝胆，虚者主予滋养肝肾。

本例患者，前从风热实证施治，效果不彰，按照辨证常规，舍实从虚，从阴虚火旺求之，似为合拍。且症见头顶刺痛，神情烦躁，内热口干，盗汗，苔黄等征象，俱似下元水亏，龙雷之火上乘，内扰心神，热蒸营阴，逼液外泄之候。但另一方面，口干并不思饮，苔虽黄而色淡，声低气怯，胸闷息短，畏寒，四肢厥冷，脉来沉细如绝，这就说明了病变的本质，实以下元阳虚为主。因真阳失守，摄纳无权，无根之火，势必浮越上炎，故当投予温补摄纳，导火归原之剂，仿附桂八味丸意。诚如《证治汇补》所说："夫血证而用八味者，因外有假热，内有真寒，孤阳浮露，血不能藏，故用温剂，以吸血归原，乃变病变法也。"本例见症重在阳虚，故治从温补阳气，导火归原为主。方中附、桂、萸肉、胡桃、五味，功能温养下元，摄纳肾气，导火归宅；地黄、白芍补阴济阳，龙、牡、磁石潜阳入阴；沉香、茯苓下行人肾。方药不以止血为目的，而血得以止，实在耐人寻味。

案四　尿血

黄某，女，36 岁，会计。

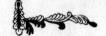

初诊（1995年4月21日）：患者于1994年8月出现面浮足肿，镜检血尿，经西医多方检查，原因未明。自觉腰肾区酸痛，腿膝酸软，尿次不频，尿时不痛、不急，时有恶心，心烦口干，饮水不多，舌质偏红，苔薄黄微腻，脉细。晨尿红细胞计数每毫升大于25万，形态多样，但B超检查肝、胆、肾均属正常，尿路造影亦无异常发现。辨证为肾阴亏虚，下焦湿热内蕴，阴络暗伤，络损血溢。治拟滋肾清下，固络止血。

处方：大生地、怀山药、山萸肉、牡丹皮、茯苓、泽泻、旱莲草、阿胶珠、煅人中白、紫珠草各10g，苎麻根20g，大黄炭3g，虎杖、石韦各12g。

二诊（1995年5月5日）：恶心、心烦消失，口干不著，尿检红细胞计数减至每毫升12万，惟腰肾区仍有酸坠感，不耐疲劳，尿量偏少，指胀不舒，舌质暗红，苔薄黄，脉细。滋肾清下奏效，拟守前法进退。

处方：大生地、炙龟板（先煎）各15g，怀山药、牡丹皮、茯苓、泽泻、阿胶珠、煅人中白、旱莲草、料豆衣各10g，苎麻根20g，大黄炭3g，狗脊12g。

三诊（1995年5月19日）：药后腰肾区酸痛基本消失，指胀亦除，小便色清，尿量正常，舌质淡红，苔薄黄，脉细。尿检正常。再予原法调治巩固。

处方：前方去旱莲草、狗脊、大黄炭、人中白、料豆衣，加黄柏10g，知母6g，虎杖12g。

【按语】详察本例证情，当是尿血，与血淋之证有异。良由肾阴亏虚，虚热内生，下焦湿热蕴结所致。肾与膀胱相表里，血为热迫，渗溢膀胱，则血随溺出。病理性质属本虚标实，但以本虚为主。《类证治裁》说："溺血日久，肾液虚

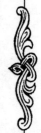

涸，六味阿胶饮。"故仿六味阿胶饮意治之。

案五　内伤阴斑（血小板减少性紫癜）

谢某，女，20岁，学生。

初诊（1996年6月1日）：患者素体不强，自小多病；4月中旬因饮食不当，导致发热、吐泻，经治而愈；5月初双侧下肢皮下出现大块紫，血液检查发现血小板减少，最低时仅为 4×10^9/L，诊断为"血小板减少性紫癜"，住南京某医院血液科，用强的松冲击治疗，血小板升至 110×10^9/L，嘱出院休养，逐渐撤减强的松。当强的松由每日60mg减至每日50mg时，血小板即降至 16×10^9/L，撤减失败，不能再撤，遂寻求中医治疗。症见面色浮黄少华，面似满月，两下肢仍有大片青紫瘀斑沉着不消，苔薄腻，舌暗红，脉细。证属心脾两虚，肝肾不足，气血生化少源。治宜滋养肝肾，补益气血。

处方：潞党参15g，炙黄芪20g，炙甘草5g，当归10g，仙鹤草20g，女贞子10g，旱莲草10g，阿胶10g（烊冲），枸杞子10g，大生地10g，制首乌10g，黄精10g，日服1剂。

二诊（1996年6月22日）：强的松维持每日50mg，与中药同用，上周查血小板升至 70×10^9/L，遂减强的松为每日35mg，今查血小板为 96×10^9/L，面色稍有改善，肌肤瘀斑，舌苔黄薄腻，脉细。

处方：原方加补骨脂10g。日服1剂。

三诊（1996年7月13日）：因劳累及强的松撤减过快，血小板计数上周降至 44×10^9/L，但今又升至 53×10^9/L。自觉症状不多，惟面色稍有欠华。仍宜补益气血，滋养肝肾。

处方：潞党参20g，炙黄芪25g，炙甘草5g，当归15g，鸡血藤10g，仙鹤草20g，大熟地黄12g，阿胶10g（烊冲），

女贞子 12g，旱莲草 12g，补骨脂 10g，菟丝子 10g。每日1剂。

四诊（1996 年 7 月 27 日）：病情平稳，血小板计数逐渐上升，今查为 66×10^9/L；自觉症状不多，易汗，大便偏少，苔薄腻，质偏红，脉细。强的松已撤减为每日 20mg，治宗前义，参入温养之品以助阳生阴。

处方：前方去旱莲草，加肉苁蓉 10g，改菟丝子 15g。

五诊（1996 年 9 月 14 日）：满月脸显著减轻，惟面黄少华，强的松撤至每日 15mg，血小板 40×10^9/L。治宜加强温肾填精。

处方：鹿角片 10g（先煎），补骨脂 10g，潞党参 20g，炙黄芪 30g，当归 15g，炒白芍 10g，大熟地 12g，川芎 3g，仙鹤草 25g，甘杞子 15g，黄精 12g，阿胶 10g（烊冲）。

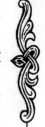

六诊（1997 年 4 月 5 日）：强的松撤完，血小板计数稳定在 70×10^9/L 左右，面色稍见红润，原方加淫羊藿 10g，菟丝子 15g 以作巩固。1997 年 6 月随访，患者症情平稳，中药仍在服用，并已复课。此后复查血小板稳定在正常水平。

【按语】血小板减少性紫癜，多属于中医"血虚""阴斑""肌衄"范畴，可能与某些病因造成的自身免疫，导致血小板大量破坏有关。西医应用强的松等作免疫抑制治疗，可以在短期内控制症情，但系治标之法，撤减时常易再度下降，引起病情反复。中医辨为心脾两虚，气血生化乏源，治疗总以益气养血为主。然气血之生成，有赖肝肾之强健，因肾主骨，骨为髓海，补益肝肾，则能促进髓海生血，故益气养血、培补肝肾为本病治疗大法。然本例因应用大剂量激素，撤减之初，有舌红、满月脸等阴虚表现，故治法侧重滋养；后期激素撤减过半，阳虚渐显，继用养阴为主，血小板

计数难以平稳上升，反致下降，治疗转为着重温补，用鹿角片、淫羊藿、菟丝子、补骨脂之属，症情得以进一步改善，并使激素稳妥地撤除，血小板稳定上升。血本阴类，有赖阳气促进方能生成，此乃景岳"善补阴者，必于阳中求阴"之意。

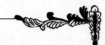

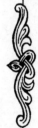

诊余漫话

略论辨证论治的临证运用

辨证论治是在中医药学理论的指导下，通过反复实践所积累起来的知识，是中医学独特的临床诊疗体系。简言之，包括理、法、方、药四个部分。如何将这一业经系统化的理性认识转化为临床应用技能，是一项十分重要的基本功。

中医内科学比较系统地反映了中医辨证论治的特色，它是临床其他各科的基础，具有重要的地位。在临床中怎样才能抓好内科辨证论治的实际运用呢？简而言之，有如下几点：

一、辨证与辨病相结合

中医学对许多疾病的诊断均以证为名，反映了辨证论治的诊疗体系和同病异治、异病同治的基本精神。证在横的方

面涉及许多中医或西医的病，如咳嗽，就是感冒、哮喘、肺痨、肺胀等多种肺系疾病常见的主症；胃脘痛，是溃疡病、胃炎、胃痉挛、胃下垂等病的主症。通过辨证就能突出疾病的主要矛盾，给予相应施治。尤其在辨病较困难的情况下，有时可通过辨证取得疗效，解决问题。因此，不可简单认为以证名病无明确概念和范围，难以表明病的特异性，而转向单一的辨病诊断。

此外，必须明确中医学也有其自身的病名诊断。根据四诊认证、辨病，分析内在病变机理，反映病的特异性及其发展转归，为施治提供依据。但是，这些又不完全与西医学之辨病治疗相同，因为它既要针对某个病的共性及基本规律进行治疗，又要结合个体及不同证候分别处理。由此可知，中医学的"辨病施治"与"同病异治"，两者还有相互补充的关系。如肺痨的治疗主法为补虚杀虫，但还需辨证予以滋阴润肺、滋阴降火、益气养阴等法，这就体现了辨病与辨证的有机结合。反之，不同疾病在同证同治时，也应针对各个病的特殊性而区别对待。

再者，在辨病的要求上，还有一个西医学的病名诊断问题，它与中医的以证名病可相互补充。辨证治疗可补充辨病之不足，辨病有助于掌握不同疾病的特殊性及发展、转归，并结合病的特异性进行处理。但这种双重诊断只可并存，而不宜对号入座、生搬硬套。如胃脘痛不单纯是溃疡病，而溃疡病也不仅以胃脘痛为主症，还可见吐血、呕吐。当然，在大量临床实践基础上，也可通过适当对照联系，使中西医之部分病名相互沟通，以趋于一致。同时，还应随着现代科学知识的发展，汲取现代医学的部分病名，补其不足，为我所用。如肿瘤、流行性出血热、白血病等，在掌握现代医学

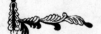

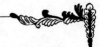

基本概念的基础上，通过临床实践将其上升到中医理性认识的高度，总结出辨证论治的规律性，使之适应医疗实践的需要。

总之，中医的辨证和以证名病，与其自身理论体系和临床实际密切联系，但同时也有辨病要求。那种认为中医只有辨证，而辨病仅是指西医病名诊断，是不够全面的。从中医辨证与西医辨病来看，二者各有主次侧重，而中医的病证诊断是必不可少的。应防止以西套中、以西代中的倾向干扰中医的临证思维。

二、辨证应知常达变

在应用辨证论治知识指导临床实践时，必须做到知常达变，善于融汇贯通，具体问题具体分析。

基于辨证规范化的要求，首先必须在中医理论指导下统一临床辨证论治的逻辑思维程序。如我主编的《内科临证备要》"八辨"——病名、病因、病位、脏腑病机、病理因素、病理属性、标本关系、转归预后；方药中教授的"辨证论治七步刍议"等。如能依此制订常见病证的辨证标准，并结合现代检测手段，就能逐步做到证的客观化，既能定性，也可定量，从而明确各个病证的基本规律、辨证的原则和重点、证候分类常规，使病证有基本统一的规范。在临床应用时，则须知常达变，使基本常规与实际相结合。由于任何一个病证虽有其基本规律，但可因体质、年龄、性别、发病季节、病的先后阶段等不同而表现有一定的差异，同时病与病之间可以错杂并见，新病与宿疾亦可相加。因此，对辨证的具体运用还应掌握如下几点：

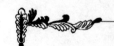

（一）抓证的特异性

抓主症特点、特异性体征，作为证的诊断依据，"但见一症便是，不必悉具"。在抓主症的同时，应排除相反的有矛盾的症状，除去对辨证无决定意义的兼症。

（二）抓证的可变性

注意其动态变化，如卫气营血、三焦的传变，从而把握跨界证，如卫气同病、阴损及阳等。

（三）注意证的非典型性

证的非典型性指具有证的最低标准，处于临界状态，但有与他证鉴别的依据。

（四）掌握证的交叉性

证的交叉性指两种相关的证复合并见。但应从症状认清主次；从病机把握因果关系，如肺肾阴虚、肺脾气虚，前者重在肾，后者重在脾。

（五）了解证的夹杂性

如同时患有数病，亦可导致不同的证夹杂并见；又见合病（起病即二经、三经合病）、并病（一经未愈又见另一经证候）等。

（六）抓证的隐伏性

证的隐伏性指无证可辨之病；但有时从四诊查询，仍有

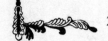

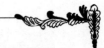

潜在的症状或体征。若有的全凭理化检查证实而确属无症者，可按病证的基本病理、辨治原则处理。

三、准确应用病机词汇

病机，是指疾病的病因、病位及病程中变化的要理；病机词汇，则是说明疾病病变机理的一些专用名词，应有明确的内涵。

"审证求因"是正确掌握病机的关键。运用四诊，收集症状、体征，通过分析归纳将许多错综复杂的症与征予以联系和归类，以推断其病因、病位、病性及其发展转归，认清病变机理，应用病机词汇表达辨证所得印象，就可作为决定治疗的依据。

常用病机词汇，多以脏腑生理、病理学说为基础。脏腑病机词汇具有高度的概括性，能突出病机的重点，指出疾病的主要矛盾，是进一步演绎论述病变机理的基础。

准确应用病机词汇，不仅要以患者的症状表现作为客观依据，而且要突出矛盾的主要方面（如脾虚与肝郁的先后主次），善于对类证做出对比鉴别，了解某些类证之间的联系（如肝脾不和、肝胃不和）。证候交叉复合、病机错杂多端者，应采用不同的病机词汇组合表达，体现其因果及内在关系（如水不涵木、肝风内动）。切忌内涵不清，外延过大，过于笼统；生搬硬套，似是而非，主次不明；或复合用词而难以反映其内在关系等（夹杂病例除外）。

四、治法与辨证的关系

一般而言，辨证是立法的依据，如寒者温之，虚者补之。但在证与治之间，有时也可出现不一致性，这与证的轻

重、兼夹、变异等有关。如同一风热表证，用辛凉法时，有轻剂、平剂、重剂的不同；湿热痢夹表证，应先予逆流挽舟法以解表，而不是以一般的清肠化湿常规治疗为主；若热毒内陷、由闭致脱者，必要时应先救逆固脱，然后再清肠解毒等。

从中医学理论体系扩大立法思路，多途径寻求治法，则尤为重要。如按阴阳气血的转化互根立法、五脏的相互资生制约立法、邪正虚实消长及其主次立法、疾病的动态演变立法等，如益气生血、行气活血、滋肾平肝、攻补兼施、肝病实脾、肺实通腑，以及所谓隔二、隔三治疗等。

临床对复法的掌握应用与提高疗效关系尤为重要。复法主要用于证的交叉复合，但即使单一的证，有时也需通过复合立法，求得相互为用，以形成新的功效，如温下法、酸甘化阴法等。此外，还可借复法取得反佐从治，或监制、缓和其副作用。实践证明，温与清的合用、通与补的兼施、气与血的并调、升与降的配伍等，确能进一步增强疗效，消除一法所致的弊端，如纯补滞气、寒热格拒等。在采取复合立法时，还应辨证做到主次恰当。

五、方药的选择与加减配伍

对方剂的选用，应分清"专治方"与"通治方"。"专治方"重在针对病的基本病理变化，抓住主要矛盾治疗，但这是相对的，还要随疾病的不同证候表现选用不同的处方。徐灵胎《兰台轨范》所指出"一病必有一方，专治者名曰主方，而一病又有几种，每种亦各有主方。"就是这个意思。如治肺痨之月华丸、治瘰疬之消瘰丸，即属此类。"通治方"指一方可通用治疗几种疾病，但均应以相同的"证"为依

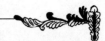

据，这是临床用方的主要方面。在主要病理表现基本一致时，某些通治方与专治方也可互为转变、互为交叉。如二陈汤既是多种疾病"痰湿证"的通治方，又是治疗痰饮、咳嗽的专治方。

其次，对类方的对比鉴别、识辨异同，与临床的实际应用关系也很大。凡以方名为主体者，如麻黄汤类方、柴胡汤类方等，应从类方中寻找其药物变化的用意，与病机、病证的关系；凡以法统方者，则应找出某些主要类方的异同点，从病情的轻重、主治的重点，以加深理解，更好地掌握使用。如辛温解表类方中的麻黄汤、荆防败毒散、香苏饮、葱豉汤，调和肝脾类方中的柴胡疏肝饮、逍遥散等。

对方剂的具体应用，应从方义上剖析其组成原理及主辅佐使的关系，区别主要药与次要药，以作为临床精简处方用药的根据。如小柴胡汤中的柴胡、黄芩，越婢汤中的麻黄、石膏，都属方中的主药。临床用方，既要体现方的主药，还应针对病情做必要的辨证或随症加减，或按病情需要，数方复合并用，有机结合。

药物的选用和组合与疗效密切相关。临证用药必须把医理与药理相结合，遵循辨证用药、按法用药的基本原则；结合辨病用药，补充中药新的用途；参以对症用药，缓解主要痛苦，将个人用药的独特经验上升为理性认识。在掌握药物性味、功能、主治等基本知识的基础上，从共性求个性。如发散风寒类药，麻黄可平喘，紫苏能和中，荆芥能止血，防风能止泻，各具殊能。同时，还应按中药归经理论重视脏腑用药。如清热燥湿、苦寒泻火类药，黄连清心火而厚肠胃，黄芩泻肺火而清肠热，黄柏泻肾火而清膀胱湿热等。

尤其要重视"七情和合"的基本理论，掌握常用药物的

配伍和"对子药"的相关意义，使其互相协同以提高疗效，或相互抑制以减低不良反应，发挥引经药与反佐药的作用，重视各药用量比例与病情的关系，才能更好地发挥疗效。

临证三论

中医理论之活力，全在于能够指导临床实践。西医诸多方面虽可借鉴，但临证思维必须十分重视辨证论治诊疗体系的应用；辨证应以脏腑为核心，重视病机词汇的准确应用，所谓"审证求因"实为求"机"，亦可称第二病因（病理因素）。而辨证必须知常达变，论治既须对应，更应从理论上多途径扩大思路，寻求治法，重视复合立法。组方贵在变通、复合，选药则须从共性寻求个性，讲究配伍关系，注重经验用药。

一、审证求机论

人身百病，多有形可征、有因可寻。"审证求因"，这是辨证的基础，论治的依据。但是必须从临床实际出发，通过对临床现象的分析、总结、推演，寻求病理本质，使之能有效地指导临床实际，故其实质当为审证求"机"。

（一）内外六淫

传统理论一般将六淫病邪归属外因，认为是自然界的六种非时之气，若深入探究，虽然主要属于外因致病，但有物理性的和病原性的不同性质，而对病原性致病因素，并不能

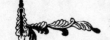

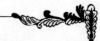

笼统地对某一疾病，简单地作相应的定性。因同一疾病，可能由于年龄、气候、季节、地域、个体之差，性质迥然不同，如流行性出血热，江苏地区多为阳热亢盛的温热性证候，而江西地区则常见湿热性证候，东北地区气候凛冽，则多呈伤寒型表现。尤其值得注意的是：由于个体差异，机体对病邪的反应也各不相同。凡属青壮年，阳气旺盛，易于从热化，一般均见阳热亢盛表现；但也有少数病人，素体阳虚，寒疫直中，不从热化，而表现少阴病候者。

另外要特别指出：对六淫的认识不能单纯看作是不正之气，而应从病机上着眼，应该理解为各种外因和内因作用于人体后在病理过程中的一组反应，应该把病因和病机、个体差异、地域时限等统一起来，这对认识内生六淫有极为重要的意义，所谓内生六淫，就是对多种因素作用下，在疾病发生发展过程中表现出来的病理属性，应用取类比象的方法，确定其类别及病理演变。例如痹证，既属外感风、寒、湿、热所致，亦可自内而生，寒湿痹久可以化热，热痹可以生风，或热去湿留转成寒化，就此可知，治内生六淫与治外感六淫可以互相通假。如对中风的病因病机认识，经历了由外风到内风的过程，但否定了外风所致的中风，并不等于治外风药不可用以治疗内风，临床上治疗中风有肢体经络见症的，用治外风药如防风、秦艽、全蝎、僵蚕、地龙等，每获良效，这既表明外风、内风俱属疾病的病理反映，同时从某种意义上说，外风是指肢体经络等体表部位的一组证候，具有相对的定位性。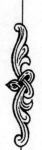

（二）病理因素

产生疾病的重要中间环节是病理因素，它决定疾病的性

质、演变及转归，现代称之为"第二病因"。临证当灵活细审病理因素的来龙去脉，即从何而生，有何发展趋势，有何危害，如何防治，这对认识疾病性质，抓主要矛盾，控制病情发展具有积极意义，病理因素大致包括痰、浊、水饮、湿、瘀、火、毒等。其产生及致病均有一定规律可循，临床上如特定病因的证据不足，也可依据病位、病机进行推理定性，水、饮、湿、痰、浊同为阴类，互相派生。水邪流动，易于泛溢肌肤；饮留于内，多在脏腑组织之间；湿邪黏滞，常病脘腹下肢；痰则随气上下，无处不到；浊邪氤氲，常犯脑腑清窍；至于瘀血停着，闭阻经隧，则影响机体功能；火邪攻窜，每易逼血灼阴，而毒之为病，或由外感，或从内生，多有起病急、病情重、痼结难愈、后果严重等特点，且多与他邪相兼，如火毒、湿毒、水毒、瘀毒等。流行性出血热就常为热毒、瘀毒、水毒等错杂并见，慢性乙型肝炎即常因湿热、瘀毒交结为患，故在治疗上应重视其特性，不能泛泛而论。虽曰治毒以解毒为先，但对不同病变毒邪必须治以相应的解毒方法。既往曾治一经病理活检确诊的巨骨细胞瘤女性患者，行"右小腿中段截肢"，术后又见广泛转移，全身关节疼痛，两侧颈部肿块累累，大者似鸽蛋，小者如蚕豆，高热起伏，汗出热降，午后复起，持续2个月，形瘦骨立，严重贫血。用清热解毒、化痰消瘀法（鳖血炒柴胡、炙鳖甲、秦艽、青蒿、生地黄、炮山甲、土茯苓、广地龙、露蜂房、僵蚕、猫爪草、漏芦、山慈菇等），服药后体温递降至正常，3个多月肿块基本消失，随访迄今已10余年，仍然健在。

临床对多种病理因素错杂同病者，必须注意抓住主要矛盾，痰瘀相兼者，应分析因痰致瘀，还是因瘀停痰，探求其

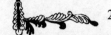

形成原因，以确定直接治痰治瘀的主次，或是间接地调整脏腑功能，通过治痰之本，治瘀之因而解决。

（三）脏腑病机

　　临证在确定病理因素后，当进而分析病理变化，从气血病机和脏腑病机联系考虑。气血病机，虚证比较单纯，实证多为气滞气逆，导致血郁血瘀，升降出入乱其常道，影响脏腑功能。常法多投疏泄，但气滞不畅，须分清原委，治有疏利、柔养、辛通的不同。同是气逆，有潜镇、泄降、酸敛、甘缓诸法。脏腑病机，是辨证的核心，必须熟练掌握，准确运用。尤其应该弄清常用脏腑病机的基本概念和类证鉴别。如肾病病机中的肾气不固与肾不纳气，肾阳不振与肾虚水泛，肾阴亏虚与肾精不足，肾阴亏虚与水亏火旺或相火偏旺等概念的鉴别，弄清了他们之间的关系，治疗也就有了更强的针对性。认识脏腑病机一般应从生理功能和特性入手，结合脏腑相关理论，如肺主呼吸，清肺勿忘宣肺；心主血脉，养心勿忘行血；脾为后天之本，补脾宜加运化；肝体阴而用阳，清肝勿忘柔养；肾司封藏而主水，有补还要有泻。

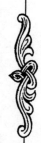

　　具体地说，治肺宜宣肃结合，如治疗呼吸系统感染，目前一般喜用清肺化痰药，但结合宣畅肺气以开壅塞，用麻黄分别配石膏、黄芩、葶苈子等，其效常优于徒事清化；如治肺炎喘咳汗少，表证未除者，单用清肃苦降药，体温不降，辨证配用麻黄和薄荷，则每见咳喘缓减，汗出热平。

　　心主血，赖心气以推动，以通为贵，故心病多在气、血、阴、阳亏虚的基础上，导致气滞、血瘀、停痰、留饮、生火诸变。既可诸虚互见，也可诸实并呈，且每见本虚标实错杂。治应通补兼施，或补中寓泻，或以通为补，以冀心宁神安，如益气化瘀、滋阴降火、温阳化饮等。且心为五脏六腑之大主，故尤应从内脏整体全面考虑，偏实者重在心肝、心肺，偏虚者重在心脾、心肾，从而为辨证、立法拓宽思路。

肝主疏泄，体阴而用阳，故治肝病忌太过克伐，宜疏泄和柔养并举。一般而言，肝气郁结，气机不伸者以胁肋胀痛，胸满不舒、情怀抑郁为主，宜疏利；肝气横逆，上冒或旁走，有时又宜结合柔养或敛肝。传统的"肝无补法"乃指温补而言，这是因为肝为刚脏，甘温补气易于助火，而对真正的寒滞肝脉，或肝脏阳气虚衰者，则又宜温肝散寒，或温养肝肾，或温肝暖胃。临证若见慢性肝炎、胆囊炎患者，表现肝区冷痛，面部晦暗或色素斑沉着，腰酸腿软，脉细，舌质淡胖者，治以温肝之品如肉桂、细辛、淫羊藿、苁蓉、杞子等，每收良效。

治肾既要补还要重视泻，这是因为肾藏精而又主水，肾病既有本虚的一面，也可由于水液代谢失常而致水潴、湿停、热郁、瘀阻，每常因虚致实，而为本虚标实，甚至在病的某一阶段或某种情况下，表现为肾实证，辨证分别应用清湿热、利水邪、泻相火、祛瘀血等泻肾法，或和补肾法配伍合用，同时还当注意水湿、湿浊、湿热、瘀热之间的相互影响为患。

（四）审证求机

求因论治是中医临证通常的思维模式，确切地说，实是审证求"机"，抓住了病机，就抓住了病变实质，治疗也有了更强的针对性。"求机"的过程，就是辨证的过程，如何求机？既运用常规思维对待一般疾病，又要善于运用特殊思维治疗疑难杂症。常规思维包括循因法、抓主症特点法、类证对比分析法、综合判断法等，特殊思维则是在疑难杂证或疗效不显时采用诸如逆向思维法、试证法或投石问路法等。所谓逆向思维法就是在久经治疗疗效不显时，重新审察证情，反思其道，是否存在失误，采用相反或正误的治疗方法，亦即"久治不效反其治"。曾治一男性患者患慢性活动性肝炎多年，肝功能持续异常，两对半阳性，胁痛，尿黄，疲倦，足跟疼痛，面晦暗而浮，舌质隐紫胖大，苔淡黄腻，曾久用清化肝经湿毒之品，症情益甚。因即将出国，求愈心切，据症分析，病属过用苦寒，阳气郁遏，湿毒瘀结，肝肾亏虚。治予温养肝肾，化瘀解毒法。用淫羊藿、仙茅、补骨脂、苁蓉、虎杖、土茯苓、贯众等，投 10 余剂，症状大减，加减连服 3 个月，复查肝功能好转以至正常，两对半转阴。试证法亦可称为投石问路法，就是以药（方）测证。这是由于不少患者病情表现错综复杂，往往难以把握病机，辨证难，施治难，获效尤难，可宗《医验录》"治重病先须用药探之，方为小胆细心"之观点，效而行之以治难症。先以轻清平和之小方探其病机，病情好转者可少少加量，静观药效，若方不对证，则再作推敲。对辨证不明，真假疑似者，先以缓药投之；拟用峻补者，先予平调；拟用攻剂者，可先重药轻投，如无明显不良反应，再做调整。反复辨析，有助提高疗效。

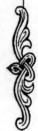

二、知常达变论

治病求本是临床医学的最高境界。求本不是针对表象，缓解痛苦，而是针对病因、病机，予以根治。这样才能准确生动地体现中医的特色，收到良好的疗效。单纯治标或治

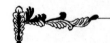
本，单纯辨证或辨病，都不够全面。

（一）辨证辨病

辨证是中医独特的治疗方法，是对疾病临床表现及其动态变化的综合认识，具有较强的个性，体现中医证、因、脉、治、理、法、方、药的系统性，且在特殊情况下有助于处理一些诊断不明的疑难病；辨病有利于认识病的特异性，掌握病变发生发展的特殊规律，把握疾病的重点和关键，加强治疗的针对性，有助于治疗没有症状的疾病，避免单纯辨证的局限性，以及用药的浮泛。同时对辨病不能单纯理解成辨西医的病，中医的病名内容很多，有些至今仍有特殊意义。如中风，表明它有肝阳亢盛，变生内风，入中脏腑，外客肢体经络的病理变化，为使用息风潜阳、祛风和络法提供了依据，也为我们从前人论述中，整理治疗中风的药物提供了线索。对现代医学病名的认识，则必须以临床表现和病机为依据，如流行性出血热具有独特的病因病机、传变规律及临床特点，应在临床实践中根据中医理论，总结辨治规律，这样才能使辨证与辨病得到有机的结合。

临证尤应掌握证之"六性"，即特异性、可变性、非典型性、交叉性、夹杂性及隐伏性，证的特异即指证候的独特主症，特异性体征，对临床辨证有重要的意义。如见五更泄泻或下利清谷，结合有关兼证可诊为肾阳不振。证的可变性是指在疾病过程中，由于病机演变发展和治疗等因素的影响，证的相应动态变化，从而有利于把握其跨界证，提高预见性，如卫气同病、气营两燔证等。证的非典型性是说有的证候缺乏特异性，处于临界状态，这时应当通过类证鉴别，比较分析，从否定中求得相对肯定，予以相应的治疗。证的

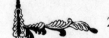

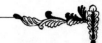

交叉性即指两类证候的复合并见，如肺肾阴虚、肺脾气虚，此时应辨清主次，明确前者重在肾，后者重在脾。证的夹杂性指患有数种疾病而致证候的相互夹杂，如合病、并病等，治宜抓住主要证候，兼顾次要证候。证的隐伏性即是"潜证"，指临床证据不足的某些证候，此时可按其基本病理，结合辨病及患者体质状况，综合处理。

（二）标本缓急

标本理论的应用，在临床上有很大的灵活性，"急则治标，缓则治本"是普遍的原则，理应遵循。如因某一疾病并发厥脱时，原发病为本，厥脱为标，而救治厥脱就非常重要，所谓"标急从权"。又如中风，阴精亏损于下，血气并逆于上，风阳痰火升腾，属本虚标实，当先息风化痰、清火散瘀，治标缓急，继则滋肾养肝治本。但另一方面，有时急时治本，缓时治标也能收到好的效果。如治疗咳喘长期持续发作，用化痰、平喘、宣肺、泻肺治标诸法，喘不能平，辨证属肺阴虚，痰热内蕴者，用滋养肺肾，佐以清化痰热之品，反可控制发作，这就说明发时未必皆为治标，平时亦不尽完全治本。对肝硬化腹水臌胀患者，虽属标实为主，但温养肝肾或滋养肝肾治本之法，每能收到利水消胀的效果，且优于逐水治标之法。由此可知，对标本的处理，宜灵活对待。

（三）知常达变

掌握中医理论，只是具备了临证的基本素质，但要获得良好的疗效，就必须通过深化理论，准确理解应用，才能开阔思路，公式化的、闭锁的思维模式是难以体现灵活的辨证

论治精神的，也是收不到好效果的。中医证候规范化，是客观的需要，但应充分考虑到中医理论实践性强的特点，应在临床实际中不断总结、充实。《伤寒论》中柴胡证条有"但见一证便是，不必悉具"的论述，提示我们在临床工作中有时必须抓住个别有代表性主症，如症状、体征、舌苔、脉象等来确定疾病性质。诊病必须有法，这个法就是中医的基本理论和治病的法规，但在具体应用时，需要的是"圆机活法"，或者说"法无定法"，这样才能真正掌握中医辨证学的思想实质和灵魂。临床上，求变比知常更为重要，它要求我们善于从疾病的多变中考虑问题。首先，证候有一定的自身发生发展规律，这是常中有变，如慢性肝炎的湿热瘀毒证，可在发展过程中转为肝脾两虚，进而肝肾亏虚。其次是变中有常，如对出血病人，用祛瘀止血法治疗是变中之常，而用祛瘀破血以止血则是变中之变。了解这些变证变治，有助于多途径寻求治法。

三、药随证转论

组方用药是临床治疗的重要环节，而药随证转是其基本原则。临证组方既应紧扣病机，组合严谨，又要活泼灵动，一方面强调处方大势，另一方面也须注重小方复合、对药配伍、经验用药等。

（一）处方大势

处方大势是针对证需要而产生的概念，即升降浮沉、寒热温凉、消补通涩等。但临床证候错综复杂，处方常有寒热并投、升降互用、消补兼施的情况，在根据证候主流，确定处方基本大法后，以主方为基础，辨证配合相应的辅助治

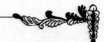

疗方药，解决病机的复合情况，可有助于增强疗效。如寒凉清泄的处方中，配以温热药；通降下沉的处方中，配以升散药；阴柔滋补的处方中，配以香燥药；疏泄宣散的处方中，配以收敛药。这样才能适应具体的病情，切中病机及各种病理因素，兼顾到虚实寒热的错杂和体质等各种情况，避免单一治法造成药性的偏颇，如治疗阴虚胃痛之自制验方"滋胃饮"，就是在酸甘养阴药（乌梅、炒白芍、北沙参、大麦冬、金钗石斛）的基础上配丹参、玫瑰花、炙鸡内金、生麦芽，使其静中有动，补中兼消，行气活血，健胃消食。

（二）小方复合

一般小方用药仅1~4味，但其组合多很精当，经过长期的临床检验，疗效可靠，应用灵活。如治疗心悸，属心气不足而有气滞瘀阻证者，可用生脉散合丹参饮加味；有湿热郁结，心肾失交，心神不宁证者，用温胆汤合交泰丸等。至于使用大方，则应将主药突出，体现方的精神，如桂枝汤之桂芍、小柴胡汤之柴芩半夏、承气汤之硝黄等。

（三）对药配伍

临床在处方大势确定以后，灵活选择对药配伍十分重要。常用对药有性味相近，功能协同者，如桃红活血、硝黄通下、参芪益气；有性味相反，相互牵制者，如黄连配肉桂或吴茱萸、白术合枳实；还有性味功能不同，经配合使用可加强疗效者，如知母与贝母清热化痰、黄芪与防己益气利水、桔梗与枳实升降调气、桂枝与芍药调和营卫等。"对药"的运用既可汲取古方，也可以从前人医案及医疗经验记录中悟得，或是自身长期反复临床实践后的体会。如痹证，对湿

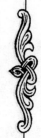

热成毒者，用漏芦、功劳叶解毒清热；瘀血闭络者，用山甲、鬼箭羽活血开痹；阴虚血热者，用秦艽、生地黄、白薇养阴退热；湿滞关节者，用松节、天仙藤利水消肿。治高血压、高脂血症，属肾亏肝旺者，用首乌、白蒺藜益肾平肝；痰瘀痹阻者，用僵蚕、山楂化痰行瘀；肾虚水停者，用楮实子、天仙藤益肾利水；虚风内动者，用牡蛎、珍珠母介类潜镇；内风窜络者，用天麻、豨莶草祛风和络等。

（四）组方经验

临证组方首应针对基本病机病证，小方复合处理各个环节，对药配伍遵循七情和合，以求增强药效。同时在选药思路上，还可把现代研究知识，纳入传统的辨证范畴，以实践经验为依据，有机地结合运用。如治疗心悸，对有热象者用黄连、苦参，就是根据其具有抗心律失常作用的报道。治肺心咳喘用苏木、葶苈子，既基于肺朝百脉，苏木治肺通络，有助于肺气宣通血脉，葶苈泻肺祛痰利气的理论；也是结合了苏木能平喘、葶苈可强心的报道。他如见症多端者，尤当利用一药多能的长处，充分发挥各种药物的多向效应，才能使组方配药精纯而不杂。

应用复法组方的经验

复法，是指两种以上治法的联合应用，它虽是治疗证候兼夹、病机错杂一类疾病的主要手段，但对单一的证有时也需通过复合立法，组方配药，使其相互为用，形成新的功

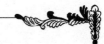

用，进一步增强疗效。兹略述临床应用体会于下。

一、升降结合

升降是人体脏腑气机运动的一种形式，人体脏腑气机的正常活动，维持着人体正常的生命活动，如肺气的宣发与肃降、肝气的升发与疏泄、脾气的升清与胃气的降浊、肾水的上升与心火的下降等，都是脏腑气机升降运行的具体表现。临床所见气机升降失常的表现很多，如肺失宣肃、肝失疏泄、心肾不交、脾不升清、胃失和降等，但综其病理变化，不外升降不及、升降太过和升降反常三类。升降不及是指脏腑虚弱，运行无力，或气机阻滞，运行不畅，如肺虚之咳嗽无力、呼吸少气；脾虚之便溏、头昏乏力；肠腑气虚之便秘等。升降太过是指脏腑气机的升降运行虽然与其主导趋势一致，但却已超过正常程度，如肝气升发太过之肝阳上亢，肝火上炎之眩晕、头痛、目赤等，肠腑、膀胱气机泄降太过所致之泄泻、尿频失禁等。升降反常是指脏腑气机升降运行与其正常生理趋势相反，亦即当升不升而反下陷，应降不降而反上逆，如中气下陷之泄泻、脱肛、阴挺、内脏下垂，胃气上逆之呕恶、嗳气、脘胀，心肾不交之心悸、失眠等。临床以升降反常的病证为多见，其治疗非单纯升清（阳）或降逆所能奏效，必须升降并用，以达到调整人体气机升降紊乱，使之回复正常的目的。

案一　田某，男，48 岁，农民，安徽人。

患者有高血压史 20 年，眩晕经年不愈，严重时外物旋转，恶心呕吐，头昏重胀，耳中如有蝉鸣，肢麻，口有异味，大便偏干，一二日一行，苔薄黄腻，脉细滑，前医予平肝潜阳剂无效，辨为风火夹痰上扰，治用丹溪升降法。

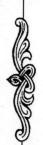

处方：天麻 10g，法半夏 10g，茯苓 10g，泽泻 15g，川芎 10g，制大黄 5g，苦丁茶 10g。

仅服 7 剂眩晕即平。本方妙在川芎与大黄相伍，有协调升降之功。

二、补泻兼施

补法是指补益人体气血阴阳的不足；泻法从广义上说是指祛除客犯于人体的各种病邪。内伤杂病虽多，然其要不外虚实两端。《素问·通评虚实论》云："邪气盛则实，精气夺则虚。"虚实是邪正盛衰在临床表现上的具体反映。邪实是指侵入人体的外感六淫，或由气化障碍所产生的水湿、痰饮、湿热、瘀血等病理产物以及脏腑气机失调所产生的气机阻滞等；正虚，原发于先天者因禀赋不足，继发于后天者是因各种致病因素的长期影响，以致气血阴阳津液精髓不足。

一般来说初病多实，久病多虚，然而由于人是一个极其复杂的有机体，邪正虚实往往错杂相兼，初病未必就实，如虚体感冒，治当扶正解表；久病亦未必就虚，往往伴有气滞、痰饮、水湿、瘀血等。例如慢性肝炎既有疲劳乏力、腰酸膝软、口干便溏等肝脾肾俱损的征象，又有胁痛、脘痞、尿黄、纳差、目赤、口苦、口臭、舌红苔黄腻、脉弦滑等湿热瘀毒互结之表现。治疗当视其虚实程度，选用水牛角、牡丹皮、赤芍、紫草、草果、虎杖、田基黄、白花蛇舌草、半枝莲、茵陈、大黄、龙胆草、山栀等药泻其实，同时又须酌用太子参、炙鳖甲、茯苓、白术、杞子、桑寄生、石斛、生地黄、楮实子等补其虚。

案二 谢某，男，32 岁，工人。

患者因面目肌肤黄染，胁痛，尿黄，纳差，住某传染病

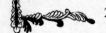

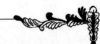

院3个月，诊断为"慢性活动性肝炎"，出院后复查肝功能异常，两对半大三阳。刻诊：右胁隐痛不适，胸闷呼吸不畅，面色暗滞，目睛黄色明显，肌肤瘙痒，齿衄，目赤，小便黄赤，大便尚调，纳食不香，舌暗紫，苔薄黄，脉弦滑。先从实治，4周后症状明显减轻，乃参入扶正之品。

处方：柴胡5g，赤芍、白芍各10g，牡丹皮、丹参各10g，虎杖15g，田基黄20g，紫草10g，煨草果3g，平地木15g，太子参12g，杞子10g，黄精10g，桑寄生15g。加减治疗2个月，复查肝功能恢复正常，二对半全部转阴，病获痊愈。

三、寒热并用

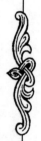

寒证与热证，多系脏腑阴阳失去平衡而产生的临床表现。各个脏腑之间的寒热表现各有差异，或一脏有寒、一脏有热，或同一脏腑既有热象又有寒象，临证时不可不详细辨别，如肝热脾寒之泄泻、痢疾；肾阳虚寒、痰热蕴肺之咳嗽、哮喘；或寒热互结之痞证、胃痛等。尤其是中焦脾胃疾病，即使无明显寒热夹杂之象，但采用辛温与苦寒合法，按主次配伍，每能提高疗效，如半夏泻心汤合左金丸之治胃痞等。

案三 马某，男，47岁，司机。

患胃病近10年，4年前查胃镜为胃窦部浅表性炎症，2个月前钡餐X线检查示胃窦部肥厚性胃炎。刻诊：胃脘部痞胀隐痛不适，食后明显，时有嗳气，泛酸不多，口干而黏，舌红，苔淡黄薄腻，边有剥脱，脉细。证属胃虚气滞，湿阻热郁津伤，泻心汤化裁。

处方：太子参10g，黄连3g，黄芩6g，法半夏10g，炒

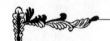

枳壳 10g，干姜 2g，厚朴 5g，陈皮 6g，竹茹 6g，芦根 15g，石斛 10g，瓜蒌皮 10g，砂仁 3g。

加减治疗 2 月余，症状基本消失，本方除取苦寒清热之黄连、黄芩与温中和胃之干姜、法半夏同用外，还妙在半夏、厚朴与芦根、石斛相伍，燥湿不伤阴，养阴而不助湿，故能获得预期效果。

四、敛散相伍

适用于病情复杂之证，如既有气阴耗散或卫阳不固，又有外邪客表或气机郁滞或内热郁蒸等表现。故治疗既需收敛固涩，又需疏散外邪或行气解郁或清中泄热。如慢性腹泻属脾肾两虚，同时兼有肝气横逆者，可用香砂六君子汤、四神丸，合痛泻要方化裁，并加石榴皮、乌梅炭等；若慢性咳嗽、哮喘，既有痰伏于肺，又见肺气耗散者，可取炙麻黄合诃子（或五味子），一散一敛，以适应肺气的开合。正所谓"肺欲收，急食酸以收之，以酸补之，以辛泄之。"

案四 倪某，女，18 岁。

患者咳嗽半年，持续不愈，曾用多种抗生素内服、肌注，均未起效，近来且有加重趋势，入晚则阵发性加剧，咳嗽连声，约需 2 小时才能渐渐缓解，咽喉有阻塞感，胸透示肺纹理增粗，余无异常发现。诊得舌淡红，苔薄白，脉细滑。辨为寒邪伏肺，肺气不宣。

处方：蜜炙麻黄 5g，杏仁 10g，炙甘草 3g，炙紫菀 10g，炙款冬 10g，白前 10g，诃子肉 5g，炒苏子 10g，桔梗 3g，佛耳草 12g，大贝母 10g，挂金灯 3g。方中麻黄、诃子配伍，散中有敛，仅服 7 剂，病获痊愈。

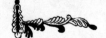

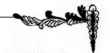

五、阴阳互求

阴和阳在整个病变过程中，关系非常密切，一方虚损，往往可导致对方失衡，阴虚及阳，阳虚及阴，最终演变成阴阳两虚者，治疗固需阴阳双补，而单纯的阴虚或阳虚，亦要从阴阳互根之义求之，尤其对肾虚病证更有实用价值。此即张景岳所云："善补阳者，必于阴中求阳，则阳得阴助而生化无穷；善补阴者，必于阳中求阴，则阴得阳升而泉源不竭。"临床在治疗中风后遗症、糖尿病、慢性支气管炎、阳痿、水肿等疾病时，往往体现阴阳互求的重要性。

案五 朱某，男，57岁，工人。

患者夙有糖尿病史，2年前中风，右侧手足偏瘫，头颅CT检查示左侧基底节区出血。在某医院抢救，病情稳定后出院，复查头颅CT左侧基底节区低密度影。曾用大量中药活血化瘀通络剂，水蛭日用15g，病情反有加重趋势，复查头颅CT示病灶扩大。症见右侧半身不遂，肢体不温，常有手足搐搦，构音困难，反应迟钝，表情呆板、淡漠，少言寡语，不愿言谈，甚至问诊时亦不愿回答，昏沉嗜睡，尿频，舌体歪斜，质胖，色淡紫而暗，边有齿印，查尿糖（＋＋）。证属风痰阻络，肝肾不足，气虚血瘀。治拟地黄饮子加减。

处方：熟地黄10g，淡苁蓉10g，山茱萸10g，制附片10g，肉桂2g（后下），炙黄芪30g，鬼箭羽10g，制南星10g，石菖蒲10g，石斛10g，麦冬10g。先后酌选远志、益智仁、巴戟天、炮山甲、郁金、僵蚕等出入，治疗近半年，表情灵活，愿意讲话，精神转佳，搐搦消失，在他人的搀扶下能够缓慢步行。本例从临床表现来看，似乎全是气阳虚弱、血瘀阻络表现，而无阴虚征兆，但在方中始终配入石

斛、麦冬、熟地黄等养阴之品，注意阴中求阳，获得较为理想的疗效。

六、表里相合

表证和里证可以单独出现，亦可兼见。表里同病者表里双解，此乃常规，但对内伤杂病里证的治疗适当配入表散之品，可以达到调和表里、提高疗效之目的。如在治疗水肿、头痛、眩晕等疾病时，可以在辨证施治的同时参入羌活、防风等疏风解表药。即使"阴水"致肿，配用疏风解表药也可起到"风能胜湿"消肿的作用。内伤性头痛、眩晕配用风药上行，则是基于"颠顶之上惟风可到"的认识。

案六 陈某，女，35岁。

患者浮肿 10 余年，面部、四肢俱胀，晨起面浮明显，入晚两足肿胀，两膝以下疼痛，肌肉亦有酸痛、触痛，冬甚于夏，大便偏干，小便正常，尿检（－），月经正常，曾在外院作内分泌方面检查，未见异常。诊断为单纯性肥胖，曾服益气健脾、化湿利水剂 3 周，效果不显。诊得舌淡苔薄，舌边有齿印，脉沉细，沉取稍滑。辨证为脾肾两亏，阳虚气不化水，水湿困遏。

处方：制附片 6g，桂枝 10g，苍术 10g，茯苓 12g，泽泻 15g，生薏苡仁 10g，路路通 10g，天仙藤 15g，鸡血藤 10g，淫羊藿 10g，羌活 6g，防风 6g。

加减治疗 3 个多月，症状基本消失，且体重减轻 5kg。

七、气血互调

气与血是人体生命活动的重要物质基础，相互资生为用，亦每多影响为病。气与血的不足，失于温煦、濡养，固

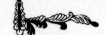

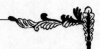

需益气以生血，或补血以益气，然在补气血药中，参以活血行血，更有助于增强疗效。

案七 刘某，女，32岁。

患者有贫血病史3年，诊时头昏心慌，疲劳乏力，齿衄，肌肤时有青斑瘀点，面色萎黄，眼睑色白，舌苔淡黄，脉细。查外周血象为全血降低；骨穿再障可疑。气血交亏，肝肾两虚，势将步入劳损之途。

处方：炙黄芪20g，党参15g，焦白术10g（益气生血），大熟地、当归、鸡血藤各10g，仙鹤草20g，土鳖虫3g（养血活血止血），山萸肉、鹿角片、淫羊藿各10g（补肾培元）。

服药10余剂，贫血症状明显改善，血象也见上升。

至于气与血运行失常所致的病变，尤当注意气血互调，如治疗咯血、吐血、咳血，除针对病机辨证止血外，表现有气滞、气逆者，还应注重行气、降气药的应用，配青皮、沉香、枳壳、香附、川楝子等；在治疗郁证、胃痛、胁痛等气机郁滞一类疾病时，亦应重视血分药的运用，配伍川芎、赤芍、丹参、失笑散等。

案八 马某，男，28岁。

患者7个月以来，整日闷闷不乐，并有恐惧感，常觉处处有陷阱与已不利，伴有胸闷、呼吸不畅，不欲言语而善太息，时有肢麻，或有肢体肌肉䐃动，夜寐不实，多梦易醒心慌不宁，舌质偏红，苔淡黄薄腻，脉细弦滑。证属肝郁太过，气郁化火，痰火扰心，心神失宁，以柴桂龙牡汤出入。

处方：醋柴胡5g，龙骨（先煎）15g，牡蛎（先煎）25g，桂枝5g，百合15g，知母10g，龙胆草5g，竹沥半夏10g，炙甘草3g，合欢皮10g，丹参10g，川芎10g。

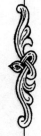

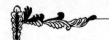

加减治疗月余，症状全部消失。此案表明，对气郁的治疗，若加用丹参、川芎等活血药，更利于行血中之气以解郁。

八、多脏兼顾

五脏互为资生制约，脏与腑表里相合，病则互相影响，故治疗不仅要按其相生、相克关系从整体角度立法，有时还需两脏或多脏同治，把握疾病传变的规律，采取先期治疗，如肝病当宗"见肝之病，知肝传脾"之意，肝脾同治。切忌顾此失彼，只看表象，不求本质，只看现状，忽视因果关系。曾治一范氏女性，心慌胸闷，心前区不适半年余，寐差多梦，胃脘胀痛，食欲不振，大便稀溏，苔薄，脉细。查心电图可见低电压、房性早搏，拟诊为病毒性心肌炎。前医屡投养心安神剂，并用西药均罔效。辨证分析患者虽以心悸胸闷为主症，但追查病史，发病前曾患暴注下泄，且便溏经久不愈，乃从中阳虚馁，脾运失司，化源匮乏，子病及母，心营不畅所致。方取附子理中汤温运中阳为主，复入丹参饮加远志、菖蒲通脉宁心，心脾合治，俾中阳得振，心脉通畅，药服1周，竟然心悸能平，脘宇胀痛若失，便溏转实。

综上所述，可知按照复合立法的思路组方用药，不仅可以适应疾病的复杂性，即使单一性质的病变，亦有助于提高疗效，临证有时还常需数法联合，用以治疗多病多证杂见的病情，正如《素问·异法方宜论》所说："杂合以治，各得其所宜，故治所以异，而病皆愈者，得病之情，知治之大体也。"

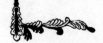

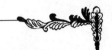

活血祛瘀法的辨证应用

　　瘀血，是中医学特有的病理学说，活血祛瘀是治疗瘀血证的一种独特疗法。瘀血的形成可由多种内外致病因素，如忧思郁怒、感受（寒、热）外邪、出血、外伤等，影响血液正常循经运行，壅塞阻滞于脉道之中，或离经溢出于脉道之外，停积留着为瘀，以致血液的形质和作用发生了根本性的改变，成为一种有害的物质。它既是某些病因所形成的病理产物，又是导致多种病证的病理因素，在临床上涉及的范围甚为广泛，不论任何疾病，或是在病的某一阶段，凡是反映"瘀血"这一共同的病理特征，或兼有"瘀血"症状，如瘀痛、青紫瘀斑、癥积肿块、瘀热、舌有青紫斑点、脉涩结沉迟、或出血、精神神志和感觉运动异常而有瘀象者，都可按照异病同治的原则，采用（或佐用）活血祛瘀法。

　　同一血瘀证，由于病情有轻重缓急的不同；致病因素多端，标本邪正虚实有别；脏腑病位不一，症状特点各异；或为主症，或仅为兼夹症，或因病的不同等，而使临床反应又有各自的特殊性。为此，在活血祛瘀这一大法的基础上，还当分别处理。如病情轻者，当予缓消，采用活血、消瘀、化瘀、散瘀之品；病情重者，当予急攻，采用破血、通瘀、逐（下）瘀之品；因邪实而致的血瘀，当祛邪以化瘀；若正虚血瘀，则应扶正以祛瘀。依此准则，选方用药自可恰如其分。另外，应辨别脏腑病位，掌握主症特点和病的特殊性，

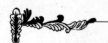

采取相应的各种具体祛瘀法，才能加强治疗的针对性，提高疗效，充分发挥辨证施治的特长。

一、辨病理因素，分虚实施治

瘀血的成因虽多，但概要而言，其病理因素不外邪实与正虚两个方面，实者为寒热二邪之侵扰，虚者为阳气与阴血的不足，以致气血运行失调，滞而为瘀。从现象看虽属有形的实邪，而其本质又可有正虚的一面，虚实往往相错为患，同时在疾病发展演变过程中，常有消长转化，临证必须予以考虑。

（一）理气祛瘀法

1.病机分析

气之与血，本属一体，同源互根，相依为用，气为血帅，血随气行，气塞则血凝，血瘀气亦滞，若病邪干扰机体的气血功能，则可致气病及血，由气滞而致血瘀，或血瘀以致气滞。

2.适应范围

本法主要用于气滞与血瘀并见的气滞血瘀证，且为治疗一切瘀血（实）证最重要的基础大法。其临床特点常合并气机郁结的一类证候，表现为多种痛证，如心胸胁肋脘腹等处闷痛、胀痛、刺痛或绞痛，腹满、或肋下腹中触及癥块但其质尚软而不坚、性情抑郁或善怒、目青、舌质隐青、脉涩或弦迟。

瘀血多见于消化系统、精神神经系统、某些心血管病及妇科疾患，如慢性肝炎及胆囊炎、溃疡病、肠粘连、神经官能症、冠心病心绞痛、痛经、闭经、附件炎等。

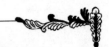

3. 常用方药

血府逐瘀汤（柴胡、枳壳、甘草、赤芍、当归、生地黄、川芎、桃仁、红花、桔梗、牛膝）加减。药如柴胡、香附、木香、陈皮、乌药、玫瑰花、檀香、沉香、旋覆花、青皮、枳壳，以及川芎、广郁金、延胡索、片姜黄、红花等，重者可合入莪术、三棱。

4. 按语

治疗气滞血瘀证，应根据活血必先理气，气行则血行的原理，采用理气法。分别轻重，选用调气、行气、破气药；按其脏腑病位，选用疏肝气、理脾（胃）气、降肺气等药。在用活血药时，需着重选"血中之气药"，重者可予破血行气之品。同时还当针对病情，治气治血有所侧重。

（二）散寒（温经）祛瘀法

1. 病机分析

血遇寒则凝，得热则行，若寒邪外侵，或阴寒内盛，抑遏人体的阳气，气血运行涩滞，寒邪与血相结，可致寒瘀痹阻而为病。

2. 适应范围

本法主用于寒凝与血瘀并见的寒凝血瘀证，其临床特点为合并有寒凝气滞的一类证候，表现寒性冷痛，如脘腹及肢体冷痛、四肢不温、青紫麻木、遇冷为甚、面青、舌质青紫、脉沉迟细涩。多见于溃疡病、血栓闭塞性脉管炎、雷诺病、风湿性关节炎、痛经、冻伤等。

3. 常用方药

当归四逆汤（当归、桂枝、芍药、细辛、甘草、通草、大枣）和愈痛散（五灵脂、延胡索、莪术、高良姜、当归）

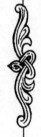

加减。药如桂枝、细辛、干姜、乌头、吴茱萸、小茴香、当归、川芎、红花、桃仁、片姜黄、五灵脂、乳香等。

4. 按语

治疗寒凝血瘀证，应选用偏于辛温的祛瘀类药，以加强行瘀通脉，散寒止痛的功能。若与阳气虚衰有关者，应温且补，与补阳祛瘀法互参。

（三）清热（凉血）祛瘀法

1. 病机分析

一般而言，血遇寒则凝，得热则行，但另一方面，又有"血受寒则凝结成块，血受热则煎熬成块"的双重特性。如热郁于血，热与血结；或因血热妄行，出血之后，离经之血，留滞体内，均可成为瘀血。

2. 适应范围

本法主要用于血热与血瘀并见的热郁血瘀证，其临床特点表现为瘀热在里的一类证候，如身热、烦躁、谵语如狂、小腹硬满、肌肤斑疹色泽深紫、或吐衄下血、或瘀热发黄、口干燥、渴不多饮、舌质深红、苔黄、脉沉实。多见于热性病过程中，邪入血分及"蓄血"证而影响神志或血液系统病变，如某些急性全身感染性疾病、败血症、出血热、弥漫性血管内凝血、出血性紫癜、红斑狼疮等。

3. 常用方药

犀角地黄汤（犀角、生地黄、牡丹皮、赤芍）和桃核承气汤（桃仁、大黄、桂枝、芒硝、甘草）加减。药如水牛角、赤芍、牡丹皮、生地黄、紫草、黑山栀、桃仁、大黄、广郁金、大青叶。

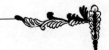

4. 按语

在用本法时，应注意选择具有清热凉血与活血化瘀双重作用的药物。内无结瘀者清之即可，宗天士"入血直须凉血、散血"之意；内有蓄瘀者，则当下其瘀热；若瘀热动血、出血，又当加用凉血祛瘀止血之品。

（四）补阳祛瘀法

1. 病机分析

血属阴类，非阳不运，气为阳化，气行血行。若阳虚火衰，不能运行血液，使其循经而行，寒自内生，则血凝为瘀。

2. 适应范围

本法用于阳虚与血瘀并见的阳虚血瘀证，其临床特点为合并有阳虚的虚寒证候，甚者可见厥脱，如心胸猝痛或绞痛、气短气喘、心慌心悸、怕冷肢凉、汗出肤冷、或神昧不清、面色暗紫、唇青、面浮肢肿、舌体胖大、质淡呈青蓝色、脉沉迟或歇止。多见于心肺病变及肾上腺皮质功能减退症，如肺源性心脏病、慢性充血性心力衰竭、冠心病心绞痛、慢性肾炎、肾病综合征等。

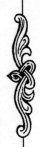

3. 常用方药

急救回阳汤（党参、附子、干姜、白术、甘草、桃仁、红花）加减。药如制附子、肉桂、干姜、人参（党参）、炙甘草、当归、桃仁、红花、川芎、丹参、葱白。肾阳虚配鹿角、补骨脂、骨碎补等。

4. 按语

阳虚阴寒内盛所致的血瘀，必兼气虚之候，治疗当助阳消阴与益气通脉之药配合而用。一般而言，心肺阳虚的血

瘀，病情多急，可见喘悸厥脱之变；肾阳不振的血瘀，则多见于慢性久病。

（五）益气祛瘀法

1. 病机分析

气帅血行，气旺则血自循经，气虚则血滞为瘀，在本虚的基础上，形成标实；另一方面，因血为气母，若瘀血病久，血不生气，亦可导致气虚的后果。

2. 适应范围

本法用于气虚与血瘀并见的气虚血瘀证，其临床特点表现为气虚络瘀的一类证候，如手足弛缓痿软不用、肢体麻木或面足虚浮、舌痿、质淡紫、脉细软无力。多见于脑血管意外后遗症、小儿麻痹后遗症、痿证等。

3. 常用方药

补阳还五汤（黄芪、归尾、赤芍、川芎、桃仁、红花、地龙）加减。药如黄芪、人参（须）、当归（须）、桃仁、红花、川芎、山甲等。

4. 按语

对于本法的应用，一般当以补气为主，活血化瘀为辅，寓通于补，使气足而血行，故黄芪用量需重，临床可依此原则，结合病情与体质情况，决定治法的主次和用药剂量。"气虚血瘀"一般多泛指气虚络瘀证，但涉及的脏腑之气实非一端。如心气虚，血脉运行不利，心络瘀阻，可见暴痛、厥脱；肺气虚不能治理调节血液运行，可见喘满；脾胃中虚气滞，可致久痛入络。凡此俱当结合病位处理。

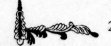

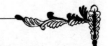

（六）养血祛瘀法

1. 病机分析

血是脉道中流动的液体，盈则畅，亏则迟，如体弱血少，或出血之后，脉络不充，营血虚滞，则可凝而成瘀。

2. 适应范围

本法主要用于血虚与血瘀并见的血虚血瘀证，其临床特点为合并有贫血的证候，如面色萎黄、头晕、心慌、肢麻、肌肤斑疹青紫淡红、妇女月经色暗量少或闭经、舌质淡红、脉细。可见于各种原因的贫血、血小板减少性紫癜等。

3. 常用方药

桃红四物汤（桃仁、红花、当归、芍药、地黄、川芎）加味。药如当归、芍药、川芎、地黄、鸡血藤、丹参、桃仁、红花。

4. 按语

在应用本法时，所选之活血药不能过猛，宜和血而不宜破血，用量亦宜审慎，不能希求大剂速效，应与养血药两相协调而达到"瘀去新生"的目的。

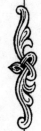

（七）滋阴祛瘀法

1. 病机分析

血属阴类，若血虚日久，营阴耗损，津亏不能载血以运行，或瘀血在内，郁而化热，灼伤阴血，阴虚内热，均可致干血瘀结为患。

2. 适应范围

本法主要用于阴虚与血瘀并见的阴虚血瘀证，其临床特点为干血内结而合并有阴虚内热的表现，如久病不愈、形体

消瘦、肌肤甲错、面色及两目暗黑、心烦、潮热、骨蒸、妇女月经不潮、或腹有癥块、口干、舌质红、脉细涩。可见于结核病、某些血液病、慢性肝炎、肝硬化、红斑狼疮等。

3. 常用方药

活血润燥生津汤（当归、白芍、地黄、天冬、麦冬、瓜蒌、桃仁、红花）加减，同时可另服大黄䗪虫丸。药如当归、赤芍、丹参、生地黄、熟地黄、旱莲草、鳖甲、桃仁、䗪虫、虻虫。

4. 按语

阴虚血瘀证，多属慢性久病，邪正虚实明显对立，治疗非纯攻纯补所能取效，可采取汤丸并进。汤方濡养而兼行，丸剂缓攻以求效，这是比较稳妥的上策，如干血瘀结较重，而体质尚任攻消者，亦可先攻后补，选用大黄䗪虫丸缓中补虚，祛瘀生新。

二、辨病变部位，按主症特点施治

血之运行，无处不到，在病理情况下，因血行不畅，络脉涩滞，所发生的瘀血病变，可内及脏腑经络，外而肌腠皮肤，随着所在病位不同，表现不同的症状特点，为此，必须在区分邪正虚实治疗的同时，结合病位和主症特点施治。

（一）通窍祛瘀法

1. 病机分析

"脑为元神之府"，藉气血的上承奉养而精明得用，若气血并走于上，血络瘀滞，蒙蔽神明，闭塞清窍，则可导致神机不用。

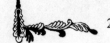

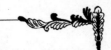

2. 适应范围

本法主要用于瘀阻清窍的证候，其临床特点表现为精神、神志的失常和七窍不利，如神昏不清、神志妄乱、狂躁痴呆、瞀闷健忘、失语、顽固性头痛、耳聋、目赤等，可见于多种原因所致的昏迷、精神病、癫痫、脑血管意外、偏头痛及脑肿瘤之类。

3. 常用方药

通窍活血汤（赤芍、川芎、桃仁、红花、老葱、鲜姜、红枣、麝香）加减。药如桃仁、红花、川芎、郁金、丹参、琥珀、乳香、青葱、麝香。

4. 按语

瘀血所致的神志失常或昏迷，似属方书所称的"瘀血攻心"，但究其原委，多属脑部病变，涉及于心的仅见于心绞痛的痛厥，或心源性休克。在用本法时，应辨其寒、热、痰等具体表现，分别配合温开、凉开、化痰和下瘀热等法。实践证明，通窍祛瘀法治疗精神及神经病变，确有一定疗效，每可补充其他疗法的不足。

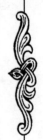

（二）通脉祛瘀法

1. 病机分析

心主血脉，"脉者血之府"，血液流动的原动力在心，由心脏搏动输送，通过脉道，循行周身，心病可致血行不畅，心脉痹阻，血滞为瘀。

2. 适应范围

本法主要用于心血瘀阻的证候，其临床特点表现为心胸疼痛（心前区闷痛或绞痛阵作）、痛涉左侧肩背手臂、心悸、气憋。可见于冠心病心绞痛、风心病、心律不齐、缩窄性心

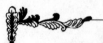

包炎等心血管疾病。

3. 常用方药

冠心Ⅱ号方（丹参、川芎、赤芍、红花、降香）和聚宝丹（血竭、乳香、没药、延胡索、麝香、沉香、木香、砂仁、朱砂为衣）。药如丹参、川芎、红花、乳香、血竭、三七、莪术、降香、麝香等。

4. 按语

心血瘀阻所致的真心痛，每多因虚致实，发时当活血通脉，平时应扶正化瘀。由于绞痛的发作与气滞有密切关系，故应配合辛香理气药；若夹有痰浊，胸阳失旷者，需配合通阳泄浊化痰之品，如半夏、瓜蒌、薤白等。

（三）理肺祛瘀法

1. 病机分析

"肺朝百脉"，肺气治理调节血液的运行，若肺气不利，可致瘀留肺络，或因瘀血乘肺，饮聚痰生，而致壅塞肺气的升降。

2. 适应范围

本法主要用于瘀阻肺络的证候，其临床特点表现为喘促咳逆、胸部满闷或疼痛、甚至不能平卧、咯吐泡沫血痰或咯紫暗色血块、面青唇乌。可见于肺源性心脏病、慢性充血性心力衰竭、肺水肿、支气管扩张、肺结核等。

3. 常用方药

旋覆花汤（旋覆花、葱管、新绛）和参苏饮（人参、苏木）加减。药如苏木、桃仁、红花、旋覆花、广郁金、降香、茜草、苏子。

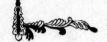

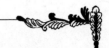

4. 按语

对理肺祛瘀法的运用，需区别肺虚、肺实用药。肺虚的喘咳气逆，配益气或温阳药；肺实的痰气痹阻，应配降气、化痰或泻肺药；瘀伤肺络的出血，又当合入化瘀止血之品。

（四）消积（软坚）祛瘀法

1. 病机分析

痰浊、虫积等邪久留，或气郁及血，脏腑失和，气滞血阻，可致肝脾受损，疏泄健运失常，恶血内聚，形成癥积，或瘀结腹腔及其他部位而致肿块有形。

2. 适应范围

本法主要用于瘀积肝脾及其他脏器、部位的有形肿块，其临床特点表现为内脏肿大、腹腔或其他部位有实质性肿块（两胁腹部等处）、积块固定不移、按之坚硬或有疼痛和压痛。

癥积和肿块常见于慢性肝炎、肝硬化、血吸虫病、久疟所致的肝脾肿大、肝癌、腹腔肿瘤，以及子宫肌瘤或甲状腺瘤、某些异常组织增生所致的瘢痕疙瘩、结节红斑等。

3. 常用方药

膈下逐瘀汤（五灵脂、当归、川芎、红花、桃仁、牡丹皮、赤芍、乌药、玄胡、甘草、香附、枳壳）加减，成药可服鳖甲煎丸。药如三棱、莪术、刘寄奴、石打穿、乳香、没药、环留行、赤芍、桃仁、红花、大黄、山甲、失笑散、䗪虫、虻虫、蜣螂、水蛭、鸡内金、香附、枳实、青皮等。

4. 按语

由于癥积多由气滞而致血结，且可与痰浊兼夹为病，因此常需配伍理气与化痰的药物，并参以软坚消积的海藻、昆

布、黄药子、牡蛎、鳖甲等。临床运用消积祛瘀法时,一般选药多为破血祛瘀的峻剂,和虫类走窜搜剔之品。因有形之积,非破逐不足以消除,如《血证论》所说:"癥之为病,总是气与血胶结而成,须破血行气以推除。"但另一方面必须注意癥积的形成,每与正虚有关,如患者表现久病体弱者,又应配合养正除积,扶正祛瘀之品以免伤正。

(五)理胃祛瘀法

1. 病机分析

胃气郁滞,久病入络,则气滞络瘀,或络损血溢,而致。瘀留胃脘,和降失司。

2. 适应范围

本法主要用于瘀留胃脘证,其临床特点表现为胃脘瘀痛、或见吐血、血色呈赤豆汁、或大便如漆黑色、呕吐涎沫,甚则饮食吞咽困难、食入反出。可见于溃疡病、上消化道出血、食道及胃部肿瘤等。

3. 常用方药

丹参饮(丹参、檀香、砂仁)和失笑散(五灵脂、蒲黄)加减。药如蒲黄、五灵脂、三七、玄胡、乳香、丹参、当归、煅瓦楞子、海螵蛸、香附、沉香等。

4. 按语

应用理胃祛瘀法,当根据瘀痛、出血、呕吐等主症的不同,有侧重地进行处理。一般而言,气滞与血瘀是主要的病理基础,但其具体表现又有虚寒及郁热、阴伤等多个方面,故当分别配合不同的治法。

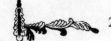

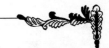

（六）通腑祛瘀法

1. 病机分析

"六腑以通为用"，如有形积滞与寒热等邪相搏，气血壅阻，瘀热内蕴，或寒瘀互结，闭塞不通，胃失和降，肠失传导，胆失疏泄，可致腑气通降失常而为病。

2. 适应范围

本法主要用于"瘀阻肠（胆）腑"，或某些内痈病证，其临床特点表现为痛满闭实的证候，如脘腹胀满疼痛、拒按、或痛处不移、呕吐、大便多秘，或有身热、舌苔黄糙或白厚、脉实。可见于多种急腹症，如阑尾炎、肠梗阻、胆囊炎及胆石症、胰腺炎、盆腔炎及肿瘤梗阻等。

3. 常用方药

丹皮汤（牡丹皮、瓜蒌、桃仁、朴硝、大黄）和大黄牡丹汤（大黄、牡丹皮、桃仁、冬瓜子、芒硝、甘草）加减。药如大黄、芒硝、桃仁、䗪虫、蛴螬、牡丹皮、赤芍、败酱草、红藤、枳实、川朴。

4. 按语

应用本法治疗的急腹症，辨证多属有形之邪阻滞，气血壅塞，郁而化热的瘀热实证；少数表现为寒实瘀结者，则必须配合温药以温通祛瘀，如附子、干姜；病在胆腑的，当同时参以疏泄利胆，如柴胡、白芍、蒲公英、金钱草等。

（七）祛瘀利水法

1. 病机分析

根据"血不利则为水"（《金匮要略》）和"瘀血化水，亦发水肿，是血病而兼水也"（《血证论》）的论点，说明瘀

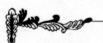

血内停，气机阻滞，经脉痞涩，三焦气化不利，肾关开合失常，可致血化为水，形成肿胀；或因浊瘀阻塞窍道，膀胱决渎失司，引起小便排泄不利。

2. 适应范围

本法主要用于瘀在肾和膀胱的血结水阻证，其临床特点表现为全身或局部水肿反复不愈、按之肿硬微痛、或皮肉有赤纹、肌肤枯糙、腹大有水、腹壁青筋显露、或触有癥块、尿少、小便不利、癃闭或淋沥涩痛、赤淋尿血、血色紫暗或有结块。可见于慢性肾炎、肾病综合征、肝硬化腹水、特发性水肿、前列腺肿大、泌尿系统肿瘤或结石所致的梗阻、输卵管积水等。

3. 常用方药

小调经散（琥珀、没药、当归、桂心、芍药、细辛、麝香为衣）、琥珀散（滑石、琥珀、木通、萹蓄、木香、当归、郁金）和当归芍药丸（当归、赤芍、茯苓、白术、川芎、泽泻、黄酒送服）加减。药如马鞭草、牛膝、虎杖、瞿麦、泽兰、益母草、红花、琥珀、木通、刘寄奴、凌霄花，肿甚体实的配大黄、千金子。

4. 按语

用祛瘀利水法，应适当参入行气之品，气行不但血行且水亦行，可配沉香、麝香、天仙藤、路路通；正虚的应据证分别配合温肾通阳，滋肾养阴，补气养血等药；如湿热浊瘀阻塞窍道，又应配合清利之品。

（八）通经祛瘀法

1. 病机分析

女子以血为用，冲为血海，任主胞胎，举凡月经、胎

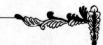

产，无不与血密切相关。一般而言，除妊娠期血液养胎，授乳期血化为乳而月事暂时不潮者以外，"女子胞中之血，每月一换，除旧生新，旧血即是瘀血，此血不去，便阻化机"而致气滞血瘀，冲任不调，月经失常。

2. 适应范围

本法主要用于瘀滞胞宫的证候，其特点表现为月经后期量少、色暗有块、甚至月经停闭、小腹硬胀刺痛、按有癥块、或经漏不止、或产后恶露不净。可见于妇女月经病、某些产后病、功能性子宫出血、宫外孕、盆腔炎、子宫肌瘤等。

3. 常用方药

少腹逐瘀汤（小茴香、干姜、延胡索、没药、当归、川芎、官桂、赤芍、蒲黄、五灵脂）、活络效灵丹（当归、丹参、乳香、没药）和红花桃仁煎（桃红四物汤加香附、丹参、青皮、延胡索）加减。药如归尾、川芎、桃仁、红花、丹参、益母草、莪术、苏木、乳香、刘寄奴、蒲黄、牛膝。

4. 按语

瘀滞胞宫证，因于气滞和寒凝者为多。气滞当合柴胡、香附、乌药、青皮；寒凝当配肉桂、炮姜、艾叶、吴茱萸；如属湿热夹瘀的，又当配合牡丹皮、赤芍、红藤、大黄、败酱草。

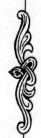

（九）和络祛瘀法

1. 病机分析

经络有沟通表里上下，联系脏腑和体表的作用，是气血循行的通路，如血行痹涩，可致肢体、肌肤部位的血络瘀滞而为病。

293

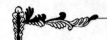

2. 适应范围

本法主要用于血瘀络痹的证候,其特点表现为四肢麻木刺痛、或半身不遂、骨节硬肿疼痛、甚则强直变形、肢端青紫。可见于脑血管意外、风湿性及类风湿性关节炎、血栓闭塞性脉管炎、静脉炎、静脉曲张、无脉症等。

3. 常用方药

身痛逐瘀汤(秦艽、川芎、桃仁、红花、甘草、羌活、没药、当归、五灵脂、香附、牛膝、地龙)加减。药如红花、川芎、炙山甲、蛴螂、路路通、片姜黄、乳香、没药、鸡血藤、牛膝、王不留行、穿山甲、虎杖。

4. 按语

瘀在体表、骨节,局部有硬肿现象的,在病理因素上常为痰瘀互结,可适当佐入化痰通络之品,如白芥子、南星、僵蚕。此外,如中风、痹痛伴有内风或外风见症者,还当佐入搜风、祛风之品;若属气虚络瘀的,又当另参益气祛瘀法。

(十)止血祛瘀法

1. 病机分析

出血后,离经之血留积体内而未排出,或因寒凉、止涩太过,离经之血蓄积成为瘀血,瘀血阻滞络脉损伤之处,血液不能循经畅行,可致出血反复不止。另一方面如血液流行的速度缓慢,或黏稠变质,瘀滞脉道,血行不畅,又可导致血液离经外溢。

2. 适应范围

本法主要用于络瘀血溢的血证,其临床特点表现为各个不同部位的出血及皮下紫癜,有瘀血特异性证候,如出血反

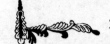

复不止、紫暗（黑）成块、或鲜血与紫暗血块混夹而出，伴有瘀痛者。可见于血液系统和非血液系统多种出血性病证、弥漫性血管内凝血、损伤性出血等。

3. 常用方药

化血丹（花蕊石、三七、血余炭）加味。药如三七、广郁金、炒蒲黄、五灵脂、花蕊石、血余炭、茜草、童便。

4. 按语

止血祛瘀药，多用于出血之时血量较多，而有瘀象者。若势急可入醋大黄、牡丹皮行瘀凉血止血，如瘀象明显者，可配合具有活血、行血作用的祛瘀药，如桃仁泥、丹参、归尾、红花（小量）、降香等。此外，如出血不多，或血止后仍有瘀象者，亦可适当佐用；若正虚血瘀，还当配合益气或养血之品。

（十一）消痈祛瘀法

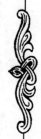

1. 病机分析

热毒郁结，气滞血瘀，则可凝聚成痈，甚则血败肉腐，酿而成脓。

2. 适应范围

本法用于热毒瘀结所致的疮疡初起，其临床特点表现为患处红肿热痛、硬结有形、手不可触、或伴身热。可见于化脓性感染、某些炎症性肿块，如痈疖、急性乳腺炎等。

3. 常用方药

仙方活命饮（当归尾、赤芍、乳香、没药、穿山甲、皂角刺、金银花、甘草、花粉、贝母、白芷、防风、陈皮）加减。药如乳香、没药、穿山甲、皂角刺，及赤芍、紫花地丁、金银花、连翘、漏芦等。

4. 按语

本法主要应用于外科急性化脓性感染的"阳证"，故需选择具有抗感染作用的活血祛瘀类药，同时还当与清热解毒药配伍，以加强抑菌和减毒两个方面的功用。如属"阴证"，因阳虚寒痰瘀结形成的阴疽，又当活血祛瘀与温补和阳或化痰散寒类药合用，如鹿角、肉桂、麻黄、白芥子等。此外，某些内痈，如阑尾炎、盆腔炎肿块，可与清热（凉血）祛瘀、通腑祛瘀等法联系互参，结合使用。

（十二）疗伤祛瘀法

1. 病机分析

凡跌打损伤，负重闪挫，伤及经络血脉，局部血液瘀滞不行，或血溢于经脉之外，可以留着为瘀。

2. 适应范围

本法主要用于外伤蓄瘀的证候，其临床特点表现为伤处的肿痛，有瘀斑或血肿、肢体骨节活动失利，或因内伤而致瘀蓄脏腑经络之间。

3. 常用方药

七厘散（血竭、麝香、冰片、乳香、没药、红花、朱砂、儿茶）和复元活血汤（柴胡、当归、花粉、桃仁、红花、炮山甲、酒大黄、甘草）加减。药如参三七、乳香、没药、血竭、接骨木、落得打、透骨草、土鳖虫、苏木。

4. 按语

外伤蓄瘀除内服疗伤祛瘀药外，还可外用活血消瘀的药进行敷贴、熏洗、涂擦；如瘀蓄脏腑经络之间，可采用下瘀血法，配大黄、桃仁之类，每能较快地缓解痛势，恢复活动。

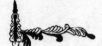

上列各种活血祛瘀法与方药，既各有其适应证候，但有时也须结合使用，根据具体情况，分清主次，适当配合。

临床对活血祛瘀法的应用，虽然甚为广泛，并有一定的独特效果，但必须注意人身之气血宜和而不宜伐，宜养而不宜破。一般说来，无瘀象者，均应慎用；体弱无瘀者，则尤当倍加谨慎；孕妇原则上当禁用。在用祛瘀药时，应做到瘀去即止，不可过剂久用，以免出现耗气伤血的副作用。

对活血祛瘀药的选择，必须符合辨证要求，尽量注意发挥各个药物的特长和归经作用。虫类祛瘀药，为血肉有情之品，形胜于气，走窜善行，无处不到，如水蛭、虻虫、地鳖虫、穿山甲、蛴螬等，均属祛瘀之峻剂，性虽猛而效甚捷，必要时可权衡用之。

当前对瘀血学说的病理生理学研究和活血祛瘀药作用原理的探索，均取得很大的进展，但在临床实践中，必须遵循辨证施治的原则，才能更好地提高疗效，使辨证与辨病得到互相启发、补充和印证。

凉血化瘀法治疗瘀热相搏证的体会

凉血化瘀属于活血化瘀法之一，是将具有凉血与化瘀两类功效或双重作用的药物组合成方，用以治疗血热和血瘀两者相互因果所致的"瘀热相搏证"。举凡外感内伤多种疾病表现有瘀热病理特点者，均可按照异病同证同治的原则，采用凉血化瘀基本方药，结合病的特异性和具体表现，配伍相应药物。

一、理论探讨

瘀热一词首先见于《伤寒论》。其原义有二：一指郁结在里之热；一指体内滞留之瘀血，与血分之热相互搏结为病。从临床看，当以后说实用意义为大，它能表明病变机理的特定含义。如《伤寒论》128条说："太阳病六七日，表证仍在，脉微而沉，反不结胸，其人发狂者，以热在下焦，少腹当硬满，小便自利者，下血乃愈，所以然者，以太阳随经，瘀热在里故也，抵当汤主之。"说明外邪循经入里，深入下焦，瘀热相搏，可致蓄血。治当下其瘀热，血出则瘀热去，病情缓解。《诸病源候论·吐血候》所说："诸阳受邪热，初在表，应发汗而汗不发，致使热毒入深，结于五脏，内生瘀积，故吐血。"指出瘀热可以导致出血。《小品方》所创芍药地黄汤，明确提出为"疗伤寒及温病应发汗而不发之，内瘀有蓄血者，及鼻衄，吐血不尽，内余瘀血，面黄，大便黑者，此主消化瘀血。"《千金要方》犀角地黄汤的组成及其功效、主治均与之相同，嗣后被公认为是凉血散瘀的代表方。《温疫论》所说："邪热久羁，无由以泄，其血必凝。"《医林改错》所云："瘟毒在内，血受烧炼，其血必凝。"都表明热毒与血搏结是形成瘀热的病理基础。叶天士在《温热论》中指出"入血就恐耗血动血，直须凉血散血。"既为瘀和热两者相互作用所致的出血提供了论据，并确立凉血化瘀为瘀热证的主要治疗大法。但综观各家所论，多偏重于外感温热致病，而忽视内伤因素。当前对瘀热这一病机名词，虽已有学者将其列为"瘀热相搏"证，但瘀热所致病证多端，与高热、血证、斑疹、昏迷、黄疸、癥积、厥脱等悉皆有关，如仅以瘀热相搏一证统之，难免有外延过大，内涵不清之嫌。

若在瘀热门下分列若干子证，如瘀热血溢证、瘀热阻窍证、瘀热水结证、瘀热发黄证等，则似较具体明确。现仅就瘀热相搏证的病变机理，作一概要讨论。

（一）六淫化火，疫毒入侵，热毒炽盛，搏血为瘀

六淫侵袭人体，皆可化为火热之邪，甚至酿毒，传里入血。若其人原有瘀血在内，则尤易因外邪化火而触变。如属温热疫毒侵袭，火热炽盛，则为害尤烈。火热内燔，由气及血，血热内壅，遂致热与血结，表现瘀热相搏的一系列证候。其病理特点一是攻窜散漫，随血流行，无处不到，往往多症杂陈；二是聚结壅塞，热毒燔灼气血，经络凝塞不通，易于损伤脏腑功能，出现定位病变；三是热毒腐败破坏，气血凝滞，络脉损伤，导致脏腑的实质性损害。

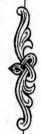

（二）内伤久病，气火亢盛，湿热痰瘀，壅塞血脉

内伤诸病，气失平调，火失潜藏，热郁血瘀；或郁火内生，火郁络瘀；或湿蕴蒸热，血滞络瘀；或痰瘀互结，郁而化热；或瘀郁酿热，血行不畅。这些均可导致瘀热相搏，闭塞经络隧道，脏腑蓄热，血脉壅滞为病。但血热和血瘀两者的先后因果及轻重主次每又因病而异，与外感疾病的多为因热致瘀有别。其病理特点：一是多属素体阴虚阳旺，津亏血涩，热郁血瘀，标实本虚往往杂见；二是久病入络，络热血瘀，瘀热胶结，病多迁延难已；三是病涉多脏，脏腑体用皆有损害，甚至呈现不可逆的局面。

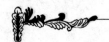

（三）瘀热搏结，多脏同病，伤阴耗血，病势多变

外感邪热，深蕴营血，充斥三焦；或内伤久病，瘀热郁结，多脏互为传变，均对脏腑经络的损伤具有广泛性。热蕴营血，煎熬熏蒸，可致血液稠浊，血涩不畅，加重血瘀；血瘀又可蕴积化热，而致血热愈炽，两者互为因果，促使病势不断演变。热入营血，故身热夜甚；血热离经外溢，血瘀不能循经，均可致瘀热动血、发斑；热瘀营血，必然"耗血"伤阴；热炽阴伤，可致肝风内动；血瘀热炽，耗气伤阴，血液稠黏涩滞，阻遏脏腑气机，阴阳气不相顺接，又可发生厥脱；瘀热阻窍，或瘀热酿痰，扰乱神明，内闭心包，可见谵狂、昏迷；若瘀热里结，血蓄阳明或下焦，可见如狂、发狂，或瘀热水结而尿少、尿闭；湿热瘀毒互结，熏蒸肝胆，可见急黄、癥积等症。

综上所述，可知血热和血瘀两种病理因素的共同参与，是构成瘀热相搏证的病理基础，从而为辨证应用凉血化瘀法提供了理论依据。

二、辨证依据

（一）血热证

外感所致者发热是必见之症，热势高低随病情轻重和正气强弱而不同，或身热夜甚；内伤所致者，血热则为一组症状的病机概念，往往并不表现体温明显升高，而以烘热、烦热、潮热、目红、面部红赤、手掌殷红等为主，并见烦躁不宁、谵语、神志昏蒙或昏迷。

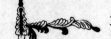

（二）血瘀证

血瘀证可表现为局部刺痛或胀满，扪及结块，小腹硬满，疼痛拒按，口唇、面部及眼周紫黑，颧颊显布赤丝血缕，肌肤甲错，或显花纹，血管扩张，色泽紫暗，指（趾）甲青紫，口渴，但漱水而不欲咽，或神志昏愦，如狂、发狂。

（三）出血证

各个部位均可出血，量多势急，甚则九窍齐出，或迁延反复发作，血色暗红、深紫，或鲜血与紫暗血块混夹而出，质浓而稠，或肌肤外发瘀点，甚至瘀斑成片，咽喉软腭可见充血及出血点，大便黑，小便短赤。

（四）舌苔、脉象

舌质暗红或红绛，舌体青紫，或有瘀点、瘀斑，舌下青筋暴突，舌苔黄或焦黄，脉象细数或沉实，或见涩、结、代。

（五）实验室参考指标

1. 符合 DIC 诊断指标。
2. 血液流变学异常。
3. 甲襞微循环异常。
4. 血小板黏附和聚集率异常。

三、基本方药

（一）方药组成及用法

丹地合剂：方由水牛角片、制大黄、生地黄、牡丹皮、

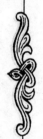

赤芍、山栀、煅人中白、白茅根等组成。随症适当配药。

每剂药制成 100mL，成人每次 50mL，一日 3~4 次，口服；或每日 1 剂，分头、二煎服；重症一日 2 剂，煎 4 次服。

（二）方义解释

药用水牛角片、大黄为君，水牛角功类犀角，有清热凉血解毒之功，制大黄清热泻火、凉血逐瘀，二药相合互补，更能加强君药的凉血化瘀作用；生地黄、牡丹皮、赤芍为臣，生地黄滋阴清热、凉血止血，牡丹皮泻血中伏热、凉血散瘀，赤芍凉血活血、和营泄热，三药相互协同，可以更好地发挥君药的功效；佐以山栀，可助清热解毒、凉血止血，人中白凉血解毒、降火消瘀；取白茅根入血消瘀，清热生津，凉血止血为使。

（三）随证配伍

瘀热动血加紫珠草清热解毒、凉血止血，或配血余炭化瘀止血；热毒血瘀重者加紫草、大青叶清热凉血解毒；瘀热伤阴加玄参、阿胶滋阴凉血止血；瘀热动风加石决明、地龙息风和络；瘀热发黄加茵陈清热利湿；瘀热腑结（蓄血）加桃仁、芒硝泻下瘀热；瘀热水结再加怀牛膝、猪苓通瘀利水；瘀热阻窍加丹参、郁金凉血活血、清心开窍，酌配"三宝"（安宫牛黄丸、紫雪、至宝丹）；瘀热酿痰加天花粉，胆星清化痰热；热瘀气脱加西洋参、麦冬益气养阴固脱。

（四）疗效机理

凉血与化瘀联用的主要药效作用如下：

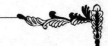

1. 清血分之热

血凉则热自清，不致煎熬血液成瘀；化瘀可以孤其热势，以免热与血搏。

2. 散血中之瘀

消散血中之瘀可使脉络通畅，凉血又可阻止瘀郁生热，化火酿毒。

3. 解血分之毒

毒由热生，瘀从毒结，凉血化瘀有利于解除血分之毒，消除滋生瘀热之源。

4. 止妄行之血

血得热则行，血凉自可循经，瘀得消而散，脉通血自畅行，从而达到止血的目的。

四、应用要点

（一）辨明外感内伤

一般而言，外感所致瘀热，起病多急，病势较猛，常有卫气营血传变过程，多发生于营血阶段，故凉血应配合清热解毒之品，祛除致瘀之源，散血可酌加通瘀之品，以使热无所附；缘自内伤者，病程较长，或久病急变，病情常多错杂，易于反复，多发生于热郁血分，久病入络阶段，故凉血应注意清散脏腑郁热、化瘀应注意活络。

（二）区别瘀热轻重

由于致病因素不一，病理阶段先后不同，患者素体差异往往表现瘀与热的轻重有别，为此，必须辨别孰主孰次，选用相应药物。热重于瘀者当以凉血为主，化瘀为辅，伍以清

热泻火之品；瘀重于热者，则应加重行血活血之品，必要时还可下其瘀热。

（三）详察兼证变证

瘀热相搏证在病变过程中，每易出现伤阴、动血、窍闭、厥脱。血热炽盛，极易灼伤津液、耗损营阴；血热血瘀、动血出血，亦易导致阴血亏耗。为此，当配合养阴增液之品；阴虚风动，又当参入凉肝息风；若瘀热阻窍，内闭心包，神昏谵语，可配伍开窍醒神之品；血蓄下焦，如狂发狂，或瘀热水结，尿少、尿闭者，又当合以泻下通瘀；瘀热壅盛，耗气伤阴，阻滞气血，易致内闭外脱；瘀热动血，血出过多，气随血脱，亦常发生厥脱之变，治应合以益气养阴，扶正固脱。

五、医案

案一 内伤发斑（紫癜性肾炎）之络热血瘀，瘀热动血证

王某，男，38岁。

初诊（1996年4月20日）两下肢紫癜4~5年，服强的松虽能控制，但易复发。此次发作自去年12月至今迁延4个月，不能消退，多次尿检异常。刻诊：两下肢紫癜密集，融合成形，色紫暗，压之不褪色，小溲深黄，舌苔薄黄，舌质红，脉细数。尿检：红细胞（+++），蛋白（++），血小板 17.16×10^9/L。拟从络热血瘀，阴虚火炎动血治疗。

处方：水牛角片12g（先煎），赤芍12g，牡丹皮12g，大生地15g，熟大黄4g，黑山栀10g，血余炭10g，紫珠草15g，紫草10g，生甘草3g。14剂。

二诊：药后两下肢紫癜逐渐消退，未见新生，自觉症状不多，尿黄转淡，舌苔黄，质暗红，脉细数。尿检：蛋白（±），红细胞（＋）。凉血化瘀，滋阴止血继进。

处方：原方加阿胶10g（烊，分冲）。14剂。

三诊：两下肢出血性瘀点已控制，但吸收缓慢，消退不快，余无明显不适，苔黄质红，脉小，尿检（－）。仍当凉血化瘀消斑。

处方：水牛角片15g（先煎），生地黄15g，赤芍10g，女贞子10g，旱莲草15g，棕榈炭10g，阿胶10g（烊，分冲），熟大黄5g，地锦草15g，紫草10g，桃仁10g，生槐花12g。

另吞：参三七粉1.5g，一日2次。

上方连续服用30剂，两下肢出血性紫癜逐渐吸收，尿黄不显，精神食纳俱佳，尿检未见异常。

【按语】患者症见两下肢紫癜，查血小板计数在正常范畴，故可排除血小板减少性紫癜。自诉发病前曾服用感冒通和牛黄消炎丸，可能与药物过敏有关，鉴于尿检异常，拟诊断为过敏性紫癜性肾炎。根据其临床表现，属于"血证""肌衄"和"尿血"范畴。该病西医治疗常用激素控制，但停药后易于复发，并有一定的副作用。本例患者病已五载，久治少效，观其脉证，因火郁络瘀，瘀热伤络，阴虚火炎，灼伤血络所致。故治予凉血化瘀、滋阴止血，以犀角地黄汤加味进治。犀角用水牛角代，效虽逊于犀角，但亦有清热凉血解毒之功；大黄泻火解毒，凉血逐瘀。两药相合，则凉血化瘀之功更强。生地黄滋阴清热、凉血止血，牡丹皮泻血中伏热，赤芍凉血活血，山栀、紫珠草、血余炭清热解毒、凉血止血，紫草止血而抗过敏。诸药合用，血凉则出血能止，瘀

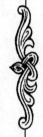

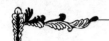

去则血自归经，故药后紫癜逐渐消退，肾损亦随之恢复正常，继则加强活血化瘀消斑，补益肝肾调理善后。

案二 肺痨咳血（肺结核咯血）之肺虚阴伤，瘀热血溢证

邢某，男，65 岁，职工，住院号 8181，1989 年 12 月 1 日入院，1989 年 12 月 15 日出院。

患者在 1974 年曾患肺结核，经治病情稳定。9 天前因劳累后突然咳嗽，咯血，其后痰红带血断续不净。经 X 线胸片检查发现右上肺部结核活动，用链霉素、异烟肼、利福平、云南白药等治疗，咯血不止，昨晚咯血突然增多。入院后，在原抗结核药的基础上，加用安络血、脑垂体后叶素、止血敏、维生素 K 等药止血，但咯血仍未停止，日出血量达 300mL，血色鲜红夹有紫暗血块，伴有胸闷，盗汗，精神疲萎，口渴欲凉饮，舌质红，苔黄，脉弦滑。查血红蛋白 9g/L。查体：体温 37.2℃，心率 86 次 / 分，呼吸 24 次 / 分，血压 110/76mmHg，两肺听诊呼吸音粗，未闻及干湿啰音。于第 2 日停用一切止血药，改用中药凉血化瘀剂。

辨治经过 阴虚肺热，久病络瘀，瘀热动血，血不循经，妄行外溢。治予清热凉血，化瘀止血。用地丹注射液（水牛角、大黄、大生地、赤芍、牡丹皮、山栀、血余炭、煅人中白）40mL 加入 5% 葡萄糖液 250mL 中静脉滴注，一日 2 次。于上午 10：30 开始给药，在治疗过程中又咯血约 150mL，药后症平，痰中时夹少量血丝。第 3 日夜晚，咯紫暗血块 1 次，约 30mL；第 4 日起痰中时夹少量血丝，改用丹地合剂，每服 50mL，一日 3 次，连服 5 天，继再调治巩固至第 15 天出院。续予抗结核治疗。

【按语】肺痨咳血，一般多从阴虚火炎，肺损络伤论治，

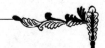

滋阴降火，补肺和络止血为其常法。然亦有阴虚肺热，久病络瘀，瘀与热互为因果，络热血瘀，血行涩滞，而致离经外溢者，治疗又当凉血化瘀，方能止其妄行之血。

案三　胁痛（慢性乙型肝炎）之湿热瘀毒，肝郁脾虚证

汪某，男，36 岁，干部，门诊病人，1981 年 8 月 15 日初诊。

10 个月前因右胁隐痛就医，检查发现肝功能异常，ALT 增高，HBsAg（＋），住市某医院治疗 2 个月后病情有所好转出院，一直服用云芝肝泰、复合维生素、维生素 C 等治疗，但多次复查肝功能均为异常。今查：TTT 10IU，ZnTT 15IU，AKT 5IU，HBsAg1 ：512。右胁肝区常有隐痛胀疼，腹胀，纳少，口苦，恶心，便溏不实，面色绯红，赤丝血缕显露，舌苔薄黄，舌质红，脉小弦。查体：肝在肋下 2cm，剑突下 3cm，有触痛，质Ⅱ度，脾（－），腹（－）。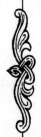

辨治经过：湿热瘀毒互结，肝脾两伤，血分热毒偏盛，治予清肝凉血，祛湿化瘀解毒。取自订化肝解毒汤合犀角地黄汤加减，药用水牛角片 15g（先煎），牡丹皮、丹参、赤芍、紫草各 10g，大生地 12g，虎杖、平地木各 20g，土茯苓、凤尾草、败酱草各 15g，广郁金、焦六曲各 10g，煎服，日 1 剂。在治疗过程中，有时加贯众、垂盆草清热解毒，石斛养阴，略事调整，连服 60 剂，症状基本消失，先后查 2 次肝功正常，HBsAg1 ：16。

【按语】慢性乙型肝炎，病情反复迁延，湿热酿毒，从气入血，多见湿热瘀毒互结，肝脾两伤，故治血每多重于治气。本例症见面若涂朱，皮肤有大量赤丝血缕，舌质红绛，瘀热证候甚为突出，故投清营凉血、化瘀解毒法先治其标，取得良效。若能续予调养肝脾治本，必将利于巩固。

案四 赤白浊、尿血（乳糜血尿）之瘀热伤络、阴亏气耗证

唐某，女，58岁，工人，门诊病人，1993年2月13日初诊。

有乳糜血尿史近30年，初病尿下浑浊色白如乳，夹有结块，或混血色、血块，逐渐发展至以血尿为主，尿液全呈赤色，常有结块阻塞，排尿不畅。多次尿检乳糜试验均为（＋），红细胞满视野，并导致继发性贫血。收住入院用中药治疗，历3～4个月方获控制，10余年后曾有一度发作，再次经治血止。此次复发2年余，曾经两度住院，长达1年，应用中西药物均无良效，出院后继续门诊。先后服用补气摄血、补肾固涩、养阴止血、清利湿热等诸类方药，尿血始终不能停止，小便难有清时，肉眼即见尿色红赤，常夹暗赤血块，而致尿下涩滞，左侧肾区酸疼，头昏头痛，肢体酸胀，肌肤常如蚁行，纳差，厌食，神气虚怯，面色萎黄，舌苔薄腻，质淡，脉细。查血：血红蛋白7.4g/L，红细胞2.52×10^{12}/L。

辨治经过：瘀热在下，阴络损伤，血出日久，气阴亏耗，肾失固摄。热瘀络损为标，阴伤气耗为本。然瘀热不去，出血难止，正虚难复。治予凉血化瘀，兼以补气固络，先求澄源塞流，血止再图补正。取自制丹地合剂加减，药用水牛角片、大生地、紫珠草、炙海螵蛸各15g，赤芍、牡丹皮、大黄炭、血余炭、阿胶珠、白及、煅人中白各10g，黄芪、苎麻根各20g。药后翌日血止，连服1周后，精神、食纳俱获改善，原方大黄炭改制大黄续服，面萎稍有血色，小便色清不红，尿检（－）。查血：血红蛋白98g/L，红细胞计数2.97×10^{12}/L。原方服用月余，病情稳定，不再反复。

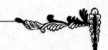

【按语】本例尿血日久，阴血耗损，血出气伤，一派虚象非常突出，益气养阴，补肾固涩，从本图治，似无非议。然细揣病机，阴伤、气虚实为出血之果，热郁血瘀、瘀热动血乃属出血之因。辨证求因，治以凉血清热，化瘀止血，少佐补摄，获得显效，治标之中寓有治本之理，颇能发人深思。

案五 鼻衄之火热上冲，瘀热动血证

卢某，男，60岁。

初诊（2001年12月13日）1997年开始鼻衄，每年发作2次，去年开始增多，衄前自觉火热上冲，鼻内有血管跳动感，衄时血出如注，血色鲜红，甚则量多盈盆，晨晚口干，饮水多，大便干结，颜面红赤，舌苔黄腻，质偏红，脉细滑。血压不高，血脂高，有陈旧性肺结核、肺气肿史。曾2次住省人民医院检查治疗，未能明确诊断。

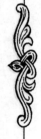

辨治经过：肺胃热盛，火热上冲，热入血分，与血相搏，瘀热动血。治予清热凉血，化瘀止血。仿犀角地黄汤加味，药用水牛角片20g（先煎），大生地25g，赤芍10g，牡丹皮10g，黑山栀10g，玄参12g，大黄炭10g，白茅根20g，怀牛膝10g，生槐花15g，紫珠草15g，旱莲草15g，血余炭10g。7剂。

复诊：药后鼻衄未作，火热上冲感减轻，渴欲冷饮亦少，夜晚已不需要冷水，牙龈肿痛火热、齿衄亦有改善，大便干结好转，舌苔黄腻，质红边尖暗紫，脉细滑。原方加南北沙参各12g，大麦冬12g。7剂，巩固疗效。

【按语】鼻衄一症，多由肺胃热盛，肝火偏亢，迫血妄行所致。盖鼻为肺窍，阳明经脉交鼻颏，挟鼻孔，足厥阴肝经之络脉循喉咙，入鼻咽，当肺胃热盛，肝火偏亢时，则循经上炎，热迫血逆，络伤血溢而发为鼻衄。故治疗多以清泻

肺、胃、肝之火热，凉血止血为法。本患者鼻衄4年，每次出血均需要急诊治疗，住院2次仍查不出具体原因。本次就诊前鼻腔又有火热上冲感，牙龈肿痛渗血，患者深恐鼻腔再次出血，前来求诊。以其出血量多，血色鲜红，口干饮多，便结舌红，应诊为肺胃有热，火热上冲，迫血妄行，并且认为热邪已经深入血分，热与血搏，故治予清热凉血，化瘀止血。方中水牛角片、大生地、赤芍、牡丹皮为犀角地黄汤，易犀角为水牛角，主凉血清热，对内伤杂病中凡血分有热者恒多用之；大黄既能泻上炎之火，又能凉血止血，且止血而不留瘀，合怀牛膝引血下行，对上部出血特别有利；黑山栀、白茅根、生槐花、紫珠草、旱莲草、血余炭、玄参均为清热凉血止血之品，其中旱莲草、玄参合生地黄又能养阴生津，顾护阴液。药后患者鼻衄未作，火热之象明显好转。二诊加沙参、麦冬增强养阴之力，壮水之主，以制炎火。

从痰瘀同病辨治疑难病证的经验

痰瘀为津血失于正常输化所形成的病理产物，而津血本属同源，为水谷精微所化生，流行于经脉之内者为血，布散于经脉之外，组织间隙之中的则为津液，通过脏腑气化作用，出入于脉管内外，互为资生转化。如《灵枢·邪客》说："营气者，泌其津液，注之于脉，化以为血。"《灵枢·痈疽》云："津液和调，变化而赤为血。"《金匮玉函经》说："水入于经，其血乃成。"说明血以津液生，而姜天叙所谓

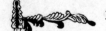

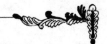

"津液者，血之余"，又指出津以血液存。故在病理状态下，不仅可以津凝为痰，血滞为瘀，且痰与瘀常可兼夹同病。

临证所见，导致痰瘀同病的疾病虽多，但俱可遵循异病同证同治的原则处理。同时还必须注意不能一味见痰治痰、见瘀治瘀，而要审证求因，辨其病性、病位、病势，结合辨病施治。

一、痰瘀同病的病理生理探讨

（一）气血津液运行障碍是痰瘀生成的基础

痰乃津液变生的病理产物，是津液不归正化的结果。有有形、无形之分。有形之痰，是指排出人体之外，视之可见、触之有物或听之有声的痰；无形之痰，指反映有痰的一组特异性症状、体征，是具有中医特色的病理学说。由于痰之生成，无不因于气机郁滞，故其为病随气升降，无处不至，所涉病症广泛，症状复杂，部位无定，病情较重，变幻多端，系疑难怪症之源，故先贤有"百病中多有兼痰者"（《丹溪心法》）；"痰在人身……凡有怪症，莫不由兹"（《锦囊秘录》）等说。瘀血是血液凝滞或血脉运行不畅所致的病理产物，又可进而引发各种病症，不仅可以导致常见病、多发病，还能形成疑难重证，如《证治准绳》说："百病由污血者多"；唐容川说："一切不治之症，总由不善去瘀之故"。这些均指出疑难病应注意从瘀论治。痰、瘀虽然各具特有的征象，但因均为津血不归正化的产物，同源异物，故在病理状态下，又有内在的联系，往往互为因果，胶结难解。一方面可在同一病因作用下，同时影响津血的正常输化导致痰瘀同生。如热邪可以炼液成痰，而血液受热煎熬，也可结而成

瘀；寒邪客于络脉，寒凝血滞而瘀，寒邪最易损伤人体阳气，阳虚气弱，不能输化津液，则聚而成痰。另一方面，亦可表现为痰瘀互生。痰浊阻滞脉道，妨碍血液循行，则血滞成瘀；瘀血阻滞，脉络不通，影响津液正常输布，或离经之血瘀于脉外，气化失于宣通，以致津液停积而成痰，致瘀痰互结同病。明·罗赤诚《医宗粹言》指出痰瘀两者在病理表现和治疗上还有先后主次之异："先因伤血，血逆则气滞，气滞则生痰，痰与血相聚，名曰瘀血夹痰……治宜导痰消血；若素有郁痰所积，后因伤血，故血随蓄滞，与痰相聚，名曰痰夹瘀血……治宜破血消痰。"进而言之，痰与瘀之间还会互相转化，唐容川在《血证论》即明言："痰亦可化为瘀"。"血积既久，亦能化为痰水"，故可认为，痰阻则血难行，血凝则痰易生；痰停体内，久必化瘀，瘀血内阻，久必生痰。在病变过程中可以互相因果为病。

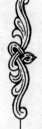

（二）脏腑功能失调是痰瘀生成之本

人以五脏为中心，气血津液的生化有赖于脏腑正常的生理活动，而气血津液的病变乃是脏腑病变的结果。津液成痰主要关系到肺脾肾，而涉及肝；因"肺为贮痰之器"，"脾为生痰之源"，"肾为痰之本"。血凝成瘀则以心肝为主，病及肺脾，因"恶血必归于肝""瘀血不离乎心"。由于脏腑与五体、七窍之间是一个统一的有机整体，故脏腑肢体骨节经络皆可见痰瘀同病证候。但因诸脏各有其独特的生理功能和病理变化，故痰瘀同病的具体表现尚有多端，当针对病位病证特点辨治。

心病痰瘀，痹阻胸阳，可致胸痹、心痛、心悸、怔忡；闭塞神窍，可见神昏、癫狂、痫病、痴呆、健忘。肺病痰

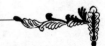

瘀，壅遏肺气，则病肺胀、肺痿、肺痈、喘证、哮证等；他如久病痨瘵，阴虚火炎，灼津炼液，损伤肺体，病久入络，又可因虚致实，兼夹痰瘀为患。脾胃痰瘀，互结于中，清浊升降失常，可以形成胃痞、胃痛、胃缓、噎膈、反胃等病。肝病痰瘀，疏泄失司，或肝风夹痰，瘀阻清窍，可以变生胁痛、积聚、黄疸、眩晕、头痛、中风诸多病症。肾病痰瘀，常属虚中夹实，因肾阳不振，水泛为痰。阳虚生寒，血涩为瘀，或肾阴亏损，虚火灼炼津血而成痰成瘀，可见水肿、关格、癃闭、腰痛、结石、尿浊、淋证等病。四肢骨节经络痰瘀，若深入骨骺，可成顽痹；凝聚于肢体、肌肤，则见肿块、结节。临证当依肿块的软硬度，区别痰瘀的主次，质软者以痰为主，质硬者以瘀为主。

二、痰瘀同病的辨识要领

痰瘀同病的临床表现，不仅是痰、瘀的各自证候，而应是两者在病机上互为因果所致的综合征象。兹以四诊为纲，概括其特征，以资识辨。

（一）望诊

1. 望神

目光呆滞，目睛转动不灵，表情淡漠，精神困顿，反应迟钝；或躁扰不宁，甚则精神错乱、惊狂、谵语、昏迷。

2. 望形体

肥胖颈短，体态臃肿，掌厚指短；或形体瘦削；或素盛今瘦；或素瘦今肥。

3. 望面色

面色晦暗、青、紫、黧黑，或面色油光多脂。

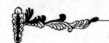

4. 望发

发枯黄憔悴、稀疏、干枯不荣；或多油脂、皮屑，毛发易脱落。

5. 望目

白睛可见瘀点、瘀斑及曲张、增粗之细脉、赤丝；眼睑呈烟灰黑色，目胞浮，睑下如卧蚕，似绵软包块；睑皮内有硬结；内眦上方有黄豆大小突块，左右各一；目角多眦易糜烂；眼珠生翳、胬肉。

6. 望耳

耳轮焦枯色灰黑；耳轮甲错；耳轮脏腑相应部位出现小结节。

7. 望鼻

鼻头色青、灰黑；鼻头肥大；鼻头周围充血，或生红色丘疹（酒齄鼻）。

8. 望唇、齿龈

口唇青紫；唇部黑斑，唇肥厚，口歪；齿龈暗红、发紫。

9. 望爪甲

爪甲青，甚则紫而带弯（杵状指）；甲床下多瘀点、瘀丝；指甲菲薄，翻甲。

10. 望皮肤

明显油垢，色素沉着，肌肤甲错，多青紫斑，可触及大小不等、软硬不一的肿块和结节；颜面、上胸部蛛纹赤缕，两手鱼际殷红；腹部、下肢、颈部青筋显露，皮肤肥厚。

11. 望舌

舌胖大有齿印，或短缩、瘦小有裂纹；舌色暗红、青紫，有瘀点、瘀斑、瘀丝；舌下脉络发青、紫暗、增粗、迂曲；舌下黏膜暗红、有瘀点、瘀斑；舌苔腻、厚腻、浊腻、水滑；舌体运转不灵活，或向一侧歪斜。

12. 望痰

痰多、质稠、或白、或黄，或痰血相兼。

13. 望二便

大便色黑如漆，质溏垢，或脓血混杂；小便浑浊，血尿。

（二）闻诊

1. 闻音声

语声如瓮中出，语言謇涩，或妄言乱语，或语言重复，或喃喃自语，或有呻吟、惊呼；喘咳，喉中如水鸡声等。

2. 嗅气味

口中臭秽；痰、涕、带下、二便腥臭味重。

（三）问诊

1. 问病史

（1）一般史凡：年龄在中年以上，特别是老年人，女性体肥而月经失调、不孕者，性格常易郁闷者，久坐少动者，嗜好烟酒、茶及辛辣、酸、咸、甜味者，表现痰瘀同病的可能性大。

（2）久病史：病久，长期反复不愈，如喘、哮、胸痹心悸、胃痞、胃痛、胁痛、水肿及奇难怪症等。

（3）神经、精神病史：如癫、狂、痫、中风、瘫痪、肢体运动及感觉障碍、善忘；强烈的精神刺激史，长期过度悲哀、忧愁、惊恐、忿闷；家族有精神病史。

（4）外伤史：跌打损伤，挫伤，挤压伤，用力不当及手术史。

（5）失血史：各种失血，如咯血、吐血、便血、尿血、鼻衄、齿衄、肌衄等。

2. 问寒热

可有畏寒肢冷、后背冷，或烦热、潮热、发热夜甚。

3. 问痛麻

痛位固定，可有胀、重、刺、绞、灼、冷、隐、掣痛之别，而以重、刺痛为主；头、身、四肢发麻或木而不仁。

4. 问口渴

口不渴，或渴而饮水不多，或渴不欲饮，或但漱水而不欲咽。

5. 问饮食

厌油腻厚味、冷食，喜素食、淡食，或焦香干燥食物。

6. 问睡眠

失眠，甚至彻夜不寐，多噩梦，或嗜睡。

7. 问汗

黄汗，或少汗、无汗，或手足心、腋窝、前阴潮湿多汗。

8. 问二便

大便色黑如漆而反易，或大便黏滞排出不爽，或大便外裹黏液，或混有暗红血液；小便浑浊或夹血块，尿出不畅，或茎中刺痛。

9. 问经带

月经量少或多，经行不畅，痛经，经期超前或落后或闭；带下多，或白带或黄带或赤白带等。

（四）切诊

1. 脉诊

见滑、涩、沉、弦、结代、伏、无脉。

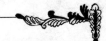

2. 腹诊

肌表及腹内可触及实质性肿块、结节；或有按压痛；或皮肤温度偏低或偏高。

3. 按腧穴

血海、丰隆穴有压痛。

三、痰瘀同治述要

（一）攻邪治标，化痰祛瘀

见痰治痰、见瘀治瘀，痰化瘀散则病自已。这是无可非议的对应性治疗，虽属治标之计，实寓治本之道。因"邪祛则正安"，既有利于脏腑气血功能的恢复，且可阻断痰瘀所致的多种病症。由于痰瘀的相伴为患，在具体治疗时尚需分清二者先后及主次关系，或是痰瘀并重，确定化痰与祛瘀的主从，或是痰瘀并治。治痰治瘀虽然主次有别，但痰化则气机调畅，有利于活血；瘀祛则脉道通畅，而有助于痰清。此即所谓"痰化瘀消，瘀去痰散"之意。若痰瘀并重则当兼顾合治，分消其势，使其不致互相狼狈为患。同时应注意不可孟浪过剂，宜"中病即止"，以免耗伤气血阴阳，变生坏病。选药以平稳有效为原则，慎用毒猛辛烈之品。

（二）从本图治，调补五脏

此即见痰休治痰，见血休治血之理。因痰瘀的生成，实缘五脏功能之失调、津血不归正化变异而致。故调整五脏功能，扶正补虚，则痰瘀自消，所谓："不治痰而痰化，不治瘀而瘀祛"是也。因气血冲和，百脉流畅，自无生痰停瘀之患，故景岳谓："治痰当知治本，则痰无不清，若但知治痰，

其谬甚矣。"王肯堂亦曰："虚证有痰，勿治其痰，但治其虚，虚者既复，则气血健畅，津液流通，何痰之有？"提示了治本的重要性。但另一方面标本同治、消补兼施，有机综合地应用于临床，又可有助于邪正合治，提高疗效。

（三）疏利气机，助消痰瘀

痰瘀是津血停聚所成，津血赖气化以宣通，故痰瘀病变与气滞密切有关，此即"气滞则血瘀痰结"。因"气行则痰行""气行则血行"，所以治疗痰瘀同病一般应配理气药，行滞开郁，条达气机，以助化痰祛瘀药发挥效应。这就是"善治痰者，不治痰而治气，气顺则一身津液亦随之而顺矣"（《丹溪心法》）；"凡治血者必调气"（《血证论》）之意。另一方面，痰瘀既停又复阻碍气化功能，导致气滞加重，因此，化痰祛瘀尤为针对性措施，痰瘀去则气自顺。诚如《医碥》所说："气本清，滞而痰凝血瘀则浊矣，不治其痰血则气不行。"

（四）求因定位，辨证分治

由于痰瘀的生成既可因于邪实，亦可缘于正虚，病变涉及脏腑、肢体、骨节、经络、九窍。故对痰瘀的治疗不仅有轻重缓峻之分，还应审证求因，在化痰祛瘀的基础上，配合相应治法。因邪实所致的寒痰瘀阻当温通祛寒；痰热瘀阻者，当清热凉血；风痰瘀阻者，当祛风和络；燥痰瘀结者，当润燥滋液……；湿痰瘀阻者，当苦温燥湿；痰气瘀阻者，当理气解郁；因正虚所致者，又当据症配合益气、养血、滋阴、助阳等法。同时必须区别脏腑病位治疗，痰瘀阻肺者，宣利肺气；痰瘀心脉者，养心通脉；脾胃痰瘀者，当健脾和

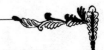

胃；肝胆痰瘀者，当疏肝利胆；肾虚痰瘀者，当补肾培元；痰瘀阻窍者，当开窍醒脑；痰瘀络脉者，当宣痹通络；痰瘀结聚者，当软坚散结。

四、医案

案一 肺胀（慢性阻塞性肺炎并发急性感染）

牛某，女，72 岁，家庭妇女。

初诊（1993 年 3 月 6 日）：患者有老慢支、肺气肿、肺心病史。春节前左侧颊黏膜红肿疼痛，妨于饮食，用消炎药有所控制，但未消失。2 周前因感冒而咳嗽，气喘，胸闷，呼吸不畅，咯痰质黏色稍黄，量多，口干多饮，纳差，唇甲淡紫，左颊肿胀，颊黏膜暗红，有数个火柴头大小溃疡，舌质暗红，苔黄腻，脉弦滑数。听诊两下肺均可闻及干湿啰音。经用抗菌消炎、化痰止咳药效果不著。

辨证：痰热蕴肺，肺络瘀阻，阴津耗伤，肺失清肃。

治疗：清热化痰，活血和络，滋养肺阴，止咳平喘。

处方：南沙参、北沙参各 10g，麦冬 10g，天花粉 12g，知母 10g，竹沥半夏 10g，鱼腥草 15g，炙射干 6g，广地龙 10g，半边莲 15g，生甘草 3g，桃仁 10g，7 剂。

二诊（1993 年 3 月 17 日）：咳减痰少，气喘显平，颊黏膜溃疡痊愈，纳增，听诊肺啰音明显好转。辨证为肺心同病，痰热久郁，心血瘀阻，气阴两伤，治予原法加减。

处方：原方去北沙参、半边莲，加太子参 10g，丹参 12g，继服 7 剂。

三诊（1993 年 3 月 31 日）：药后咳喘已平，咯痰少许，胸闷不著，但时有心慌，腿足肿胀，舌紫尖红，苔薄黄，脉弦滑不静，时有歇止；听诊左下肺可闻少量湿啰音。痰热虽

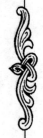

减不净，心肺气阴两虚，治节无权，肺络瘀阻。治守原意，转以补益气阴、化痰祛瘀为主。

处方：党参 12g，太子参 12g，炒玉竹 10g，麦冬 10g，北沙参 12g，炙桑皮 12g，葶苈子 10g，竹沥半夏 10g，苏木 10g，桃仁 10g，丹参 12g，7 剂。

四诊（1993 年 4 月 7 日）：药后心悸好转，浮肿消退，咳喘未作，咯痰不多；听诊肺部啰音消失，治守前法巩固。

处方：原方加知母 10g，鱼腥草 12g，7 剂。

【按语】肺胀病理性质多属标实本虚，外邪痰瘀阻肺，气阴耗伤。治疗既应遵守发时祛邪治标的原则，辨其病性的寒热，又不能忽视扶正治本的要求。本例肺胀乃属阴虚痰热瘀阻证，因此治本以滋养肺阴为主，治标则清化痰热、和络化瘀，标本兼顾，咳、痰、喘得平。同时肺经虚火上炎所致的口腔溃疡亦随药而愈。继因心肺气阴虚象明显，痰瘀阻塞肺气，转以补益气阴，化痰祛瘀竟功。方中所用苏木、桃仁、丹参及葶苈子、半夏、射干、地龙等药，临证当衡量痰与瘀的主次配伍。

案二　胃痞（慢性萎缩性胃炎）

张某，女，50 岁，炊事员。

初诊（1993 年 8 月 11 日）：胃痞 3 年，多次胃镜查为慢性萎缩性浅表性胃炎、十二指肠球部溃疡、幽门息肉等，服多种中西药物效均不显。现脘痞发胀，怕冷喜温，阻塞不舒，按压不适，食后加重，嗳气不畅，舌边尖红，舌下青筋明显，苔黄薄腻，脉细弦。

辨证：胃虚气滞，湿阻热郁，肝气乘侮，和降失司，痰瘀中阻。

治法：清中化湿，苦辛通降，佐以泄肝和胃、化痰祛瘀。

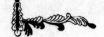

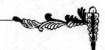

选方：连苏饮、连朴饮、小陷胸汤与戊己丸合方加减。

处方：黄连 3g，苏梗 10g，法半夏 10g，厚朴花 3g，全瓜蒌 15g，莪术 10g，炒枳实 10g，吴茱萸 3g，炒白芍 10g，制香附 10g，佛手 5g，太子参 10g，炙鸡内金 6g，7 剂。

二诊：药后脘痞减轻，胀感消失，腹诊正常。

处方：原方加生炒薏苡仁各 10g 继进。

以后有时据症选配乌梅肉、冬瓜子、煅瓦楞、失笑散、石斛、麦冬等。断续服药 5 个月，其间除偶因饮食不当，触冒风冷略有脘部不适外，余无特殊。随访 3 个月一切如常。

【按语】本例胃痞，中医辨证属肝胃同病，湿热痰瘀互阻。治疗揉苦降辛通、清热化痰、泄肝和胃、活血祛瘀于方，适应了病机的复杂性，因而取效满意。莪术与半夏是治胃病痰瘀对药，前者行气破血、消积除痞，后者燥湿化痰、宽中消痞、下气散结，同用则可增强化痰祛瘀之力。

案三 胁痛（肝管结石、胆囊大）

王某，男，27 岁，农民。

初诊（1993 年 10 月 9 日）：2 月前因食油腻食物突发寒热、胁痛、黄疸，经 B 超确诊为：左右肝管结石伴肝内胆管扩张及肝内胆管结石；胆囊体积增大，胆总管梭形增粗。胁痛隐隐，纳谷欠佳，口苦，大便有时色白，舌质红有紫气，苔黄腻，脉小弦。

辨证：肝胆湿热，痰瘀互结，疏泄失司。

治法：疏利肝胆，清化湿热，消痰祛瘀。

选方：四逆散合胆道排石汤加减。

处方：柴胡 10g，炒枳实 15g，赤芍、白芍各 10g，金钱草 25g，海金沙 10g（包煎），酢酱草 15g，莪术 10g，炙水蛭 5g，陈胆星 10g，青皮 10g，风化硝 5g（分冲），矾郁

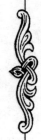

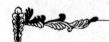

金 10g，制大黄 6g。

二诊（1993 年 12 月 18 日）：肝胆多发结石，进服中药 50 剂后来诊，临床症状稳定，虽食油脂亦未见疼痛发作，口不苦，服药期间大便质溏，日行 2 次，舌暗红，苔薄黄腻，脉小弦滑。仍当疏利肝胆。

处方：前方加乌梅肉 5g，炙鸡内金 10g，去酢酱草、莪术。

三诊（1994 年 2 月 16 日）：继服中药近 2 个月，诸症皆平，偶在进食油腻后胁部稍有不适，余无所苦。复查 B 超：胆囊大小正常，边缘毛糙，余无特殊发现。原方 7 剂巩固治疗。

【按语】本案除用常规利胆排石类药，如金钱草、海金沙、酢酱草等以外，重用行气类药，如柴胡、枳实、青皮，意在疏利肝胆；选用破瘀猛剂，如水蛭、莪术、制大黄等，以求能消有形之结；采用化痰类药，如胆星、风化硝、矾郁金等，取其软坚作用；配伍消导类药，如山楂、鸡内金，化其瘀积；酌投通腑类药，如大黄、枳实、芒硝、炒莱菔子、槟榔等，取腑以通为用之意，因势利导。

案四　眩晕（颅内血肿）

李某，男，55 岁，干部。

初诊（1993 年 11 月 3 日）：眩晕 50 天。病前因车祸昏迷 40 分钟，CT、核磁共振查见两额颞部慢性硬膜下积液及血肿，外科认为惟有手术清除，因患者畏惧而求诊于中医。头昏、头胀，有晕感，左下肢间或发麻，舌质紫，边有齿印，苔淡黄薄腻，脉细。

辨证：外伤脑络，痰瘀痹阻，清阳失用。

选方：通窍活血汤合当归养血汤出入。

处方：生黄芪 30g，当归 10g，川芎 10g，葛根 15g，桃

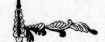

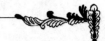

仁 10g，红花 10g，炮山甲 10g，天花粉 10g，土鳖虫 10g，泽泻 10g，炙僵蚕 10g，石菖蒲 10g。

另外，三七粉、人参粉各 1.5g，麝香 0.03g 冲服，每日 2 次；苏合香丸 1 粒，每日 1 次。

二诊（1993 年 12 月 1 日）：服上药 1 个月，昨日 CT 复查脑部血肿明显吸收，患者仍觉头额昏胀发木，后脑亦有胀感，夜卧烦热多汗，烦渴欲饮，左下肢发麻并有凉感，舌紫，苔淡黄薄腻，脉细滑。辨证为瘀热夹痰阻窍，清阳不展。

处方：熟大黄 9g，炙水蛭 5g，桃仁 10g，炮山甲 10g，白薇 15g，生地黄 15g，红花 10g，泽兰泻各 10g，怀牛膝 10g，天花粉 12g，生黄芪 30g，天麻 10g，陈胆星 10g，川芎 10g。

三诊（1994 年 1 月 12 日）：服前药月余，CT 复查血肿又较前进一步吸收好转，头昏虽能控制，但不耐用脑，用脑后头额两侧昏胀，夜寐出汗减少。治守原法，伍入滋阴之品。

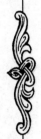

处方：天麻 10g，川芎 10g，潼白蒺藜各 10g，桑叶 10g，功劳叶 10g，太子参 15g，天冬、麦冬各 10g，生地黄 15g，制大黄 10g，炙水蛭 5g，桃仁 10g，煅龙骨 20g（先煎），煅牡蛎 25g（先煎），陈胆星 10g，生黄芪 15g。

上药续服 3 周，头昏诸症基本痊愈，再次核磁共振检查，脑部血肿全部吸收，嘱隔日服前方以资巩固。随访半年，一切正常。

【按语】外伤血瘀治用活血化瘀乃属常法，但本例则从瘀能化为痰水、瘀郁生热立论，用僵蚕、胆星、泽泻、泽兰、天花粉、白薇、制大黄、桃仁等化痰清泄瘀热，并选祛瘀力强的虫类攻逐搜剔之品，如水蛭、土鳖虫、穿山甲等以增效；再加辛香走窜之石菖蒲、麝香及苏合香丸，助诸药通

窍消瘀，上达病所；由于病久正气多虚，故用人参、黄芪、当归、生地黄益气养血滋阴，使气能运血，血能充脉，气充血足可有利于瘀血的消散、痰水的祛除。制方攻补兼施，相辅相成，病获告瘥。突破了非手术不可的判断，证明化痰祛瘀法治疗外伤颅脑血肿具有良好的效果。

案五 眩晕（高血压病、高脂血症）

何某，男，38岁，干部。

初诊（1993年12月18日）：眩晕5个月，查有高血压、高脂血症，经多种中西药物治疗不效。现眩晕，头昏时痛，心胸部位常有闷塞不舒，肩背隐痛，左上肢麻木，舌质红，苔少，脉细弦。体胖，体重72kg，身高1.67m，TG3.8mmo/L，TC7.8mmol/L，血压170/100mmHg，ECG偶发早搏。

辨证：肝肾不足，痰瘀阻滞，风阳上扰。

治法：滋肾养肝，化痰活血，平肝息风。

选方：天麻钩藤饮合自拟降脂Ⅱ号方加减。

处方：天麻10g，钩藤15g，潼白蒺藜各10g，制黄精10g，制首乌10g，桑寄生15g，决明子12g，丹参12g，生楂肉12g，泽泻15g，牡蛎25g（先煎），炙僵蚕10g。

二诊（1994年1月15日）：滋肾养肝合化痰祛瘀，药服1月，诸症皆有改善，但眩晕未能全部消失，上肢麻减未已，复查心电图示窦性心动过缓（56次/分），血脂、血压均呈下降趋势。复查：TG2.8mmol/L，TC6.9mmol/L，BP155/92mmHg。

原方去潼白蒺藜、决明子，加罗布麻叶15g，菊花10g，夏枯草10g，日服1剂。

三诊（1994年2月23日）：病情稳定，眩晕不著，体重下降约3kg，原有脘腹胀塞感转为宽松，血压波动于

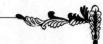

正常高界范围，复查 ECG 正常，血脂：TG2.4mmol/L，
TC4.2mmol/L，BP140/90mmHg，续服上药 3 个月。

四诊（1994 年 5 月 28 日）：诸症基本消除，偶有头昏，
血压、血脂多次复查均正常，体重下降 4.5kg。仍拟原法巩
固治疗。

处方：天麻 10g，菊花 10g，制首乌 12g，杞子 10g，生
楂肉 15g，决明子 10g，泽泻 15g，炙僵蚕 10g，荷叶 15g，
桑寄生 12g，生牡蛎（先煎）30g，7 剂。

随访 3 个月，恙平未发，体重续有下降，患者极为满意。

【按语】本例肝肾不足是本，痰瘀阻滞是标，伴有风阳
上扰。故治以黄精、首乌、桑寄生培补肝肾；生山楂、丹
参活血化瘀；僵蚕、牡蛎、荷叶、泽泻化痰泄浊，减肥消
脂；天麻、钩藤、潼白蒺藜、罗布麻叶、决明子等平肝潜阳
息风。实践证明滋肾养肝、化痰祛瘀不仅能降脂、降高黏血
症、降压、减肥，而且可以显著改善临床症状，延缓衰老。
临证尚需审辨肝肾不足与痰瘀阻滞的主次及兼夹证，进行处
方选药。

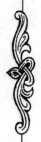

案六　尪痹（类风湿性关节炎）

陈某，男，53 岁，干部。

初诊（1992 年 12 月 30 日）：关节痛 1 年余，确诊为类
风湿性关节炎，先后住院 3 次，遍用布洛芬、消炎痛、强
的松及雷公藤，肾功能受损，痛缓不已，关节畸形，有蛋
白尿、管型尿。刻诊：面色萎黄暗滞，精神不振，疲劳乏
力，全身关节疼痛，右腕、左膝、指关节痛甚，手指历节肿
大变形，口干，行走不利，小便黄，舌暗，苔薄黄腻，脉
细。尿常规：蛋白（＋＋＋），管型（＋＋），BUN8.9mmol/L，
Cr92mmol/L。

辨证：风寒湿痹，久郁化热，痰瘀互结，肝肾气血亏虚。

治法：祛风散寒，清热除湿，化痰祛瘀，益气养血。

选方：痛风方、黄芪桂枝五物汤加减。

处方：炙桂枝10g，赤芍、白芍各10g，知母6g，炒苍术10g，川黄柏10g，制南星10g，木防己10g，威灵仙12g，鬼箭羽10g，广地龙10g，生黄芪20g，青风藤15g，鸡血藤15g。

二诊（1993年3月10日）：从肝肾亏虚，痰瘀痹阻治疗，持续服药2个月，恙情逐渐稳定缓减，但2月下旬感冒以致历节疼痛反复出现，原方增苍耳草10g，老鹳草15g，病情复入坦途。现仅两膝关节拘急牵掣不舒，入夜仍有疼痛，指关节肿大畸形好转。尿检亦明显改善，今查脓细胞少，管型少，蛋白微量，但贫血貌仍较明显，面色萎黄无华，腰酸行走少力，舌淡有齿印，苔淡黄腻，脉细。辨证为风痰湿热瘀阻，营卫气血不和，久病肝肾亏虚。

处方：桂枝10g，赤芍、白芍各10g，生黄芪25g，炒苍白术各10g，淫羊藿10g，生地黄10g，黄柏6g，鬼箭羽12g，青风藤15g，威灵仙12g，乌梢蛇10g，当归10g，鸡血藤10g。

另外加服当归养血膏，每次10g，每日2次。

三诊（1994年6月9日）：上方稍予加减，持续服用3个月，月来两膝、腰际及周身其他关节均无疼痛，病情续趋好转，尿蛋白微量，管型少许，贫血改善，但天阴则膝关节时有酸痛不适，怕冷喜温。药证合拍，再守原方以谋巩固。

处方：炙桂枝10g，赤芍、白芍各10g，生黄芪30g，当归10g，淫羊藿10g，生地黄、熟地黄各10g，鹿角胶（烊，分冲）10g，鬼箭羽10g，补骨脂10g，鹿衔草15g，制附片6g，乌梢蛇10g，青风藤15g。7剂。

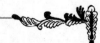

【按语】本例尪痹关节畸形肿大，久痛不已，肾功能亦有损害。先拟祛邪为主，佐以扶正。药用桂枝、苍术、防风、威灵仙、青风藤祛风散寒胜湿，乌梢蛇、地龙入络搜风剔邪，鸡血藤、赤芍、白芍、鬼箭羽养血活血祛瘀。南星、地龙化痰通络，黄芪扶正达邪，知母、黄柏清热化湿；继则蠲痹祛邪，扶正固本并施。随着关节疼痛的好转，肾功能及贫血亦相应改善。

诊余琐话

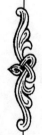

中医药学是一门实践性很强的医学科学，其理论源于实践，因而对实践具有重要的指导价值，它的生命力主要在于临床疗效，与西医学既有互补关系，且有不可替代的优势。个人深感作为一名中医，如何念好自身的"经"，为继承发展、承先启后尽职，这是关系到我国优秀的民族文化遗产——中医药学兴衰存亡的大是大非问题。这其中既有一个漫长的认识过程，思想观念需要不断地自我修正、理顺；还要有大量实践知识的积累和总结提高，才能胸有定见，能够做到西为中用，克服自我从属的倾向，走中医自身发展的道路。

实践出真知，实践启灵感。诊余联想，教研所及，感悟颇多，琐语漫话，或可有助于交流和沟通，研讨探索。

一、"审证求机"是提高临床辨治能力的关键

中医通常所说的审证求因，实质是指求"机"，渊源于

《素问·至真要大论》"审察病机，无失其宜""谨守病机，各司其属"。提示临证必须谨慎的审察和掌握病机，认清各种症状的所属关系。

病机的含义是指疾病的病因、病位及病程中变化的要理。张景岳释为"机者要也，变也，病变所由出也"。

怎样掌握病机？其程序是先认证——运用四诊，收集症状、体征；再辨证——通过分析归纳，判断病因、病位及其发展转归，辨别证候属性，认清病变机理；最后提出准确的病机词汇（术语），执简驭繁地表达辨证所得印象。

病机词汇在临床上的重要意义：①能高度概括辨证结论，突出病机重点；②是指导治疗的理论依据，联系证与治的中心环节；③是推断疾病证候表现的基础，"从机测症"，演绎分析的依据；④能反映病变的脏腑整体关系及其发展转归，加强预见性和治疗的计划性。

常用病机词汇，多以脏腑生理、病理学说为主体，而准确应用病机词汇，则是临床十分重要的基本功。为此，既要提高"类证鉴别"的能力，还要了解某些类证之间的联系，突出矛盾的主要方面。证候交叉复合、病机错杂多端者，应采用不同的病机词汇组合表达，体现其因果及内在联系。切忌内涵不清，外延过大，主次不明，层次混乱，过于笼统，生搬硬套，似是而非，或复合用词而难以反映其内在关系等。

基于以上认识，我曾在临床教学中，开设过"常用脏腑病机词汇类证鉴别"的系列讲座，得到较好的客观认同。

兹以"心气虚弱与心阳不振"两条类证为例，说明其异同点、相关性及其动态演变，意在举一反三。

心阳不振包括心气虚弱，因阳化气，故阳虚必然兼有气

虚，气虚可以发展到阳虚，也就是说在心气虚的基础上，表现有阳虚征象的，则为心阳虚。区别言之，则病情有轻重之别，病势有缓急之分。气虚病轻而势缓，主症为心慌，气短，胸部憋闷，劳累活动后明显，自汗，神疲，喜卧，脉虚大、细弱、结代，舌质淡胖，苔白；阳虚病重而势急，兼有汗出肢冷，面浮肢肿，面色灰暗青紫，舌质淡润、紫蓝，脉沉迟等虚寒证。如发展到阳气虚脱，可见大汗淋漓，四肢厥冷，咳喘气逆，烦躁，神识昏糊，脉微细欲绝或模糊不清。

治法：气虚的补益心气，用养心汤；阳虚的回阳救逆，用四逆加人参汤、参附汤。药如黄芪、人参、党参、炙甘草，及附子、肉桂、干姜等。

【按语】

1. 心气虚常可与心阴虚、心血虚错杂并见；心阳虚有时是在心阴虚的基础上，阴伤及阳，而致阴阳两虚。临证应注意其发展态势，若错杂并见的应分清主次治疗。

2. 心气虚弱，气不运血，而致心血瘀阻者，当在补益心气的基础上，佐以活血通脉。

3. 心阳不振的发展趋势

（1）心阳虚衰而致阳亡气脱，表现厥脱、昏迷等重症，可发生于某些急性或慢性病的突变过程中，治疗应加强回阳救逆固脱的措施。

（2）因虚致实：阳虚饮逆（水泛）　因阳虚不能温化津液，以致水饮内停，上凌心阳，外溢肌表，出现喘悸、浮肿。

（3）阳虚血瘀：因阳虚不能温运血脉，则血滞为瘀，而致瘀阻胸阳，出现胸痹、心痛。

以上两者均当在温补心阳的基础上，参以利水化饮，或活血通脉。

4.心气虚弱常涉及脾，心阳不振，每与肺、肾相关。

二、辨复合证应注意病机的因果、主次和动态变化

复合证主要是指病因、病理、脏腑病位、邪正虚实等诸方面交叉并见的证候。如仅对症状作一般性的归类分析，很难表达病机的因果、主次、动态变化，切中患者的具体病情。只有针对病机病证总体态势，按中医理论辨析个体的不同倾向，才能把握其特点，指导立法选方配药，不至于形成僵化的程式。

兹以慢性乙型肝炎常见的"湿热瘀毒证"为例，以资说明。

1.临床症状

肝区胀痛或刺痛，纳差，脘痞，泛恶，腹胀，两腿酸重，口干苦黏，大便溏垢或秘，小便黄，面色暗滞，或见血缕，舌苔腻、色黄或白，质暗红或有瘀斑，脉弦或濡数。

2.辨证要领

（1）湿与热合具有两重性，既应辨其主次偏盛，还应注意其消长转化。

（2）湿热酿毒，既可因湿毒蕴结迁延形成慢性化，也可因热毒郁蒸而致病情活动。

（3）湿热酿毒，郁于气分，久必及血。气滞则血瘀，血瘀气必滞，故气滞与血瘀既多相关同病，又有先后主次的不同。

三、一证未必一治

一般而言，证与治是互相对应的，但亦可因病机特点、

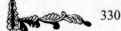

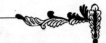

病情轻重的差异而须分别处理。

以肝胃不和证为例：如肝气犯胃，胃气郁滞，和降失司，脘部痞闷胀痛，痛涉胁肋，嗳气不畅，舌苔薄白，脉弦者，当疏肝和胃，用柴胡疏肝饮酌加郁金、甘松、佛手等；如肝木克土，气郁化火，横逆犯胃，胃气上逆，脘胁窜痛，嘈杂呕恶，泛吐酸苦水，口苦，苔黄边尖红，脉弦数者，当泄肝和胃，用左金丸加白芍、川楝子、橘皮、竹茹等；若肝失疏泄，郁火上逆，亦可疏肝理气与泄肝安胃并用；如中虚胃弱，肝气乘客，脘胁痛胀，嗳气食少，倦怠乏力，舌苔薄白，质淡，脉细弦，又当培土泄木，用六君子汤加吴茱萸、白芍、木香等。

他如同一感冒的风热表证，用辛凉法时，有轻剂、平剂、重剂的不同；血虚证不仅养血，还可用益气生血法、祛瘀生新法。

由上可知，从中医学理论拓宽思路，多途径寻求治法，学会从常法之外求变法，可有助于疗效的提高。

四、重视复法的组合应用

治法是选方组药的依据，理应做到方随法定、药依证选，但因临床每见证候交叉复合，表里、寒热、虚实错杂，多脏传变并病，为此，有时还需学会复合立法，方能适应具体病情，取得较好的疗效。尤其对多病多证的患者，还应按辨证做到主次有别，在针对主病主证，采用某一主法的同时，又要把握其整体情况，注意兼病、兼证，复合立法，兼顾并治。

即使单一的证，有时也需通过复合立法，求得相互为用，以形成新的功效，如温下法、酸甘化阴法、苦辛通降法等。此外，还可借复法取得反佐从治，或监制缓和其副作

用。实践证明，温与清的合用、通与补的兼施、气与血的并调、升与降的配伍等，确能进一步增强疗效，消除一法所致的弊端，如纯补滞气、寒热格拒等。

在应用复法时，势必随之形成大方、多药。按一般通常要求，方药应该精炼严谨，但在病绪多端，复合应用多法组方配药时，大方多药，又不应加以非议和排斥。大方为七方之首，药味多是其特点之一（还有药力猛、药量重等），适用于病有兼证，尤其是疑难杂症患者。但必须做到组方有序，主辅分明，选药应各有所属或一药可兼数功者，尽量组合好药物之间的相须、相使、相畏、相杀的关系，避免降低或丧失原有药效。切忌方不合法，主次不清，药多杂乱无章。

五、"药对"是组方的基础

"药对"指两味药物的配伍合用。中药配伍是从单味药发展而来，是临床治疗学中的重要组成内容。它基于临床实践经验和中药"七情和合"的理论，配伍得当可以加强作用，提高治疗效果。应该认识到中医方剂学的形成和发展，很大程度上渊源于药物的配伍，它是组成方剂的基础，特别是从二三味药的小方，可以使人悟出方剂的组合规律，掌握药对的配伍应用。

"七情和合"除了"单行"外，经互相配合起协同作用的有相须、相使。相须是将两味功用相近的药物合用以加强疗效；相使是将两味功用不同的药物合用以促进疗效。互相配合起相制作用的有相杀、相畏、相恶：相杀是一种药物能减弱或消除另一种药物的毒性或副作用；相畏即是后者受制于前者的关系；相恶，是一药牵制另一种药，使其减低甚至丧失原有性质和功用。若两种药物合用，产生毒性反应或强

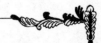

烈副作用的为相反。

在了解药物配伍时，协同作用中的同类相须一般易于掌握；异类相使最有理论意义。相制作用中的相杀、相畏，则是对有毒或作用较峻药物采用的配伍方法；而对相恶、相反之药，一般应避免同用，只有在特殊情况下，才能取其相反相成的关系，谨慎配伍合用。

总之，中药配伍不仅是量效之间的累积加强，同时还可产生质的变化（如酸甘化阴、辛甘助阳），改变影响其作用，更好地发挥其在某一方面的专长，减少副作用和毒性，或牵制其偏胜，"使药各全其性，各失其性"。也就是说，一药往往多功效、多用途而不是一药一效，通过不同配伍，可以更好地发挥某一方面的特长，取利避害，克服其短处，或形成新的功效，有时甚至药量配伍的比例不同，在效用上也都会发生变化（如大黄、厚朴）。

现从"异类相使"和"相杀、相畏"的配伍关系，举例说明其与组方的相关性。

1. 龟板与鹿角

龟板——补任脉之阴

鹿角——补督脉之阳

两药阴阳并补，为龟鹿二仙胶之基础。

2. 黄芪与当归

黄芪（五倍）——益气生血

当归（一倍）——入血补血

两药补气生血（血脱益气），为补血名方当归补血汤的组成。

3. 白术与枳壳

白术——补气健脾

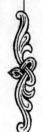

枳壳——破气开痞

两药补破（消补）兼施，为枳术丸、香砂枳术丸之基础。

4. 黄芪与防风

黄芪——补气固表

防风——祛风散寒

两药固表止汗，防风升散，引芪达表，相畏而相使，为玉屏风散之基础。

5. 黄芪与防己

黄芪——益气

防己——利湿

两药益气利水，治风水肿，为防己黄芪汤的主药。

6. 大黄、当归与人参

大黄——泻下通腑

当归——润燥补血，治阴血亏虚，燥热内结

人参——益气扶正，治正气虚弱，燥热内结

三药通补兼施，益气养阴，润肠通便，为新加黄龙汤的组成内容（即增液承气汤合上药加生甘草、海参、姜汁）。

7. 大黄与川芎

大黄——清热泻火（降）

川芎——引药上行（升）

两药清上部湿热火毒，能治头痛、头眩、目赤、疮疡，为黄连上清丸之组成内容。

8. 细辛与五味子

细辛——散寒化饮

五味子——收敛肺气

两药开合肺气，治肺虚寒饮，上气咳逆，为小青龙汤、苓甘五味姜辛汤的主要组成。

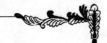

9. 麻黄与石膏

麻黄——宣肺散寒

石膏——清肺泄热

两药解表清里，治表寒里热，风温咳喘，为麻杏甘膏汤之基础。

10. 麻黄与附子

麻黄——发表散寒

附子——温里助阳

两药温经散寒，治阳虚感寒，风湿相搏，身体疼烦，为麻黄附子细辛汤、麻黄附子汤（内有甘草）的主要组成。

11. 豆豉与生地黄

豆豉——发表

生地黄——滋阴

两药滋阴发表，用于素体阴亏，温邪失表，从气入营，身热无汗，烦躁，如黑膏方（原方地、豉用猪膏煎，加雄黄粉 1g，麝香 0.2g，每服 20g，日 2~3 次）。

12. 大黄与附子

大黄——通腑下积

附子——温中祛寒

两药温散寒积，泻下通便。治寒积便秘，脘腹冷痛，为金匮大黄附子汤（有细辛）的主药。

13. 黄连与干姜

黄连——清胃泄热

干姜——温中散寒

两药苦辛开痞，治寒热互结，脘痞胀痛，为半夏泻心汤的主药。

14. 甘遂与甘草

甘遂——泻水逐饮

甘草——相反相抗

两药相反相成，治痰饮留伏，心下痞满，利后反快，为甘遂半夏汤的主要组成。

六、毒药治病应把握其两重性

《素问·五常政大论》说："大毒治病，十去其六；常毒治病，十去其七；小毒治病，十去其八；无毒治病，十去其九。"说明古代医家在实践中已认识到药物有大毒、常毒、小毒、无毒之分，而制方用药应该是有一定尺度的，必须注意做到"无使过之，伤其正也"。

凡药皆毒，即使参芪之类，用之不当，亦可误疾。临床对毒性药物的应用，要注意：①控制在安全用量范围之内；②把握个体对药物的差异及耐受性、敏感性，了解有无蓄积作用；③重视药物的配伍，力求既能减毒，又能增效。

随着现代中药药理、药化研究的进展，以及从现代药化知识对中药的再认识，有关中药毒性的报道也时有所见，这原本是一件好事，它可促使我们更好地从药物的品种、炮制、用量、用法、疗程、药物配伍以及成药生产工艺等多个环节进行研究探讨，以利于掌握应用。

值得省思的是当前对某些单味药的毒性，基本仅凭药理药化实验加以评价，既没有同时对临床应用效果及毒副反应加以客观分析，更没有考虑以上多因素的关系，这是不够全面的，其结果必然是因噎废食。

特别是金石药治疗顽症奇疾，是中医药的一大优势和特色，笔者在多年从医生涯中，先后曾用半硫丸、更衣丸治疗

便秘；黑锡丹治虚喘、耳鸣耳聋、肾阳虚寒证；紫金丹治哮；雄黄治癌、白血病；飞朱砂治心悸、呕吐（胃神经官能症）、噎膈等。只要辨证得当，胆大心细，应用适度，每可收奇效而愈顽疾。若指斥这类重金属毒药的不安全性，一概摒弃，不予深入研究，未免失之偏颇。如当前已由美国接受用砒制剂治疗白血病、肿瘤，并在我国进行临床试验的事例，颇能促发我们的再思考、再认识。

回顾传统"三宝"急症名方及红灵丹之类，其中即有朱砂、雄黄等药，他如六神丸中之用蟾酥，梅花点舌丹中之用雄黄、蟾酥、朱砂等，这类处方如欲现在申报新药，恐评审结果必遭封杀，然临床长期应用其功又实不可没，故肯定、否定尚难一次定论。

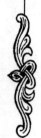

他如使用频率较高之川乌、草乌、细辛、白附子、番木鳖、雷公藤等，其毒又何尝不烈，但只要炮制得当，用量符合常规，辨证准确，疗效也十分显著。笔者在临床用万年青根治疗心衰，斑蝥蛋治疗噎膈（食道癌），效亦殊佳，关键在于对这类毒药的正确驾驭。

七、注意拓宽中药新用途

探析历代多家本草记载，值得正视的一个客观事实，就是在大量的中药典籍中，既记载有药物的常规功能主治，但也可以通过对比求异，从共性中找出特点，从禁忌有害的反面看出文章，发现另一种潜在的用途。如桑叶一般皆知为疏风清热、轻宣上焦肺气的常用药，但它又可治盗汗、糖尿病、眩晕、高血压。根据《证治要诀》中"荷叶灰服之令人瘦劣"；《本草害利》云"赤小豆最渗津液，久服令人枯燥，肌瘦身重"，反能悟出可借以减肥消脂。

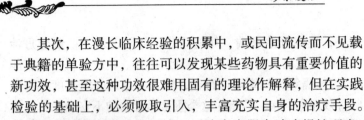

其次，在漫长临床经验的积累中，或民间流传而不见载于典籍的单验方中，往往可以发现某些药物具有重要价值的新功效，甚至这种功效很难用固有的理论作解释，但在实践检验的基础上，必须吸取引入，丰富充实自身的治疗手段。如狗脊煎汤湿敷治疗扁平疣、泽漆煮枣服食治疗慢性咽炎，都是能起显效的单味验方。

由于中药的临床应用是以中医药基本理论和证候、治法为依据，不是立足于现代西医的病，只要有斯证就可用斯药。证从横向方面贯穿了中医和西医的若干病，在医疗实践中，只有不断积累扩大病证之间的交叉关系，从知之甚少到逐渐增多，就必然会扩大中药治疗领域，做到一药多用。例如常用的补气药黄芪，可统治气虚类病证，而辨病则涉及慢性肝炎、白细胞减少、肾炎、免疫功能低下、肌萎缩等多种现代病名。若囿于治疗其中某一种病，则失之远矣。

基于绝大部分的每一味中药，都是多组分、多功效的一个复合体，如以原有理论和经验为依据，联系现代中药药理、药化研究，触类旁通，对辨病、辨证都有可能得到新的启示，拓宽中药的应用范围，假如再进一步从药物配伍，复方组合方面做研究，了解其质的变化，联系临床实际，就会取得有实用意义的创新成果。如鬼箭羽功能活血祛瘀，历来以主治血瘀经闭为主，但以血瘀这一病理表现为切入点，先后用以治疗妇女周期性精神病、类风关、糖尿病、慢性肾炎等颇有良效，且在药理知识方面得到一定的佐证，从而拓宽了该药的新用途。

八、辨病施治与中药西用的得失

当前辨病结合辨证的诊查要求，基本已为中医界所公

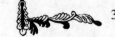

认，但首先必须明确，辨病的内涵，既指西医的病名，也有中医自身特有的病名诊断，如脏躁、百合病、狐惑等。

从总体来说，中医学的许多病多是以证为名，看似笼统，内涵不清，辨病诊断难明，但它反映了辨证论治的诊疗体系和同病异治、异病同治的特色。因为证在横的方面涉及中医或西医的多种病，如咳嗽，就是感冒、气管炎、哮病、肺痨等多种肺系疾病常见的主症；胃脘痛，是溃疡病、胃炎、胃痉挛、胃下垂等病的主症。通过辨证就能突出疾病的主要矛盾，把握不同的病理特点，分别给予相应施治。尤其在辨病难明的情况下，有时可以通过辨证取得疗效，解决问题。与此同时如能结合现代医学的辨病知识，必然会更好地做到同中求异，了解同证异病的特异性、各自不同的发展转归及预后。

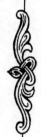

总之，中医的辨证与西医的辨病，虽有互补关系，但决不可互相替代，病与证可以双轨并存，但不宜对号入座，生搬硬套，如胃脘痛就不单纯是溃疡病，而溃疡病也不仅以胃脘痛为主症，还可见吐血、呕吐等。

临证既不可简单地认为以证名病无明确概念和范围，难以表明病的特异性，而转向单一的辨病施治，走一病一方的异途，丢掉中医治病强调个体化的特色，也不应把极少数无症可辨的病作为口实，借此否定辨证，因为有些无症可辨的病，有时从中医四诊角度还是可以找到一些辨证依据的，即使遇到症状非常隐蔽的病，也是可以按病的共性及基本规律，针对病机特点进行辨治的。

中医治病是从实践——理论——再实践的反复过程中得出的一套理性认识，且与中医理论密切地融为一体，为此，只有正确应用中医药理论指导临床实践，才能取得良好的

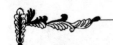

疗效。

随着现代中药药理研究的不断发展，既为中药的功能主治提供了佐证，也从西医辨病角度发现了一些新的治疗作用，假如能够按中医药理论引入这些新的发现，就可更好地为我所用，充实提高我们的用药水平。如在已知的众多降压药中，天麻、钩藤、菊花平肝息风，夏枯草、黄芩清火化痰，牡丹皮、丹参、大蓟凉血和血，玄参滋阴降火，杜仲、桑寄生平补肝肾，淫羊藿、巴戟肉温补肾阳。若能分别辨证选用，自能与传统经验融为一体。反之，药虽对病，但不对证，或杂凑成方，恐难取得正面效果。因为药物是通过人体而起治疗作用的，病与不病对药物反馈的效应就原本不同，在疾病情况下必须针对生理失衡所表现的病理特点，分别采用相应的治法和药物，才能"有病则病受之"，达到以偏纠偏的目的。

假如不以传统理论和临床疗效为依据，走只治病、不辨证的思路，只重视现代实验研究的信息，不注意动物与人的差异、体外与体内的差异，不能理解中药是以人体为实验对象所获得的认识，最终势必导致中药西用、废医存药，丧失中药治病的优势和特色，影响临床疗效。

九、急症重在治标，阻断病势，逆转险变

首先必须明确，对急症的救治，应该坚持发挥辨证论治的诊疗特色，才能显示中医的优势和疗效。同时更要重视急则治标，因急症发病急骤，变化迅速，病情危重，预后凶险，故分清多层次的标本关系，有利于把握救治时机，分析和解决突出的危急证候，使临床治疗尽快起到急救的效应。

标本是一个相对的概念，一般而言，邪实为标，正虚为

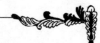

本；继发病为标，原发病为本；兼证为标，主证为本；症状为标，病因为本；病急为标，势缓为本。从临床实际来看，急症往往标急于本，以邪实标急为主，多因外感之邪的亢盛，或内生之邪的肆虐而致急危。

从上可知，在急症领域"急则治标"有其独特的指导意义，这里的"标"即指那些危及生命的紧急病理状态，如神志昏迷、四肢厥冷、气息微弱欲绝、大出血等，如果不能迅速改变这种危象，患者就有生命危险，在这种情况下，抢救的首要任务是采取一切应急措施，迅速缓解危象，阻止病情的进一步恶化，为其他后续治疗赢得时间，待危象缓解后，再根据原发病的具体情况，进行辨证论治。如中暑高热，猝然昏倒，当急予通关开窍，苏醒其神志，然后再予清暑养阴以治其本。又如急性大出血，首当止血，血止后方可进一步辨治。

需要明确的是，虽然在急症救治过程中治标多以祛邪为主，但不可简单地将治标与祛邪等同起来，当正虚阴竭阳亡时，救阴回阳固脱便是"急则治标"，因此这里的"治标"重在救急。

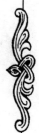

十、读古书贵在今用

由于中医学具有深厚的历史底蕴，它是在不断继承、不断创新的过程中逐步形成的，虽然面临现代科技知识的迅猛发展，但仍需按自身发展规律前进，沿着前人继承创新的轨迹走下去，坚持以继承为基础，读好书，用好书，"读破万卷书，临证如有神"，在继承中求发展，在实践中再创新。不读书，则水源枯竭；不应用，则食之无味。

例如：《伤寒论》的蓄血证与蓄水证，历来被认为两者

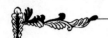

病位均在膀胱。前者是热入血分，故小便自利，而有神志变化；后者是热在气分，故小便不利而无神志症状，并以此为鉴别点，分别采用不同的治法方药。但我在临床治疗出血热少尿期时，从实践中进一步理解到蓄血证之小便利与不利，实与病位有关，且可因病而异。凡蓄血在少腹、血室、肠道者小便未必不利；如蓄血在肾与膀胱，肾关不通，膀胱热结，气化失司，小便又何以能利。而蓄血与蓄水又有互为因果的关系，就出血热少尿期而言，则多以蓄血为因，蓄水为果，但在病变过程中，也可化果为因。一般多为瘀热壅阻下焦，肾和膀胱蓄血，气化不利，"血不利则为水"，瘀热与水毒互结，以致血结水阻，少尿甚至尿闭；或因热在下焦，水热互结，由蓄水而导致或加重蓄血。据此，制定泻下通瘀治法及方药，可使疗效取得显著提高。对休克的研究，应根据临床表现，联系中医学厥脱病证，从《伤寒论》"凡厥者，阴阳气不相顺接，便为厥。"引申到气血失调，气滞与血瘀互为因果，提出"气滞络瘀，内闭外脱"是其病机病证特点，治以行气活血、开闭固脱为基本大法，辨证采用相应治法。热毒内陷证，治以行气通脉法；气阴耗竭证，治以益气救阴法；正虚阳亡证，治以回阳救逆法。据此研制出3种系列的静脉注射剂，取得满意疗效，显示出中医辨证救治急症的优势。对出血性中风的研究，以《素问·调经论》所说："血之与气，并走于上，则为大厥，厥则暴死，气复反则生，不反则死"为论据，提出"瘀热阻窍"是其主要病机病证，以统风、痰、火、虚诸说，采用凉血通瘀治法与方药，在理论上取得跨越式的继承，在临床显示良好的应用前景。说明学习经典著作，是打好中医基本功，提高临床辨治能力的关键。

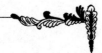

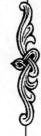

附录

创立中医内科急症学的意义

一、中医内科急症的概念和救治要求

中医内科急症是指内科所属起病急暴、变化迅速，或慢性疾病积渐突变，病势重危的一系列病证。中医内科急症学则是应用中医理论和内科专业知识阐述常见急症病因病机、辨证救治规律的一门分支学科。

急症救治的目的和要求，主要是经过对危重患者的紧急抢救，有效地纠正危及生命的病理和病理生理改变，保证生命器官（心、脑、肾）维持其有效功能，使病人生命体征稳定，制止可能发生的死亡，为进一步治疗创造条件，但不包括疾病全过程的治疗。

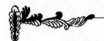

二、中医内科急症是中医急症医学的基础

中医内科是临床医学的基础，内科急症是中医急症的重要组成部分，也是其他临床各科急症的基础，在中医急症医学中占有十分重要的地位。它的形成和发展是随着祖国医药学同步发展的。在历代医籍中，有关急症的理论、诊治经验、急救技术和方药，都有丰富的记载。古代对急症最早的论述，始于春秋战国时期的《黄帝内经》，它总结了秦汉以前的急症理论和经验，奠定了中医辨证治疗急症的理论基础，对后世有着重要影响，如热病论之与仲景伤寒的六经辨证、病机十九条之与河间主火论。特别是东汉张仲景《伤寒杂病论》的问世，开创了急症辨治的先河，它以六经和脏腑辨证为核心，对高热、结胸、出血、暴喘、暴吐、暴利、厥逆等，总结出了较为系统的理法方药证治规律，迄今仍然广泛应用于临床。晋代葛洪《肘后备急方》，收录了魏晋南北朝时期急症治疗的理论和经验，对急症的病因、诊断、临床表现和治疗，都有详尽论述，成为中医学论述急症较早的专著。隋·巢元方《诸病源候论》充实了急症病名、病候，发展了病机理论，对许多急症病机皆有正确的解释，如急黄系因"脾胃有热，谷气郁蒸，因毒所加，故突然发黄，心满气喘，命在顷刻。"书中尤其对急症的腹诊描述，颇为精确，已注意到腹诊的部位、疼痛的性质和程度、放射的方向、发作时间的暂久、伴随症状等。唐代孙思邈《备急千金要方》《千金翼方》汇集、保存了东汉至唐的重要医论、医方、诊法、针灸等内容，记载了丰富的治疗急症的经验，其中列有"备急方"27首，专为急症急救之用。宋代《圣济总录》《太平圣惠方》《三因极一病证方论》也进一步丰富了急症的用

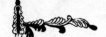

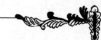

方。金元四大家对中医急症理论的发展尤有突出贡献，刘河间创辛凉解表、泻火养阴之法，张从正倡用汗吐下三法，朱丹溪则从气血痰瘀论治，李东垣主升阳益气等法，进一步充实了中医急症的内容。明清时期，温病学的崛起，使中医急症的发展从理论到临床都进入了一个新的阶段。明代吴又可著《温疫论》，创立"戾气"致病的病源论，对温疫的治疗，主张"急症急攻"的原则。清代叶天士、王士雄、吴鞠通等温病学家辈出，创卫气营血和三焦辨证纲领，形成新的温热病学。尤其对高热、惊厥、昏迷、斑疹、吐衄、厥脱等急症，总结出一套宣透、清气、透营、凉血、化瘀、通络、开窍、救脱等急救治则，极大地推动了中医急症医学的发展。从一定意义上讲，中医发展史，也包含着中医认识和治疗急症的历史。各个临床学科既与所属急症有其相关性，但从急症医学的体系来说，又是具有相对独立性的一门学科。

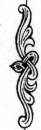

三、中医内科急症学是以多种综合疗法为特色的一门临床急救医学

中医药学是一门实践性很强的医学科学，中医理论体系是防病治病的实践经验总结，其中包括急症在内。因此，中医内科急症的诊疗，也必须以辨证论治、理法方药的诊疗体系为主导，才能将行之有效的诊疗经验应用于医疗实践。

另外，内病外治的多种疗法、局部治疗所起的整体效应、新的剂型和给药途径等，对内科急症的救治，充分体现了综合治疗的特色和优势，符合简、便、验的要求，有利于提高急症治疗的效果。

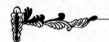

四、继承和发展中医急症医学是振兴中医药学的关键

近百年来，西医传入我国，由于社会因素等多方面的影响，中医药事业的发展未能得到应有的保证，反而趋向萎缩，中医治疗急症的阵地也日趋缩小，中医治疗急症的宝贵经验渐致湮没，在人们思想中长期形成了"西医治疗急性病，中医治疗慢性病"的印象。中华人民共和国成立后，特别是党的十一届三中全会以来，随着党的中医政策的逐步落实，中医事业的复苏和发展，中医治疗急症已被提到重要的议事日程上来。

40余年来，全国各地的中医临床实践证明，中医治疗急症有很好的疗效，具有它自身的特色和潜在优势，在某些方面，还可以与西医学互补不足，如内科方面对病毒感染类急性病证、重症肝炎、冠心病等的治疗就有它的长处。为此，我们首先要树立信心和决心，脚踏实地，开拓进取，才能把萎缩了的急症诊疗重新振兴起来，改变那种所谓："中医人才不能适应社会医疗实际需要，因而必须以西代中才能具备应急能力"的片面错觉。

五、发展中医内科急症的思路和方法

（一）在继承中求发展，在实践中再创新

继承是基础，发展是目的，我们必须重视历代中医对急症医学积累的成果，继承、挖掘、整理有关急症的理论知识、实践经验、急救方药和急救技术，这样有助于系统学习，并掌握和应用于临床实际。

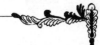

坚持应用中医理论指导急症实践，既是保证疗效的基础，同时通过实践又可转过来发展和提高中医急症理论，进一步得到创新，以至突破，总结出一套行之有效的诊疗规律。为此，我们必须把"辨证救治"与"辨病救治"（指中西医）相结合、传统的中医诊查与现代检验手段相结合、临床实践与实验研究相结合、现代通用性基础治疗与中医特异性疗法相结合，逐步使中医内科急症学不断得到充实、完善，上升到时代的水平。

（二）以症带病，病证结合，扬我所长，化短为长

急症是多种疾病危重情况下的共有表现，原发疾病虽有多端，但一旦出现同一急症时，其病理特点，"辨证救治"规律，往往相同。为此，通过对某一急症的诊疗，可以带动许多与其相关疾病的应急处理，若能在此基础上，同时注意"辨病救治"的特异性治疗，就能达到病证结合，纵横联系，逐步制定内科急症的病证诊疗常规。

与此同时，在病证选择上，还应权衡中西医学之间的长短，扬我之长，选准突破口，通过重点，带动一般，不断充实提高，进而逐步攻克自身之短，化短为长，决不能永久停止在一个水平上。

（三）医药结合，多剂型并举，多途径给药，多疗法配套

开展中医内科急症的治疗和研究，必须医药结合，同步加强，克服当前中药跟不上医疗需要的状况，一方面大力挖掘传统的中药应急制剂，另一方面解决剂型单调，不能适应急症要求的落后现象，遵循辨证论治要求，研制多类剂型，

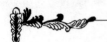

如针剂、合剂、冲剂、栓剂、片剂、舌下含化剂、气雾剂等；采取多途径给药，避免单一口服，难以速效，无法解决临危病人的给药问题，如注射、搐鼻、雾化吸入、灌肠、敷剂等，并由此发现新用途，扩大适应范围，提高治疗急症的疗效。此外，多种疗法和急救技术的综合应用，也是加强抢救手段，提高急救成功率的重要措施，如针灸、拔火罐、放血、刮痧、捏脊、外敷、吹鼻、烟熏等。

　　总之，中医对急症的治疗，有它一定的基础，具备潜在的优势，但发展缓慢，还不能适应客观的需要，重视急症的开拓，是振兴中医的关键所在，我们一定要勇于实践，大胆探索，加强继承，不断创新，促使各个临床学科的急症，汇成相对独立的一门新兴学科。

中医临床科研的思路与方法

　　中医药学是在临床实践中形成的医学科学，为此，开展中医科学研究必须以临床应用研究为重点，才能促使中医基础理论的深化、发展和提高，现仅将个人在临床科研中的思路、方法及体会，初步探讨如下。

一、中医临床科研设计的指导思想

　　中医药学是我国劳动人民几千年来在临床实践中与疾病作斗争的经验总结，具有独特的理论体系，整体观念强，临床以辨证论治为原则。因此，《关于加强中医、中西医结合科研的指导思想》（〔83〕卫中字第 29 号）中，强调中医科

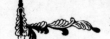

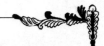

研的指导思想："应以继承发扬祖国医药学为目标"，"遵循中医理论体系，以中医中药为研究对象，保持发扬中医特色；采用传统的和现代的科学知识、方法和手段，以临床研究为主要任务，着重解决常见病、多发病和疑难急重症，发挥预防和护理等方面的特长，在提高中医药疗效上狠下功夫。同时加强开展中医理论和文献研究，不断探索疗效机理，逐步阐明中医理论的本质。"而"中西医结合科研则应着重探索中西医学之间的结合途径，逐步形成中西医结合新的见解或理论。中西医结合工作只有在中医、西医各自发展的基础上才能逐步实现。当前的研究重点应放在中西医结合疗效高于单一中医或西医治疗的疾病上，并紧密结合实验研究，探索疗效机理。"与中医科研的思路、方法、要求有明显不同，不应彼此替代。

从现状看，中医虽然在长期临床实践中形成了自身的理论体系，积累了丰富的经验，但因没有创立适合中医特点的现代研究方法，因而目前仍多停留在一般性的临床经验总结上，或沿用西医学科研思路、方法作为设计依据，致使水平提高缓慢，中医特色不浓，难有重大突破。为此，如何引导中医药科学研究，在实践中创立适合中医自身特点的临床科研方法，推动中医学术水平的发展，具有十分重要的现实意义。

二、课题设计必须具备的基本要素

（一）正确选题

选择课题不但要有明确的研究目标及预期结果，而且立题要新颖，避免与以往类似研究内容重复，充分体现创新

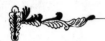

性。题目要具体，简要明确，重点突出，题文不要太长，临床应用性研究，应有良好的实用价值及开发前景。

选题是一项创造性劳动，它要求课题设计者不仅要精通本门学科的知识，而且要了解相关学科的知识，在初步确定研究方向后，还要掌握课题的研究现状、发展趋势及存在问题，只有在此基础上结合实践，通过创造性思维，才能提出在科学理论上具有创新发展意义或是重要实用价值的课题。切忌在科研方法和技术路线上缺乏新意和特色，如内容与已发表的结论相似，研究结果也就不可能突破已有的成果水平。

（二）要有切合实际的中医药理论依据

应围绕研究内容，论述立题的中医药理论指导，突出重点，切合临床实际。避免以西医理论为主导，中医穿靴戴帽，生搬硬套，牵强附会。

1. 掌握具有代表性的古代文献资料及现代报道，进行深入分析研究，以利完善设计方案，力求有一个高层次的起点。不能只凭少量参考资料，随机而就。

2. 文献检索有无同类研究内容，广泛查阅近10年来国内外各类杂志的报道，了解目前国内外课题的研究动态，进行比较，避免低水平重复。

3. 应在原有理论基础上有所创新和发展，有自身的见解和实践经验，具有确切良好的疗效依据，经得起重复验证。

4. 方药组合应立足于中医的组方配药原理，可适当参照现代中药药理研究，但不能主次颠倒。

（三）实验研究应具有特异性

1. 对动物模型的研制，应力求符合病和证的双重要求，

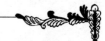

制定中医"证"的标准，探讨异病同证的特殊性，尽量与临床研究相一致。

2. 实验项目及临床检测均应选择有特异性的主要指标，反映与相关病证的关系。避免一般化，缺少个性、先进性，要正视同一实验项目，用于不同病证及治法方药截然相反时，均见阳性结果的"迷宫"。不能只满足于印证性实验，要能为阐明中医理论本质及与治疗有关的药效机理、肯定临床疗效，提供客观依据。

3. 要慎重对待实验结果与临床实际的不一致性，以临床疗效为主导，承认动物与人的差异、不同疾病相同动物证候模型的差异、正常状态与疾病情况下的差异、不同实验方法与结果的差异及体外与体内的差异。

（四）注意科学性和严密性

必须按照临床研究的基本要点确定设计内容：

1. 有明确的研究目标。

2. 病例选择要有具体的标准（纳入或排除）。

3. 有足够的病例样本数。

4. 确定观察项目和指标，符合中医辨证要求，尽量采用硬指标（客观指标），软指标应做量化处理。

5. 设置对照组，必须基本条件相同，如病情轻重、证型、病日、年龄等。

6. 制定原始记录表等。

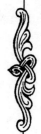

（五）有预试验基础

预试验是每个科研课题申报前的基础，科研项目的可行性，一是看研究方法和技术路线的表达，另一重要依据即为

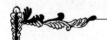

预试验基础的好坏。预试验工作积累越多，其结果越接近科学假说，正式立题研究的可行性也就越大。应根据已做过的某些实验或已观察的临床病例，提出有什么初步结论和苗头，特别是临床疗效的客观依据，是重要的研究基础。

同时对疑难病个案有确切疗效和客观依据者，应作为突出苗头抓，寻找主攻点，多学科分工，系统深研究，从偶然中求出必然。

三、传统科研方法和现代科研方法相结合

中医传统科研方法与现代科研方法各有特色，具有相辅相成的关系。这是当前中医科研思路和课题设计不可偏废的两个方面，两者有机的结合，既有利于继承、整理，更有利于发展、创新。中医传统科研方法的特点，主要是从宏观着眼，重视整体动态变化，比较注重病者的个体差异，依靠直观、直觉，采用综合分析和比较的推理方法，寻求疾病的发生发展及其防治规律，有自身独特的辨证诊疗体系，但缺乏严密的定性，尤其是定量研究，难以从更深层次揭示疾病的本质。现代科研方法的特点，主要是应用现代的科技手段，了解具体的、局部的、微观的病变，比较强调病者的共性，而在宏观、整体、动态及个体差异等方面的研究相对较少，比较局限于从生物医学模式认识问题。

为此，我们在临床研究中，既要强调遵循中医药理论体系，坚持中医手段，发挥辨证论治优势，保持理法方药的系统性，设计能反映中医药特色的科研病历，从中医角度收集症状、体征，制定辨证标准，以便总结出自身的诊疗规律；同时又应重视现代医学的辨病诊断及疗效评定标准，补充微观辨证指标，根据实验室指标较为客观地观察和总结疗效，

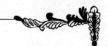

通过实验研究了解疗效机理，探求中医理论实质，开阔思路，寻求新的治疗手段和方法，促进临床疗效和学术水平的提高。

四、遵循中医理论，不断发展创新

中医理论的实践性强，为此，临床研究必须以中医理论为主导，通过实践反证中医理论的正确性，并在应用中求发展。如我们在应用卫气营血理论，研究流行性出血热过程中，根据出血热的特殊性，认为本病虽然主要表现为卫气营血的传变过程，但同时并见六经、三焦形证，因此综合应用伤寒、温病及脏腑辨证，针对各个病期制订出血热的辨证标准及相应的治法方药，融卫气营血、六经、三焦及脏腑辨证于一炉（如气营两燔就涉及中焦阳明腑实证、热厥证），从而集多种辨证体系之长，高度发挥各种治法优势，加强了对临床实践的指导作用。并从大量临床资料分析，提出本病的病理中心在气营。据此，强调把好气营关，确立清气泄热、凉营解毒治法，创制了口服清瘟合剂，静脉滴注清气凉营针，临床治疗 1127 例，病死率降至 1.11%，在国内外处于领先地位。它既证实中医理论的正确性，同时通过实验研究，提示具有抑制出血热病毒、抗菌、退热、消炎、解毒，改善微循环，调节免疫紊乱等多种效应，初步阐明有效方药的作用机理，使中医理论得到发展，体现中医科研的学术思路和特色。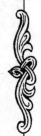

又如我们对某些感染性高热重症有卫气营血传变者，主张"到气就可气营两清"，阻断病情发展；既发展了"到气才可清气，入营犹可透热转气"的治疗原则，又能针对病的特殊传变规律，使"扭转截断论"得到进一步明确。对厥脱

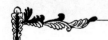

证（休克）的研究，提倡"气滞血瘀，正虚欲脱"为其基本病理特点，从而首创气血同治、行气活血（开闭）与扶正固脱合法的治疗原则。虚实并顾，分证辨治，在应用中取得显著疗效。

从上可知继承是基础，发展是目的，我们必须重视历代中医药家积累的成果，继承、挖掘、整理有关中医理论知识、学术特点及临床经验为我所用，在实践中再创新，使中医药理论不断深化和完善，提出新的见解，创造新的成果，这样才能符合时代的要求。

五、立足临床实践，及时总结经验

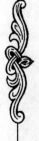

中医药学的理论来自临床实践，是人们对长期大量临床资料进行观察、分析的总结；是在用自然哲学方式构造理论，用系统论方法治疗疾病的基础上发展起来的。所以传统的中医科研方法必须从总结临床实践经验入手，使中医药学在传统认识和经验的基础上进一步丰富、发展和延伸，这虽是一种回顾性经验总结的研究方法，但可以作为前瞻性研究的参考依据，有时还可通过多方位、多层次的分析发现苗头，为创造新理论、新技术、新药物提供线索。为此，我们始终坚持以临床实践为中心，由此带动各个环节，在实践中不断积累感性认识，思考问题和设想解决问题的办法。既强调要有常规可循，又不忽视病的变异、兼夹、个体差别、发病季节及地区的相关性；既把握疾病病机病证的重点，采用相应专治方药，又能同时发挥辨证施治之长，注意具体问题具体处理；既重视经验的积累总结，又能从失败中找寻问题；既强调最大限度发挥中医药的疗效和优势，又同时采用现代非特异性的基础治疗；既注意按中医学诊疗体系记录第

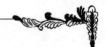

一手资料，又同时按现代科研方法要求，观察、统计、分析资料，从而能使疗效比较稳定，并得到不断提高，使研究结果真实、可信，研究领域不断拓宽。

例如，我对高脂血症的治疗，在回顾总结既往临床经验的基础上，提出"肝肾亏虚、痰瘀阻络"为其病机病证特点，按标本虚实主次分为两证，采用滋肾养肝和化痰祛瘀的治法方药。验证结果表明：两方既有明显的调脂作用，而且安全平稳，无明显毒副反应。继而针对临床本虚标实每多错杂的情况，按标本合治的原则，制定专用方药，展开深一层次的研究，既发挥了辨证论治优势，又能抓住重点，执简驭繁。同时根据其升高 HDL-C/TC 比值的疗效，意识到具有抗动脉粥样硬化作用，从中医学理论分析，认为多种老年病多属肝肾亏虚为本，痰瘀阻络为标，引申为八五攻关课题抗脑动脉硬化的研究，临床验证百余例，采用美国 ATL 公司多普勒血流声像系统探查患者颈动脉粥样斑块，其结果：治疗组斑块消除率 15.8%，减退 47.4%，病变不发展 29.8%，总阻止率达 93%，优于对照组的 0、2.8%、47.2% 和 50%，证实肝肾亏虚、痰瘀阻络是多种老年性疾病的病理基础。并据此从同中求异入手，开展"补肾益脑、化痰祛瘀法治疗血管性痴呆的研究"，从而对脑血管病的研究，逐步趋向深入、系统。

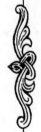

六、验证前人学术观点，不断深化认识

通过临床反复实践，既有利于肯定正确的学术论点和疗效确切的治法方药，还可去粗存精，不断修正、充实和完善。如前人认为蓄血与蓄水病位均在膀胱，前者为热入血分，故小便自利，而有神志变化；后者是热在气分，故小

便不利，而无神志症状，这是两者的鉴别要点。但从临床来看，又不可一概而论，蓄血证之小便利与不利，实与病位有关，且可因病而异。凡蓄血在小腹、血室、肠道者，小便未必不利；如蓄血在肾和膀胱，肾关不通，膀胱热结，小便又何以能利？而且蓄血与蓄水还有互为因果的关系，既可血瘀水停，也可因水停血瘀。我们将此见解，作为出血热急性肾衰的立论依据，提出"三毒"（热毒、血毒、水毒）学说和三实一虚论，确立瘀热水结证和泻下通瘀、滋阴利水治法，制订泻下通瘀合剂，用于临床，使疗效显著提高，取得一定的突破。

七、辨证与辨病相结合

辨证论治是中医临床的主要优势，若能在此基础上做到病证结合，以证带病，以病带证，将有助于提高科研整体水平。证可以是多种疾病或在病的某一阶段的共有表现。原发病虽有多端，但一旦出现同一证候时，其病理特点、辨治规律往往相同。为此，对某一证候的治疗，可以用于许多与其相关的疾病。若能同时注意辨病论治，进一步掌握病的特异性，就能达到病证结合，纵横联系，如厥脱（休克）是外感、内伤多种病因所致的危重急症，多有原发病的基础，若能在辨证的同时，审证求因，结合不同病因治疗，就可做到以证带病，进一步掌握厥脱不同病因和证候的诊治规律；又如流行性出血热，在先后不同病期的全过程，可以出现高热、厥脱、癃闭、出血等多种重症，我们通过实践，总结其治疗经验，就可广泛应用于其他疾病所致的相同证候，做到以病带证，体现中医科研的特点和思路。

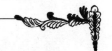

八、扬我所长，体现特色

在病证选择上，应权衡中西医学之间长短，扬我所长，选准重点突破口，通过重点，带动一般，不断深化提高，逐步做到化短为长。例如病毒感染类热病（流行性出血热、腮腺炎脑病、乙脑、重症感冒等），目前西医尚无特异性的有效治疗，但比较而言，中医药却有优异的疗效。我们瞄准这一客观现状立题，根据临床经验，认为多种急性病毒感染性疾病出现高热重症，常易表现"气营两燔"的特点，反映不同疾病或在病的某一阶段可以表现相同的病机病证，我们抓住这一共性，按照异病同治的原则，采用清气泄热、凉营解毒方药，治疗616例，有明显的退热作用，能缩短病程，提高疗效，使病死率降至0.65%，明显优于对照组，体现了中医药辨证治疗病毒性高热的优势，并以证候、治法为研究特色。实验表明：清气凉营剂有抗出血热、流感等多种病毒的作用，并能诱生和促诱生干扰素，提高细胞免疫功能，从药效学证实了它的疗效。

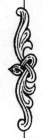

九、从一般规律中探索特点

在临床科研工作中既要掌握疾病的普遍规律，又能把握其特殊规律，才能使课题具有一定的深度和新意。我对凉血化瘀法治疗瘀热型血证的研究，就是在治疗大量血证患者中，发现外感和内伤等多种疾病可因血热和血瘀两者相互作用引起出血。它既不同于单纯的血热妄行，也不是瘀阻血溢；其基本病机是瘀热相搏，络损血溢；病理特点是瘀热深蕴营血，多脏同病，阴伤血耗。据此提出瘀热型血证是临床客观存在的一个特殊证型，从而为制定诊断标准和辨证应用

凉血化瘀法提供了理论依据。并且根据凉血化瘀法研制成地丹凉血针、丹地合剂，治疗外感和内伤等多种疾病引起的瘀热型血证。临床结果表明，其总有效率为97.39%，明显优于对照组。实验研究提示凉血化瘀剂有调节血液黏滞性、血细胞的聚集性、DIC的高凝和纤溶亢进等多种作用，从而补充了血证的辨证内容，具有一定的创新性。

十、多学科协作攻关

中医药学的起源发展和形成，与古代多学科密切相关，时至今日更应借助于现代多学科知识，发展自己，使其具有时代气息。就医学领域内部而言，重点在于中西医药两大体系的结合渗透，做到西为中用。为此，我们采取组织手段，建立重点课题横向联合体，改变过去的个体研究为群体研究，组织相关学科承担各自的研究任务，强调以中医为主体，以临床应用为中心，开展中医理论、制剂、药理、生化、微生物、免疫、病理等各方面的研究，从而保证了课题研究的进度和质量。

在组织措施上，我们始终强调各专业研究骨干的相对固定，使其具有连续性，明确各自职责。同时还在对外协作中，建立了稳定的院外验证基地，以保证病例来源及疗效的可信度。

中药新药研究的基本要求

中药新药的临床研究是研制新药过程中决定性的一环，

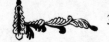

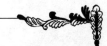

是保证药品质量和疗效的关键，为此必须对《新药审批办法》中的有关内容进行深入学习理解，既要遵循其要求贯彻实施，也要注意当前中药复方制剂的实际，做到适度合理，才能适应社会需要和中医药事业的发展，有利于不断提高新药研制的水平。

新药的临床研究属于临床药理学范畴，临床药理学是药理学与临床医学紧密结合的新兴边缘学科，以人为主要研究对象。其目的是了解药物在人体内的作用规律，人体与药物之间的相互作用过程，药物的疗效机理，个体特异性，因人、因证制宜的要求，以及毒副反应的性质与程度，并根据研究结果，对新药作出科学的评价，指导临床安全有效地用药，为药品管理提供科学依据。

一、中药新药临床研究的主导思想

中医药学理论是指导临床应用中药治疗疾病的依据，是组方配药的基础知识。因此，对中药新药的研制，必须遵循中医辨证论治的诊疗原则，根据组方的君臣佐使，以及中药的性味归经、升降浮沉、七情和合、配伍宜忌、炮制加工、制剂工艺等理论知识和制药技术，应用传统方法和现代科学手段，进行多学科的配合研究，才能切合中医临床应用需要，继承发展中药治疗疾病的特色和优势。

由于中药单味药所含成分复杂，而中药新药大多数是多味复方组成，所以成分更加复杂。要研究出药物之间的相互关系、协同和拮抗作用，弄清其有效成分，把握质量控制标准，就必须从临床实际出发，按中医药学理论体系进行研究设计，采用现代的设备和手段，探索出研制中药新药的路子，不能囿于研制西药的框架和模式。

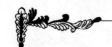

二、中药新药的名称、选题及处方依据

新药的名称既可按药物的功用特点、治法或所治的病证拟名，也可以处方中的少数主药为代表，作为确定药名的依据，同时还应表明是何种剂型，力求做到科学、确切、合理、简明，体现命名的理由。避免浓厚的商品化色彩，夸张性地称为神、宝、灵之类，或是以代号、人名为名。

选题应切合临床需要的短缺品种，对所治病证有准确的针对性，而不是彼此重复仿效，处方依据应该包括处方来源、方药组成及文献资料等内容。处方来源是研制新药的重要依据，大部分是《新药审批办法》所指的古方、验方、秘方或医院制剂等。古方不应该改变处方组成和药物用量，尤忌稍事加减，任意另立新名，导致品名愈演愈乱，或冒为己制的弊端；如化裁老方，重组新药则必须言之成理，经过论证确认；验方、秘方或医院制剂则必须持之有据，不仅要有方药组成及文献资料，还要责令提供符合规定的、可信的第一手基础资料，通过有关专家论证认可。目前的申报资料，往往出名医或专家验方的牌子，但又少凭缺据，其中有的是借名为助，有的则并非庐山真面；至于有些"祖传秘方"更是玄机莫测，颇难评章，使组方费解，或浮泛不实，或思路极偏，也因其秘而近神，令人难加裁判。为此，有必要制订关于验方、秘方的具体要求及审核标准。此外，当前中医科研已经进入一个新的历史阶段，为了使科研成果转化为生产力，取得经济效益和社会效益，使医药同步发展。因此，凡属国家、部、省级课题，有新药研制内容，而又能按审批办法进行试验观察，其临床科研病例应该给予相应的认可，或作为临床前期的基础，视同Ⅰ期临床试验（因特殊病证亦可

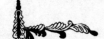

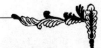

选择患者），已经通过课题成果鉴定，技术条件比较成熟的科研制剂，申报新药研究时，在按同等水平要求的前提下，可给予优先支持，以资鼓励。

三、中药新药临床研究的主要要求

拟进行临床研究的计划，是指导临床试验的依据，应有统一试验要求的格式。因此，必须按照《新药审批办法》的规定，结合所研制中药新药的类别及具体实际，进行周密而完善的设计，使之具有较强的科学性、先进性和可行性。由药审部门组织相关专家论证，经修改补充，复核认可，按审批程序办理后付诸实施。这样就可避免发生事先设计不周，既成事实后又无法补救的情况。

《新药审批办法》对临床研究的技术要求指出病例的选择存在着以证候为主体、以中医病名为主体及以西医病名为主体的三类情况。这是符合当前临床研究客观实际的，但均必须制定严格的中医辨证标准或中西医病名诊断标准，参考全国高校统编教材，或另行制定判定标准，以明确其研究范围，并作为观察疗效的依据。凡以中医病名为主体的，应尽可能选择一些特异性检测标准作参考；以西医病名为主体的应对其所治中医病证的辨病与辨证相结合，明确病情、证型及病程。同时均需做到辨病与辨证相结合，确定其适应证候，以便选择受试者。

从当前申报的临床研究计划来看，实际多是以西医病名为主，采用中医病、证名的少，有的只辨病不辨证，有的意在一药统治疾病的各个证候，以致在设计中罗列的辨证诊断标准形同虚设，与新药的功用、主治、适应范围存在明显脱节，不能使辨证标准真正成为试验的依据，必须认真纠正。

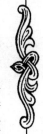

供临床医师参阅的临床前药理、毒理研究结论综述，应该为临床研究提供客观证据，有助于确定受试者在辨证、辨病方面的适应范围。药效学试验必须选择与治疗作用有关的主要项目，针对新药功效主治做到有的放矢，该做的不能缺漏，不必做的则无须列入。如研制抗休克新药，药效学应选升压、稳压、心率、尿量、肾血流量、冠脉流量、脑血流量、血液流变学等作为主要指标。

临床总结资料应按《新药审批办法》要求，原始记录真实、客观，不可任意取舍，判断应实事求是，并作统计学处理，结论要精确、全面、具体，为使用说明书的起草提供可靠依据，俾能如实介绍其功用、主治，明确辨证辨病的适应证、应用指征、毒副作用、禁忌证及注意事项，避免任意扩大未经试验治疗的病证、缩小毒副反应、用药禁忌等商品营利性做法。

四、中药新药临床研究的基本原则

《新药审批办法》制剂申报资料项目第 3 条规定要报送根据中医药理论及经验对处方的论述。这是研制中药新药必须坚持的基本原则。

中医药学是几千年来反复人体实践经验的积累，并由此而形成独特的理论体系。实践经验虽然先于理论，但理论又成为再实践的依据。因此，中医的自身理论必须遵循，经验也不可轻弃，应该意识到人体实验比动物实验可靠可信千万倍。回顾传统的中药研究程序，实际是以临床疗效为基础，成为制剂后，再经实践检验，最终应用于临床。当前对中药新药的研制，虽然增加了临床研究前的药理、毒理实验，了解其药理效应及毒副反应，使之更为完善、有据，但毕竟与

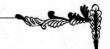

西药有很大的程序差别。

对研制中药新药，必须遵循中医药学理论和实践经验，而尤以中医药理论为主导。但纵观现在申报的临床研究资料，多为流于形式的附加品，与研制的方药貌合神离，南辕北辙，具体表现：其一为医理与方药的脱节；其二为中药药理与方药的脱节。其原因是所订方药缺少理论上的高度认识，制方既不是真正源于理论，也缺乏成熟的经验总结，以致组方配药很难体现医理药理的统一性，因而君臣佐使的排列、七情和合的配伍、脏腑归经的关系、寒热补泻的协调，何能言之有理，持之有据？说穿了，有些新药设计实际是立足在西医病名的基础上，套用西医药思路和模式，按各个单味药药理药效实验的某种作用凑合成方，对这类新药要按中医药理论写好医理和方解，明确主治证候，确有困难。假如长期不注意克服这种脱离中医药理论体系研制中药新药的倾向，势必出现废医存药、中药西用的后果。当然对某些单验方、外用方，可以实效为依据，强求形式上的符合反而显得不伦不类。

五、对处方设计的技术要求

众所周知，在中医理论指导下应用中药是确保疗效的决定因素。中医理论涉及基础学科的各门知识，尤其与临床辨证论治的诊疗体系——理法方药密切相关。因此，中药新药的研制也必须以此为出发点，使医理与药理相结合，方药与辨证相结合。医理是对疾病病因、病机、病所、病证的综合认识，确定治法的依据。若能与药理相结合，则组方制药，自然不会脱节。如人体气机升降逆乱，可以通过药物的升降浮沉调节使其调畅；病性的寒热可借助药物的寒热温凉纠其

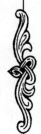

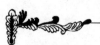

偏盛；邪正的虚实，分别投以补泻，自无虚虚实实之弊；脏腑所苦不一，故药物归经、五味喜恶，尤当分别选择。明乎此，则必然强化中医理论的指导地位，达到方随法立，按法制方的要求，新药的功用也就能够相应明确。

任何中药新药的临床研究，均应有中医诊断的辨证标准及方药所主病证。一般而言，应该是一方主治一证，《新药指导原则》中的每个病，虽然都列有若干常见证候，但并不是一药就能用于各个证候，而是一定要按辨证要求，选择适合的证候进行观察。在个别情况下，如新药所主证候的《新药指导原则》中没有列出，可以参照有关资料，结合自身经验，拟定合适的证候，但必须注意方证合拍。由于某些慢性病的病程长，病机错综复杂，证候表现不同，研制的方药也往往具有多向作用，这就需要制定一个恰当的复合证候，以适应临床验证要求。至于中药Ⅰ、Ⅱ类中的天然药物及中药材提取的有效部位或有效成分，只要在中医理论指导下进行药效和临床试验，就应确立其主治证候，既然与原药材的作用已不相同，也就从开发新用途理解。

组方选药是研制新药的核心问题，但要分清是研制不同疾病相同证候的通用方，还是研制某种证的专用方。对通用方适应范围不能过宽，如跨度过大，一药多用，必然会给临床试验带来困难，专用方也要明确其适应证。组方原则应按君臣佐使的有机配合关系，阐明其整体作用，符合方解要求，而不是每味药物的个别解释。

至于一方中君臣佐使药味的多少，并无绝对规定，如《内经》认为："小方君一臣二，中方君一臣三佐五，大方君一臣五佐九。"配伍简单的方剂，除君药外，臣佐使药不一定齐全，有时君药或臣药可能兼具佐使药的作用。

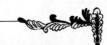

　　君药是方中的主药，是针对主病主证起主要治疗作用的药物，一般用量应大，要能起主导作用，力专而效强，但药味应以一、二味为当，不宜多而并举。二味君药合用，既可以是协同增效，也可以是相合互补，适应复合证候的需要，药学研究应予定性、定量，进行质量控制。臣药是辅助君药加强治疗作用的药物，可取同类相须之品，药味配比应居第二位。佐药的意义，一是协助君药治疗兼病兼证；二是制约君臣药的燥烈之性，纠其偏胜，或减轻毒性；三是作为反佐，使其起到相反相成的作用，药味比配常居第三位。使药为引经药，可引导诸药达到病所，亦可用作调和诸药性味。此外，有些复方，药味较多者，可将作用类似的药物分别归类，环绕功能主治加以分析。

　　现代的药理药效实验研究资料，在整个方解之后，可结合处方的功用、主治加以分析，作为旁证，但不宜穿插在方解之中，造成理论体系上的杂乱，更不应据此替代方解。

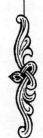

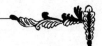

年谱

1941~1946 年　随父周筱斋教授学医
1946~1948 年　上海中国医学院学习
1948~1955 年　开业行医
1955~1956 年　江苏省中医进修学校任教
1956~1959 年　南京中医学院附属医院住院医师
1959~1978 年　南京中医学院附属医院主治医师、讲师
1978~1982 年　南京中医学院附属医院副主任医师、副教授、教研室主任
1982~1983 年　南京中医学院附属医院副主任医师、副教授、副院长
1983~1991 年　南京中医学院教授、主任医师、院长、博士生导师
1991 年至至今　南京中医药大学教授、主任医师、博士生导师